Herta Richter • Michael Schünemann

Spagirisch heilen

Spagirisch heilen

Die JSO-Komplex-Heilweise

von

Herta Richter
Michael Schünemann

Foitzick Verlag München

Wichtiger Hinweis: Die Autoren haben große Sorgfalt auf die (therapeutischen) Angaben, insbesondere Dosierung, Indikationen und Warnhinweise, verwendet. Dennoch entbindet dies den Anwender dieses Werkes nicht von der eigenen Verantwortung bezüglich seiner Verordnungen.

Die Deutsche Bibliothek – CIP-Einheitsaufnahme
Richter, Herta:
Spagirisch heilen : die JSO-Komplex-Heilweise / Herta Richter ;
Michael Schünemann. – München : Foitzick, 2000
ISBN 3-929338-07-6

Lektorat: Andreas Beutel, München
Wissenschaftliche Beratung: Dr. Inge Hohl, Ettlingen
Satz: paper-back gbr, München
Umschlag: paper-back gbr, München
Umschlagbilder: ISO-Arzneimittel, Ettlingen; Nachbearbeitung durch paper-back gbr, München
Druck: Blue Print GmbH, Grafinger Straße 6, 81671 München

ISBN 3-929338-07-6
1. Auflage 2000 Foitzick Verlag, München

Inhaltsverzeichnis

Geleitwort

Seit über fünfundsiebzig Jahren hat sich die JSO-Komplex-Heilweise (JKH) als auf dem Boden des traditionellen naturheilkundlichen Denkens gewachsene Therapiemethode in der Praxis bewährt.

Wer sich die Mühe gemacht hat, sich in diese Heilweise einzuarbeiten und nach und nach mit ihr umzugehen lernte, hat dieses Unterfangen niemals bereut; der Einsatz wurde durch gute Ergebnisse belohnt.

Mit den bis vor wenigen Jahren vorhandenen Unterlagen zur JSO-Komplex-Heilweise war es dem interessierten Behandler oft nur schwer möglich, Verständnis und Gewandtheit im Umgang mit den Mitteln der JSO-Komplex-Heilweise zu bekommen.

Frau Dr. Herta Richter und Heilpraktiker Michael Schünemann als jüngstes Glied einer über Generationen bestehenden Heilpraktikerfamilie – Kenner der Materie – haben mit der vorliegenden Arbeit einen Standard geschaffen, der es jedem suchenden Therapeuten ermöglicht, sich die JSO-Komplex-Heilweise anzueignen.

In sehr übersichtlicher und verständlicher Weise werden die Mittelreihen, die jeweiligen Komplexe und deren Einzelbestandteile – basierend auf den Arbeiten von Krauß – beschrieben.

An Rezepturbeispielen werden Kombinationsmöglichkeiten von Mitteln und deren mögliche Dosierung aufgezeigt.

Neben der Beschreibung grundlegender naturheilkundlicher Ideen erhält das Buch eine wesentliche Bereicherung durch die ausführliche Darstellung der Fluide, durch Hinweise zur Augendiagnose sowie die Vorstellung von Behandlungsmöglichkeiten verschiedener Krankheitszustände mittels Einsatzes der JSO-Komplex-Heilweise.

Möge das Buch große Verbreitung, die JSO-Komplex-Heilweise eine große Verordnerschar finden.

München, im Mai 2000

Werner Hemm

Vorwort

Schon seit fast 80 Jahren gibt es die JSO-Komplex-Heilweise. Das bisherige Standardwerk, „Die Grundgesetze der JSO-Komplex-Heilweise“, erschien in vielen Auflagen. Der Text basierte auf Aufzeichnungen und Vorträgen von Theodor Krauß, dem Begründer der JSO-Komplex-Heilweise. Das jetzige neue Buch baut auf dessen traditionellem Gedankengut und reichem Wissen auf. Es ist aber völlig neu gestaltet. Die Logik dieses geschlossenen Heilsystems wurde klar herausgearbeitet und vor allem seine praktische Nutzanwendung ausführlich dargestellt und mit vielen bewährten Rezepten dokumentiert.

Uns Autoren ist es ein Anliegen mit diesem Buch den Arzneimittelschatz der JSO-Komplex-Heilweise auch anderen Therapeuten zugänglich zu machen, den bisherigen Mangel an entsprechender aktueller Fachliteratur auszugleichen und andere an unseren guten Erfahrungen teilhaben zu lassen.

Wir beide sind persönlich und traditionell sehr eng mit der JKH verbunden:

Als Enkelin des Apothekers **J**ohannes **So**nntag, der zusammen mit Theodor Krauß die **JSO**-Komplex-Heilweise entwickelte, hatte Frau Dr. Richter schon von Jugend an Kontakt mit der JSO-Komplex-Heilweise. Später verwendete sie diese häufig als homöopathische Ärztin in Ihrer Praxis.

Auch bei dem Heilpraktiker Michael Schünemann hat die Arbeit mit der JSO-Komplex-Heilweise Familientradition: Sein Urgroßvater setzte sie schon in den Jahren ihrer Entstehung erfolgreich in der eigenen Praxis ein. Sogar Rezepturen für spezielle Präparate (ISO-Augentropfen C, früher „Schünemann-Tropfen“) stammen aus dem Hause Schünemann. Die Arbeiten zu diesem Buch wurden weitestgehend von seinem Vater Erwin Schünemann ausgeführt. Aus gesundheitlichen Gründen konnte er diese Aufgabe leider nicht abschließen. Michael Schünemann, der seit 12 Jahren in der Familienpraxis tätig ist, beendete daher die Arbeit für seinen Vater.

Wir wünschen, dass dieses Buch eine weite Verbreitung findet, vielen Therapeuten die JSO-Komplex-Heilweise nahe bringt und zu zuverlässigen Erfolgen in Ihren Praxen beiträgt – zum Wohle Ihrer Patienten.

Dr. med. Herta Richter und Michael Schünemann

1 Einleitung

Seit einiger Zeit stößt die Naturheilkunde auf immer größeres Interesse. Dahinter steht der Wunsch nach nebenwirkungsarmen Therapien, mit denen nachhaltigere Behandlungserfolge erzielt werden können.

Eine naturheilkundliche Therapie, die diesen Vorstellungen entspricht, ist die JSO-Komplex-Heilweise (JKH).

Die JKH bietet ein eigenständiges Therapiesystem, bei dem das Krankheitsgeschehen als komplexes Zusammenspiel mehrerer Organsysteme aufgefasst und nach ganzheitsmedizinischen Gesichtspunkten beeinflusst wird. Basierend auf über 75-jähriger therapeutischer Erfahrung hat sich die JKH als schonende und erfolgreiche Therapieform bewährt.

Die JKH ist eine medikamentöse Heilweise, bei der ausschließlich pflanzliches Material verwendet wird. Ausgehend von den Erfahrungen der Volksheilkunde und der Homöopathie, werden alle Bestandteile nach einem speziellen (spagirischen) Verfahren aufbereitet und in erprobten Kombinationen eingesetzt. Charakteristisch für die JKH ist die äußerst schonende Aufbereitung des Pflanzenmaterials und die gemeinsame Potenzierung. Die so gewonnenen Mittel zeichnen sich durch eine große Vielfalt an pflanzlichen Inhaltsstoffen und ein breites Wirkungsspektrum aus. Von Therapeuten wird vor allem die besonders milde und zuverlässige Wirkung sowie die gute Verträglichkeit der JSO-Komplex-Mittel geschätzt.

Die Wirkung der JSO-Komplex-Mittel richtet sich in erster Linie auf gestörte Stoffwechselvorgänge im Organismus, die Grundlage zahlreicher Erkrankungen sind. Entsprechend ihrer Hauptwirkungsrichtungen sind die JSO-Komplex-Mittel in Reihen (Darmmittel, Brustmittel etc.) zusammengefasst. Durch die mögliche Kombination der verschiedenen Mittelreihen kann die JKH optimal an das Individuum Patient angepasst werden.

Die JKH bietet damit ein geschlossenes Heilsystem, das zur Behandlung vieler Erkrankungen, alleine oder in Verbindung mit anderen Therapiemaßnahmen, ein erfolgreiches Therapiekonzept im ganzheitsmedizinischen Sinne darstellt.

2 Die historischen Wurzeln der JSO-Komplex-Heilweise

Die von Theodor Krauß (s. Kap. 2.4) entwickelte JKH basiert auf den praktischen Erfahrungen aus dem Bereich der Homöopathie und der Naturheilkunde. Ihr unmittelbarer Vorläufer ist die Elektro-Homöopathie, welche in der Mitte des 19. Jahrhunderts von dem italienischen Grafen Cesare Mattei entwickelt wurde. Bei dem für die JKH charakteristischen Herstellungsverfahren werden vor allem Kenntnisse aus der Spagyrik und der Homöopathie genutzt.

2.1 Die Spagyrik

Der Begriff „Spagyrik“ wurde zunächst im späten Mittelalter als Synonym für „Alchemie“ in den Sprachgebrauch eingeführt. Das Wort stammt aus dem Griechischen und wird meist auf die beiden griechischen Begriffe „spaein“ (σπαειν) = trennen, lösen und „ageirein“ (αγειρειν) = binden, vereinigen zurückgeführt. Die erste literarische Erwähnung wird Paracelsus zugeschrieben, der mit Spagyrik den Teil der Alchemie bezeichnet, welcher der Heilkunst gewidmet ist. Im engeren Sinne ist also die Spagyrik – auch Scheidekunst genannt – die praktische Anwendung der Alchemie zur Arzneimittelherstellung.

Dementsprechend versteht Paracelsus unter „ars spagirica“ die Kunst, mit alchemistischen Operationen das Wertvolle vom Unreinen zu trennen und durch Zusammenfügen der erhaltenen Substanzen, Arzneimittel von erhöhter Wirksamkeit herzustellen.

Für den Vorgang des Trennens (spaein), um das „Arcanum“ (Geheimmittel, Wundermittel) einer Droge herauszulösen, haben Paracelsus und seine Anhänger unterschiedlichste Verfahren entwickelt. Gärung, Destillation und Veraschung waren dabei wichtige Hilfsmittel, deren sie sich neben vielen anderen bedienten. Bei der Verarbeitung versuchte man weitgehend natürliche Prozesse nachzuahmen, was besonders bei der Gärung deutlich wird. Im zweiten Schritt (ageirein) wurden die auf diese Weise gewonnenen Extrakte zusammengefügt, um möglichst wirksame Heilmittel zu erhalten.

Die besonderen Aufbereitungsverfahren der Spagyrik sind eng mit ihren Vorstellungen verbunden. So geht die Spagyrik davon aus, dass alles Existente Ausdruck einer allumfassenden, unsichtbaren Lebenskraft ist. Diese Lebenskraft findet sich gleichermaßen in Pflanzen, Tieren und Menschen. Diese Kraft ist es auch, die heilt. Die Aufgabe des Spagyrikers ist es nun, die verborgene Kraft, die für jede Pflanze typisch ist, nutzbar zu machen. Bei der schrittweisen Aufbereitung steht für den Spagyriker stets die Erhöhung, Veredelung und Entgiftung des Ausgangsmaterials im Vordergrund. In der Spagyrik wird diese Verfeinerung auch als „Läuterung" bezeichnet.

Der Spagyriker geht davon aus, dass in der Lebenskraft drei unterschiedliche Wirkkräfte, die Prinzipien Sal, Sulfur und Mercur, wirksam sind. Gemeint sind damit nicht die chemischen Substanzen, sondern die Wesenszüge dieser Elemente, die sich in allem Lebendigen wieder finden. Dabei bezeichnet Sal das materialisierende, erdhafte Prinzip, Sulfur das beseelende, feurige und Mercur das belebende, geistige Prinzip, das zwischen den ersten beiden steht und vermittelt. Beim Menschen kommen sie als Körper, Geist und Seele zum Ausdruck, die erst in ihrer Verbindung den Menschen ausmachen und in enger Wechselwirkung zueinander stehen.

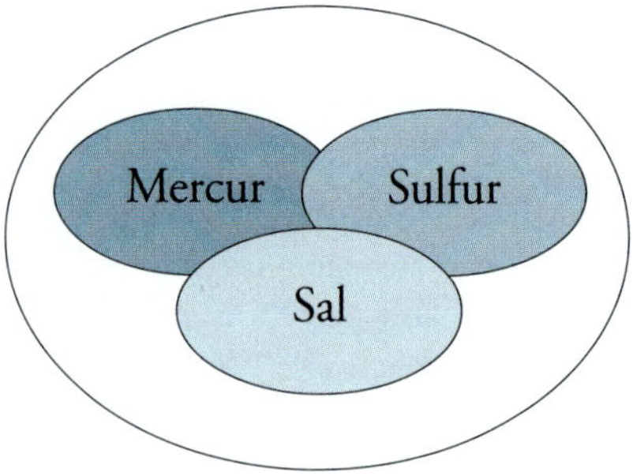

Prinzipien

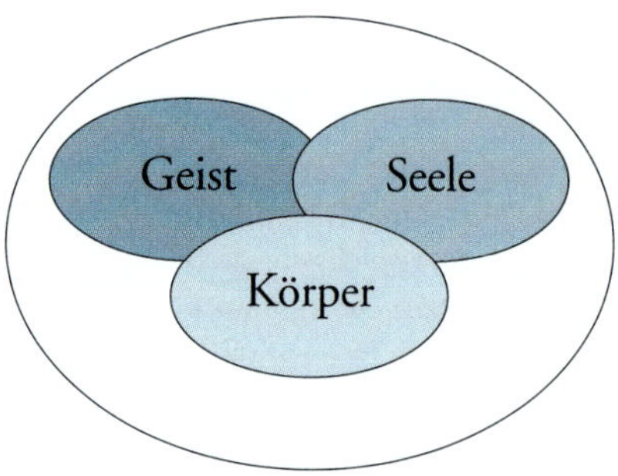

Mensch

Schon Paracelsus verglich die drei Prinzipien mit einem brennenden Holzstück. Dabei entspricht Sulfur der Flamme, Mercur dem Rauch und Sal der Asche.

In der Spagyrik wurden ursprünglich nicht nur Pflanzen, sondern auch tierische und mineralische Materialien verwendet. Im Gegensatz dazu werden in der Pflanzenspagyrik, zu der auch die JKH zählt, nur Pflanzen zu Arzneien verarbeitet. Dabei werden bis heute die Kenntnisse der alten Spagyriker für die Zubereitung genutzt.

Von den spagyrischen Verfahren findet sich in der JKH die Gärung wieder. Nach Arndt [1997] können nur durch die Gärung alle drei Prinzipien gleichzeitig und ohne Wirkungsverlust gewonnen werden.

Neben der Gärung werden in der JKH jedoch auch Methoden verwendet, die aus der Homöopathie entnommen sind (alkoholische Extraktion, Potenzierung). Um die besondere Herstellung der JSO-Komplex-Mittel von anderen spagyrischen Herstellungsweisen abzugrenzen, wird die Schreibweise Spagirik mit „i“ benutzt.

2.2 Die Homöopathie

Ein Vorläufer der JKH ist die Homöopathie. Schon vor gut 200 Jahren legte ihr Begründer, der deutsche Arzt Samuel Hahnemann (1755–1843), die wichtigsten Grundsätze dieser Therapie fest.

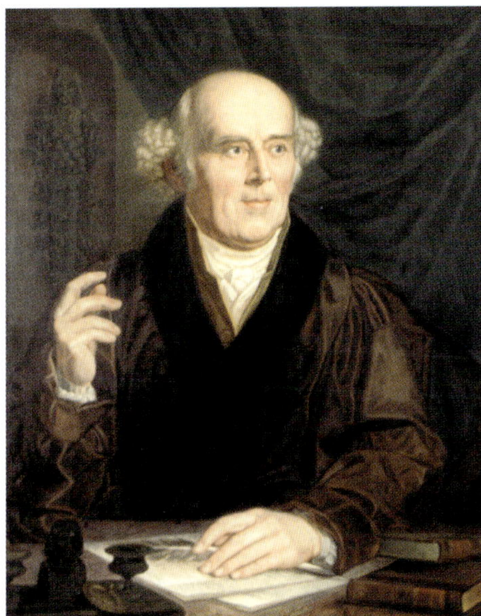

Abb. 1: Samuel Hahnemann

Hierzu gehört vor allem das Ähnlichkeitsprinzip oder **Simile-Prinzip**, welches sich schon im Namen „Homöopathie“ (homoin pathos = ähnliches Leiden) ausdrückt. Hahnemann definiert es im Organon: „Wähle, um sanft, schnell, gewiss und dauerhaft zu heilen, in jedem Krankheitsfall eine Arznei, welche ein ähnliches Leiden erregen kann, als sie heilen soll!“

Zwar wurde das Ähnlichkeitsprinzip bereits von Hippokrates (460–377 v. Chr.) und Paracelsus (1493–1541) beschrieben, doch war es erstmals Hahnemann, der dieses Prinzip zur wesentlichen Grundlage seiner Heilmethode erhob. In der Homöopathie soll somit stets „Ähnliches mit Ähnlichem“ geheilt werden (*„Similia similibus curentur“*).

Um das Wirkungsspektrum einer Arznei genau zu erfassen, werden **Arzneimittelprüfungen** am Gesunden durchgeführt. Durch systematische Zusammenstellung der bei der Prüfung aufgetretenen charakteristischen Symptome ergibt sich das Arzneimittelbild. Nach ausgiebiger Anamnese wird nun das Mittel ausgewählt, dessen Arzneimittelbild die größte Ähnlichkeit mit dem Symptomenbild des Patienten aufweist.

Auf der Grundlage seines homöopathischen Wissens entwickelte Graf Cesare Mattei die Elektro-Homöopathie. Im Hinblick auf das Simile-Prinzip schrieb er 1899: „Alle diese Heilmittel gehorchen dem Gesetz der Ähnlichkeiten in dem Sinne, dass sie, in starken Dosen gegeben, die Symptome der Krankheiten hervorbringen, deren Ursachen sogar sie vernichten, wenn man sie in passenden Dosen einnimmt. Aber die Erfahrung berechtigt mich nicht zu sagen, dass sie krankhafte Symptome bei einer durchaus gesunden Person, die keinerlei Anlage noch Krankheitskeime in sich trägt, hervorbringen."

In diesem Zusammenhang ist auch die aus der Homöopathie bekannte Erstverschlimmerung oder Erstreaktion zu sehen, die in enger Verbindung zum Ähnlichkeitsprinzip steht. In seinem Handbuch zur Elektro-Homöopathie [1896 b] schreibt Krauß dazu: „Wird ein Mittel in einem krankhaften Zustande in zu starker Dosis angewendet, so bewirkt es eine vorübergehende, ungefährliche Verschlimmerung ...."

Sowohl Mattei als auch Krauß verstanden die Elektro-Homöopathie als Heilmethode nach dem Ähnlichkeitsprinzip im weiteren Sinne. Allerdings dienten homöopathische Arzneimittelprüfungen am Gesunden nicht als Basis für die Elektro-Homöopathie. Nach Ansicht von Krauß und Mattei sind nämlich am Gesunden keinerlei Wirkungen zu erwarten, da die elektro-homöopathischen Arzneimittel ungiftig sind. Sie nahmen daher an, dass eine gewisse Reaktionsbereitschaft gegenüber einer elektro-homöopathischen Arznei vorliegen muss, die beim Gesunden fehle.

Die Wahl des Arzneimittels erfolgt in der JKH im Gegensatz zur klassischen Einzelmittelhomöopathie nicht nach dem Simile-Prinzip. In dieser Hinsicht zeigt die JKH stärkere Bezüge zur **Komplexhomöopathie**, bei der fixe Kombinationen homöopathischer Einzelmittel eingesetzt werden. In der Homöopathie werden dabei die zu kombinierenden Einzelmittel meist nach Überschneidungen von Arzneimittelbildern und „bewährten Indikationen" zusammengestellt.

Als Brücke zwischen der Einzelmittel- und der Komplexmittelhomöopathie können die Doppelmittel angesehen werden, deren Vorreiter der Arzt Julius Aegidi war. Dieser stand in engem Kontakt zu Hahnemann und übersandte ihm im Jahr 1833 233 Berichte über Heilungen mit homöopathischen Doppelmitteln. Im Antwortschreiben teilt Hahnemann ihm mit, dass er entsprechende Hinweise auch schon von den Therapeuten Bönninghausen und Jahr erhalten habe. Im Entwurf für die fünfte Auflage des Organons hatte Hahnemann die Doppelmittel schon aufgenommen, verwarf sie jedoch wieder auf Druck von außen.

Auch heute gibt es immer wieder Stimmen, die gegen den Einsatz von Komplexmitteln plädieren. Die Erfahrung hat jedoch gezeigt, dass manchmal die Kombination mehrerer Einzelmittel mit ähnlicher Wirkungsrichtung noch bessere Erfolge als die Einzelmitteltherapie bringt [Gebhardt, 1980]. In Studien konnte die therapeutische Wirksamkeit verschiedener homöopathischer Komplexmittel ebenfalls nachgewiesen werden [Lit. bei Bol, 1998; Linde et al., 1997]. Dies ist sicher ein Grund für die große Bedeutung von homöopathischen Komplexmitteln in der Therapie. So waren 1992 unter den 500 am häufigsten angewendeten Arzneimitteln 25 homöopathisch deklarierte Kombinationspräparate [Wiesenauer et al., 1993].

Dabei sind die heutigen homöopathischen Komplexmittel sicher nicht mit den wilden Vielgemischen zu vergleichen, gegen die sich Hahnemann bei der Entwicklung der Homöopathie wandte. Vielmehr handelt es sich um die Kombination von erprobten Einzelmitteln, deren Mischung sorgfältig zusammengestellt und geprüft ist. Die einzelnen Bestandteile werden dabei in so geringen Mengen eingesetzt, dass Nebenwirkungen fast nie auftreten.

Ein wesentlicher Vorteil der Komplexmittel besteht in der Angabe von Indikationen, welche die Anwendung erleichtert. So wird dem Therapeuten, der mit der indikationsbezogenen Verordnung vertraut ist, der Einstieg in die Homöopathie erleichtert. Tatsächlich verlangt das Verschreiben von Komplexmitteln viel weniger Erfahrung und vor allem Zeit des Behandlers, was nicht nur in akuten Fällen von Bedeutung ist.

Da die Krankheitsbilder aufgrund vielfältiger Umwelteinflüsse immer komplexer werden, muss auch die Therapie entsprechend breit angelegt sein. Hier bieten Komplexmittel sicher eine geeignete und schnelle Therapiemöglichkeit. Dies gilt auch für die JKH bzw. ihren Vorläufer, die Elektro-Homöopathie. In Anlehnung an Mattei kann man auch sagen, dass in der Elektro-Homöopathie die Aussage *„Similia similibus curentur“* zu *„Complexa complexis curentur“* (Komplexes möge durch Komplexes geheilt werden) erweitert wurde [Krauß, neueste Auflage von 1997].

Bei den Komplexen der JKH handelt es sich um Kombinationen mehrerer Heilpflanzen, die sich nach den Erfahrungen aus Homöopathie und Naturheilkunde in ihren Heilwirkungen gegenseitig unterstützen und ergänzen [Wüst, 1949]. Dabei werden solche Mittel kombiniert, die den gleichen Krankheitsprozess von verschiedenen Seiten angreifen oder den Organismus allgemein kräftigen [Bruch et al., 1939]. Die Komplexe sind also synergistisch aufgebaut. Nach der Bürgi'schen Regel können durch derart zusammengesetzte Komplexe besonders große Wirkungen erzielt werden. Professor Bürgi konnte zeigen, dass zwei verschiedene Pharmaka gleicher oder ähnlicher Wirkung bei ihrer Kombination dann zu überadditiven Effekten bzw. zur Potenzierung führen, wenn sie verschiedene Angriffsorte haben [Bürgi, 1932]. Mit seinen Untersuchungen lieferte Bürgi die theoretischen Grundlagen für die Wirkungen von Kombinationspräparaten und trug damit zum Verständnis der guten Wirkung der JSO-Komplex-Mittel bei.

In seinem Handbuch zur Elektro-Homöopathie schreibt Krauß zur Wirkung der spagirischen Komplexmittel: „Während nämlich die ersteren (gemeint sind die allopathischen Arzneimittel), den Gesetzen der Chemie gehorchend, ihre einzelnen Bestandtheile zu einem neuen Körper vereinigen, dessen Wirkung keineswegs jener seiner einzelnen Bestandtheile gleichkommt und sich darum auch schwer vorausberechnen läßt, verschmelzen die Wirkungen der durch homöopathisches Potenzirungsverfahren geläuterten, des Grobmateriellen entbundenen und dynamisirten Heilkräfte durch Mischung zu einer zusammengesetzten Einheit, in welcher sich die Kräfte aller so vereinigten Einzelmittel summiren oder harmonisch aneinander reihen."

Ein weiterer wichtiger Aspekt der Homöopathie ist die Potenzierung. Die Mittel der JKH werden ebenfalls nach den im homöopathischen Arzneibuch beschriebenen Regeln potenziert, d. h. verdünnt und per Hand verschüttelt. Da die JSO-Komplex-Mittel nur in der 4. und 10. Dezimalpotenz eingesetzt werden, ist in ihnen stets noch Substanz vorhanden.

Hinter der Potenzierung, die von Hahnemann auch Dynamisierung genannt wurde, steht die Vorstellung, dass durch den Vorgang des Verdünnens und Verschüttelns die Wirkung der Arznei verstärkt werden kann. Für diese Annahme sprechen auch Untersuchungen die mit verschiedenen Potenzierungsstufen durchgeführt wurden (Wiesenauer und Gaus, 1986; Harisch und Dittmann, 1997).

Zusammenfassend lässt sich also sagen:

Arzneimittelrechtlich werden die JSO-Komplex-Mittel aufgrund ihres Herstellungsverfahrens (s. Kap. 3) als homöopathische Arzneimittel eingestuft.

Gemeinsamkeiten mit der Homöopathie zeigen sich im Hinblick auf
- das Ähnlichkeitsprinzip.
  Die JKH basiert auf dem Simile-Prinzip im weiteren Sinne, d. h. ein spagirisches Mittel entfaltet seine Heilkraft, wenn es einen ganz bestimmten, ihm gewissermaßen verwandten pathologischen Zustand vorfindet.
- die Potenzierung.
- die Möglichkeit einer Erstreaktion.
- die Wirkung als Reiz- und Regulationstherapie (s. Kap. 4.5).

Weitere Bezüge ergeben sich bei den Vorstellungen von Krankheit und Heilung (s. Kap. 4) sowie der Konstitutionslehre (s. Kap. 5).

Wesentliche **Unterschiede** zur Homöopathie sind
- die ausschließliche Verwendung pflanzlichen Materials.
- die spagirische Aufbereitung, bei der neben dem alkoholischen noch ein **wässriger** Extrakt genutzt wird.
- der ausschließliche Einsatz von Komplexen.
- keine Arzneimittelprüfung am Gesunden.
- der Einsatz nach physiologischen und histologischen Gesichtspunkten und die größere therapeutische Bandbreite.

2.3 Die Elektro-Homöopathie

Nachdem die Spagyrik im 18. Jahrhundert etwas in Vergessenheit geraten war, wurde sie im 19. Jahrhundert vor allem durch den italienischen Gelehrten Graf Cesare Mattei (1809–1896) wieder belebt.

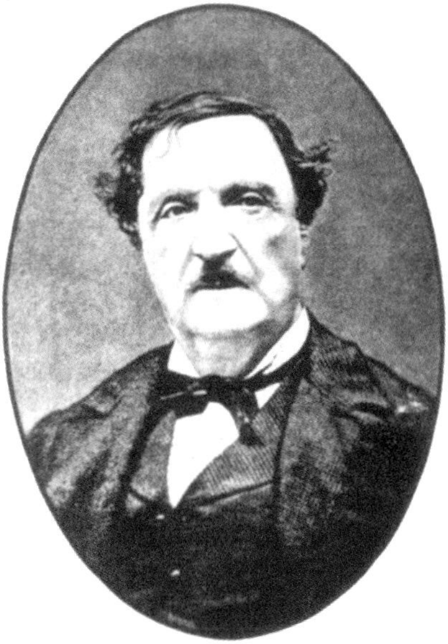
Abb. 2: Cesare Mattei

Enttäuscht von der medizinischen Schulweisheit und auf der Suche nach wirksamen Heilmitteln studierte Mattei mit großem Interesse Paracelsus und die Homöopathie Hahnemanns. In seinem Heilsystem nahm er dann sowohl Anregungen aus der spagyrischen Richtung von Paracelsus, wie z. B. Besonderheiten bei der Zubereitung der Arzneimittel, als auch einige Grundprinzipien der Homöopathie auf. In erster Linie stützte er sich bei der Entwicklung der Elektro-Homöopathie jedoch auf eigene Erfahrungen.

Während in der Spagyrik ursprünglich auch tierische und mineralische Bestandteile verwendet wurden, benutzte Mattei ausschließlich pflanzliche Ausgangsstoffe. Maßgebend dafür war das Bild der Pflanze als Mittlerin zwischen der Welt des Anorganischen und des Organischen. Sie kann mineralische Bestandteile des Bodens aufnehmen und diese in Bausteine der lebendigen Pflanze überführen. In Übereinstimmung mit der spagyrischen Denkweise sollen dabei die „lebendigen Kräfte der Pflanze“ in den gewonnenen Essenzen fixiert werden.

Den Anstoß zur Entwicklung seiner eigenen Heilmittel bekam Mattei als er beobachtete, dass ein räudiger Hund, nachdem dieser einige ausgewählte Kräuter gefressen hatte, bald gesundete. Mattei schloss, dass diese Kräuter gegen so genannte „skrofulöse“ Erkrankungen wirksam seien und stellte aus diesen Pflanzen sein erstes spagyrisches Komplexmittel, das „Antiscrofoloso“, zusammen. Auch bei der Entwicklung der weiteren elektro-homöopathischen Mittel stand für Mattei stets die erwiesene therapeutische Wirksamkeit der jeweiligen Arzneimittel im Vordergrund. Die Wirkung und Heilkraft seiner Arzneimittel hat Mattei durch die Anwendung am Kranken erkannt und bestätigt. Pathogenetische und pharmakologische Überlegungen wurden als zweitrangig angesehen.

Bei Matteis Arzneimitteln handelte es sich stets um zusammengesetzte Mittel, d. h. um fixe Kombinationen verschiedener Pflanzen in spagyrisch aufbereiteter Form, die er bei bestimmten Indikationen einsetzte. Mattei unterschied im Wesentlichen zwei Krankheitsursachen: die „Verderbtheit des Blutes" und die „Verderbtheit der Lymphe". Entsprechend finden sich in der Elektro-Homöopathie Mittel, die den Blutumlauf und die -zusammensetzung korrigieren und solche, welche bei Störungen der Lymphe eingesetzt werden. Diesen Universalmitteln stellte er spezifische Organmittel (z. B. „Pettorale" = Brustmittel) zur Seite, mit denen gezielt einzelne Organe beeinflusst werden.

Ausgehend von seinen ersten Mitteln entwickelte Mattei Reihen, in denen er Mittel mit einer gemeinsamen Grundwirkung zusammenfasste. So baute er durch Hinzufügen immer weiterer Arzneimittel nach und nach sein Heilsystem auf.

Eine besondere Rolle spielten für Mattei dabei einige flüssige Mittel, die den heutigen Fluiden der JKH entsprechen. Bei einigen Patienten beobachtete Mattei nach Berührung dieser Mittel eine augenblickliche, eindrucksvolle Wirkung, die der von Elektrizität glich. Tatsächlich nahm er an, dass bei Kontakt dieser Flüssigkeiten mit der Körperoberfläche eine elektromotorische Kraft frei werde. Dies – und die Verwandtschaft seiner Heilweise mit der Homöopathie – veranlassten Mattei dazu, sein System als Elektro-Homöopathie zu bezeichnen.

1869 erschien die erste Veröffentlichung über die Elektro-Homöopathie in Deutschland. Mattei selbst verfasste in den folgenden Jahren zahlreiche Bücher in italienischer Sprache, die insbesondere unter der Mitarbeit von Theodor Krauß in viele Sprachen übersetzt wurden. So konnte die Elektro-Homöopathie schließlich weit über die Grenzen Europas verbreitet werden.

Die Arzneimittel stellte Mattei zunächst selbst auf seinem Schloss in der Nähe von Bologna her. Für den Vertrieb und Export richtete Mattei eine Zentrale in Bologna ein.

In Deutschland wurden die Mattei-Mittel anfangs über ein „Consortium für Elektrohomöopathie" mit Sitz in Regensburg vertrieben. Ab 1883 wurde der Vertrieb dann von der Engel-Apotheke in Regensburg übernommen, welche die Urtinkturen zunächst aus Bologna bezog. Das „Consortium für Elektro-Homöopathie" kümmerte sich zunächst noch um die Herausgabe der Zeitschrift für Elektro-Homöopathie und die Betreuung Hilfesuchender. Nach dem Tode Matteis und der Übernahme der Geschäfte durch seinen Adoptivsohn Venturoli-Mattei gingen auch diese Aufgaben zunehmend in die Hand der Engel-Apotheke über.

2.4 Die Entwicklung der JSO-Komplex-Heilweise durch Theodor Krauß

Bedingt durch den ersten Weltkrieg gingen 1917 die Vorräte der Engel-Apotheke an elektro-homöopathischen Mitteln zu Ende. Basierend auf einem notariell beglaubigten Schriftstück von Venturoli-Mattei, welches die Zusammensetzung und Herstellungsweise der Mattei-Mittel enthielt, begann der Apotheker Johannes Sonntag die Elektro-Homöopathie selbständig und auf wissenschaftlicher Grundlage weiter auszubauen. Bei dieser Arbeit wurde er vor allem von Theodor Krauß, einem langjährigen Kenner der Elektro-Homöopathie, und Dr. med. Johannes Dingfelder unterstützt.

Von seinem Großvater, der selbst noch ein Schüler Hahnemanns war, lernte Theodor Krauß (1864–1924) schon früh die Homöopathie kennen. Über ihn kam er 1881 erstmals mit der Elektro-Homöopathie in Kontakt. Nach dem Tod seines Großvaters im Jahr 1883 vertiefte Krauß sein medizinisches Wissen unter Anleitung des homöopathischen Arztes Dr. Pesendorfer, der damals als erste Autorität auf dem Gebiet der Elektro-Homöopathie gelten konnte. Im gleichen Jahr trat Krauß in das „Consortium für Elektro-Homöopathie“ ein, dessen Leitung er 1890 übernahm. Zwei Jahre später lernte er Graf Mattei bei einem Besuch in Italien persönlich kennen. In den folgenden Jahren übersetzte und überarbeitete Krauß zahlreiche Bücher Matteis und verfasste auch eigene Schriften zur Elektro-Homöopathie [z. B. Krauß, 1896 a, b]. Nach Matteis Tod übernahm er immer mehr die Führung der Elektro-Homöopathie in Deutschland. Auf zahlreichen Vortragsreisen betreute er Anhänger der Elektro-Homöopathie, gründete elektro-homöopathische Vereine und kümmerte sich um die Ausbildung von elektro-homöopathischen Ärzten und Praktikern.

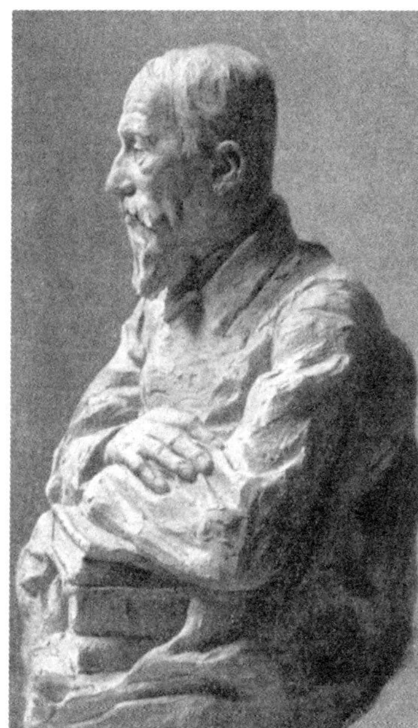

Abb. 3: Theodor Krauß

Basierend auf dieser Erfahrung entwickelte Krauß die Elektro-Homöopathie weiter zu einem eigenen Therapiesystem, der JKH. So wurden durch ihn und seine Mitarbeiter die Zusammensetzung der Mittel optimiert und weitere Mittel hinzugefügt.

Das von Krauß erweiterte Heilsystem wurde zunächst noch als Elektro-Homöopathie oder Elektro-Komplex-Homöopathie bezeichnet. Die Umbenennung in JSO-Komplex-Heilweise erfolgte Anfang der 30er Jahre, um eine Irreführung durch den Begriff „Elektro-" zu vermeiden. Die Silbe „JSO" leitet sich dabei von dem Namen des Inhabers der Engel-Apotheke, **J**ohannes **So**nntag, ab.

Seit 1923 wurden die JSO-Komplex-Mittel vom JSO-Werk in Regensburg hergestellt und vertrieben. 1993 erfolgte der Umzug nach Ettlingen, wo die JSO-Komplex-Mittel in der bewährten Zusammensetzung von der Firma ISO-Arzneimittel vertrieben werden.

3 Das Herstellungsverfahren der JSO-Komplex-Heilweise

Die JSO-Komplex-Mittel werden nach den Vorschriften 27 bis 30 (spagirisches Herstellungsverfahren nach Krauß) des amtlichen homöopathischen Arzneibuches (HAB 1) hergestellt. Mit der Erfassung der standardisierten Produktionsverfahren im HAB wird für den Bereich der besonderen Heilweisen die Qualität der Arzneimittel gewährleistet. Durch Aufnahme der Herstellungsvorschriften ins HAB 1 gelten die JSO-Komplex-Mittel rechtlich als homöopathische Arzneimittel.

Als Ausgangsmaterial wird auch heute ausschließlich pflanzliches Material verwendet. Dieses wird – soweit möglich – aus hauseigenem kontrolliertem Anbau bezogen. Die für jede Pflanze wirksamen Teile (Wurzeln, Blätter, Blüten, Früchte) werden bei der Spagirik nach Krauß entsprechend der spagyrischen Prinzipien des Trennens und Vereinens aufbereitet.

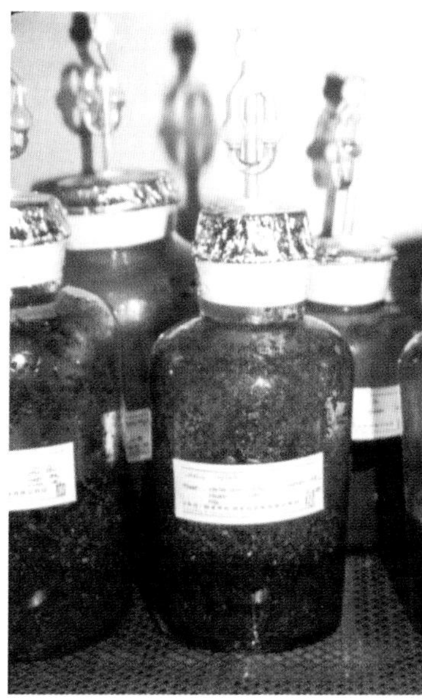

Abb. 4: Gäransatz

Das **Trennen** wird in zwei Schritten vollzogen:

1. Zunächst werden die gereinigten und grob zerkleinerten Pflanzenteile – ähnlich wie bei der Weinherstellung – unter Zusatz von Hefe (*Saccharomyces cerevisiae*) und Zucker für etwa sechs Wochen bei einer physiologischen Temperatur von 35 °C vergoren. Hierbei erfolgt ein Aufschluss der Inhaltsstoffe durch die in der Pflanze und Hefe enthaltenen Enzyme. Dies ist eine besonders schonende Art des Aufschlusses, durch Stoffe, die in der Natur selbst Auf- und Abbauprozesse bewirken.
   Die niedrige Temperatur und das wässrige Milieu ermöglichen dabei, dass auch hitzelabile Inhaltsstoffe erhalten bleiben. Nach abgeschlossener Gärung wird der Ansatz abgepresst. In dem so gewonnenen Filtrat sind vorzugsweise die in Wasser molekular

und kolloidal löslichen Pflanzenbestandteile wie Salze, Zucker, Vitamine, niedermolekulare Eiweißkörper, Gerbstoffe, Alkaloide und Säuren entsprechend ihrer Löslichkeit enthalten.

2. Der feste Pflanzenrückstand wird in einem zweiten Schritt alkoholisch extrahiert, wie dies auch bei der Herstellung homöopathischer Arzneimittel üblich ist. Hierbei werden verbliebene wasserunlösliche Bestandteile herausgelöst. In diesem alkoholischen Auszug finden sich Lipide und sonstige fettähnliche Stoffe, höhere organische Säuren, Alkohole und Ester.

Auf weitere Schritte, wie Destillation und Veraschung, wird bei der JSO-Spagirik zur Schonung der Inhaltsstoffe verzichtet.

Bei der spagirischen Aufarbeitung jeder einzelnen Pflanze entstehen demnach zwei Auszüge, einmal der nach abgeschlossener Gärung gewonnene wässrige Presssaft und zum zweiten, der aus den Pressrückständen erhaltene alkoholische Extrakt. Im Arzneimittel werden diese beiden Extrakte wieder vereinigt.

Um das Ausfällen von Inhaltsstoffen beim Vereinen zu verhindern, werden alkoholischer und wässriger Extrakt getrennt bis zur D2 potenziert und erst in der dritten Dezimalpotenz zusammengeführt. Die Potenzierung erfolgt dabei analog zum Potenzierungsverfahren in der Homöopathie durch Handverschüttelung.

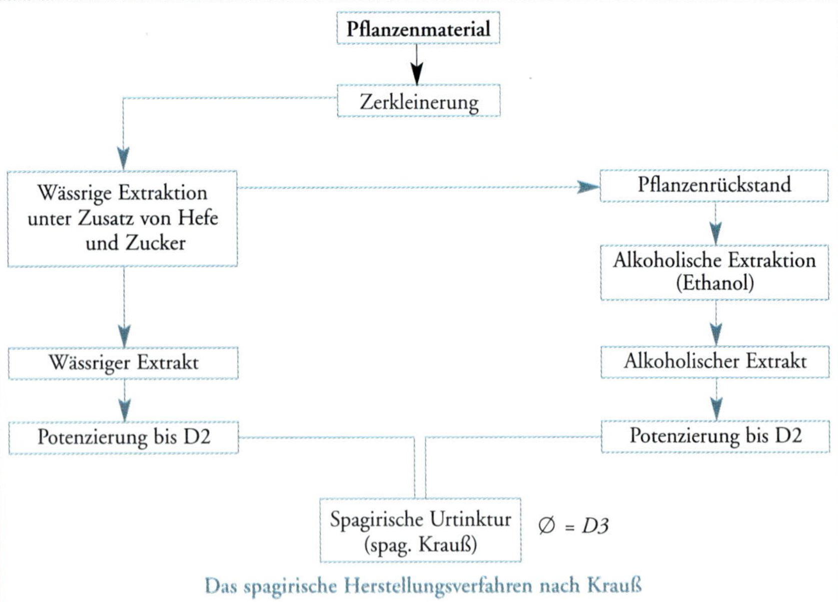

Das spagirische Herstellungsverfahren nach Krauß

So erhält man für jede Pflanze eine eigene Urtinktur, die entsprechend den vorausgegangenen Potenzierungsschritten einer D3 entspricht. Zur Herstellung der spagirischen Komplexmittel werden nun die Urtinkturen der verschiedenen Bestandteile vereinigt und gemeinsam bis zur therapeutisch eingesetzten Potenzstufe (D4 oder D10) weiter potenziert. Die gemeinsame Potenzierung der Einzelpflanzenextrakte ab der D3 ist ein besonderes Charakteristikum der JKH. So entsteht eine neue Einheit, ein neues Ganzes, dessen Wirkung mehr als nur die Summe der Einzelwirkungen ausmacht. So gilt für jedes JSO-Komplex-Mittel: „Das Ganze ist mehr als die Summe seiner Teile."

Durch die Potenzierungsschritte ist zudem gewährleistet, dass stark wirkende Inhaltsstoffe nicht in einer Konzentration auftreten, bei der für den Menschen schädliche Nebenwirkungen zu befürchten sind. Dies ist sicher ein Grund für die gute Verträglichkeit der JSO-Komplex-Mittel.

Als Besonderheiten der spagirischen Aufbereitung lassen sich folgende Aspekte festhalten:

1. ausschließliche Verwendung pflanzlichen Materials
2. schonende Aufbereitung
3. Nutzung alkohol- und wasserlöslicher Inhaltsstoffe
4. Vermeidung toxischer Nebenwirkungen durch die Potenzierung der Bestandteile
5. gemeinsame Potenzierung der Einzelbestandteile ab der dritten Potenzstufe.

Bedingt durch das schonende Herstellungsverfahren bleibt die Vielfalt an pflanzlichen Inhaltsstoffen erhalten, die ein breites Wirkungsspektrum ermöglicht.

4 Die Wirkung der JSO-Komplex-Heilweise

4.1 Gesundheit – Krankheit

Ziel einer Therapie ist es, Krankheit in Gesundheit zu überführen. Versucht man nun die Wirkung eines Arzneimittels zu erklären, so gilt es zunächst festzustellen, was unter Gesundheit, Krankheit und Heilung zu verstehen ist.

Die Weltgesundheitsorganisation (WHO) definiert Gesundheit als Zustand völligen körperlichen, geistigen, seelischen und sozialen Wohlbefindens. Nach dieser Beschreibung dürfte es zwar schwer fallen, einen völlig gesunden Menschen zu finden, doch impliziert sie die Forderung nach einer ganzheitlichen Betrachtung und Therapie des Menschen, wie sie in der JKH verwirklicht ist.

Hahnemann spricht von Krankheit und Heilung als Verstimmung bzw. Umstimmung. Nach der allgemeinen Auffassung in der Homöopathie betrifft die Krankheit den Menschen immer in seiner Gesamtheit, auch wenn die Symptome in denen sich die Störung bzw. Verstimmung ausdrückt, lokal sein können.

Krauß, der Hahnemanns Vorstellung von einer Lebenskraft teilt, beschreibt Gesundheit als völliges Gleichgewicht der Lebenskraft. In seinem Handbuch zur Elektro-Homöopathie heißt es: „Wenn wir die Gesundheit als eine Harmonie der in uns, zur Erhaltung des leiblichen Lebens wirkenden, verschiedenartigen theils physikalischen, theils dynamischen (imponderablen), theils chemischen Kräfte ansehen, die man gewöhnlich unter der Bezeichnung „Lebenskraft“ zusammenzufassen pflegt, so ist die Krankheit eine Störung dieser Harmonie.“

Die Krankheit äußert sich zwar in bestimmten Krankheitserscheinungen (Symptomen), doch sind diese nicht die Krankheit selbst. Bei der Behandlung muss man daher nicht nur die Symptome, sondern auch die Krankheitsursachen und -bedingungen berücksichtigen.

In seinem elektrohomöopathischen ABC [1896 a] führt Krauß Krankheit vor allem auf Störungen im Stoffwechsel und eine fehlerhafte Zusammensetzung von Blut und Lymphe zurück. In Anlehnung an die Lehre von Hippokrates und die Humoralpathologie spricht Krauß auch von der Dyskrasie und Entmischung der Säfte als Krankheitsursachen. Diese Vorstellung schlägt sich auch in seiner Konstitutionslehre (s. Kap. 5) nieder.

4.2 Die Bedeutung des Stoffwechsels

Um die Substanz und die Funktionen eines lebenden Körpers aufrechtzuerhalten, müssen ständig Stoffe ausgetauscht und erneuert werden. Störungen dieses Stoffwechselgeschehens, wie z. B. die Aufnahme schädlicher Stoffe, die fehlerhafte Verarbeitung oder die mangelnde Ausscheidung von Stoffwechselendprodukten, führen zu Erkrankungen, die sich mit der Zeit im Körper ausbreiten. Daher kommt dem Stoffwechsel bei der Entstehung von Krankheiten eine ausgesprochen große Rolle zu.

Die JKH ist deshalb zunächst darauf ausgerichtet, die Funktion der Stoffwechsel- und Ausscheidungsorgane wie Magen, Darm, Leber, Niere, Lunge und Haut zu regulieren. Die Förderung der Ausscheidung durch diese Organe spielt bei der Therapie eine wichtige Rolle, da die Anhäufung von Fremd- und Stoffwechselendprodukten eine starke Belastung des Körpers darstellt und das Gleichgewicht der körpereigenen Regulationsmechanismen stören kann.

Um das Fließgleichgewicht der zahlreichen Stoffe im Körper aufrechtzuerhalten, müssen Blut und Lymphe regelmäßig Stoffe zuführen bzw. abtransportieren. Wie wir heute wissen, kommen diesen beiden Körperflüssigkeiten sehr umfangreiche Aufgaben zu. Hierzu gehören der Transport von Nährstoffen, Sauerstoff, Botenstoffen, aber auch Funktionen bei der Abwehr, der Blutgerinnung und der Regulation der Körpertemperatur. Durch die Normalisierung von Blut und Lymphe kann der Stoffwechsel reguliert und Krankheiten beseitigt werden. Die sanfte Anregung der „Säfte" und des Stoffwechsels ist vorrangige Aufgabe der Globulimittel der JKH.

Krauß unterscheidet zwei Phasen des Stoffwechsels. Die erste Phase umfasst die Entstehung der Lymphe und deren Verteilung. Hierauf kann insbesondere durch die Stoffwechsel- und Lymphmittel Einfluss genommen werden. Die zweite Phase bezeichnet die Blutbildung und -verteilung. Die wichtigsten Mittel zu ihrer Unterstützung sind die Adermittel.

Im Hinblick auf die Entstehung und Verteilung der Lymphe spricht Krauß auch von einem „Lymphkreislauf". Darin unterscheidet er eine „auf-" und eine „absteigende" Lymphe. Mit dem aufsteigenden Lymphstrom bezeichnet Krauß die Entstehung der Lymphe aus der Nahrung. Gemeint ist damit die Bildung der Lymphe, insbesondere des Chylus, durch die Verdauungs- und Harnorgane. Aus naturheilkundlicher Sicht spricht man auch von der aufsteigenden Lymphe als dem nährenden Prinzip. Entsprechend wird die absteigende Lymphe als das entsorgende Prinzip verstanden. Gemeint ist damit vor allem die Entsorgung von Schlacken und Giftstoffen aus dem Gewebe. An dieser Entgiftung sind vor allem die Lymphgefäße und die Venen beteiligt.

Zur Veranschaulichung kann man auch von der aufsteigenden Lymphe als dem „Nährstrom“ und der absteigenden Lymphe als dem „Klärstrom“ sprechen.

4.3 Die Ganzheitlichkeit der Therapie

Bei einer ganzheitlichen Therapie wird der Organismus als vernetztes selbstregulierendes System aufgefasst und behandelt. In diesem Sinne ist jedes einzelne Arzneimittel der JKH ganz auf eine umfassende Therapie ausgerichtet. Um den vielschichtigen Verflechtungen einer Erkrankung gerecht zu werden, benutzt die JKH komplexe, aus spagirischen Einzelmitteln zusammengesetzte Arzneimittel. Die Zusammenstellung der einzelnen Pflanzen eines Komplexes ist dabei so ausgewählt, dass die Pflanzen auf eine Gruppe von Organen wirken, die gewissermaßen durch eine Zweckgemeinschaft, d. h. physiologisch, oder durch Anordnung und Aufbau, d. h. anatomisch-histologisch, eng miteinander verbunden sind. In einem Arzneimittel sind Einzelmittel mit ähnlichem Wirkungsspektrum und solche, die den Krankheitszustand von unterschiedlichen Seiten angehen, enthalten. Die Bestandteile sind so miteinander kombiniert, dass sie synergistisch auf die betreffende Erkrankung ausgerichtet sind und sich in ihrer Wirkung optimal ergänzen.

Dr. Dr. Wüst, der maßgeblich an der Entwicklung einiger spagirischer Spezialitäten des JSO-Werkes mitwirkte, hat einmal folgende Erklärung für die Wirkung der spagirischen Komplexmittel gegeben:

Bietet man dem kranken Organismus mit umfangreichen Komplexmitteln eine Vielzahl von feinstofflichen Heilmitteln an, „so wird er zunächst nur auf einige wenige ansprechen und zwar auf diejenigen, denen gegenüber er in besonderer Weise überempfindlich reagiert, weil er sie am notwendigsten braucht. Haben diese ersten Mittel ihre Pflicht erfüllt und hat sich der Zustand des Patienten gebessert und damit geändert, werden andere Heilstoffe aus dem Angebot in ähnlicher Weise ihre Wirkung entfalten können. Bei gut zusammengestellten Komplexen kann also der Gesundungsvorgang Schritt für Schritt erfolgen und mit einer einzigen Mittelzusammenstellung (Rezeptur) durchgeführt werden ...“

Die einzelnen Bestandteile eines spagirischen Komplexmittels wirken in erster Linie nach organotropen Gesichtspunkten stärkend und unterstützend auf die betreffenden **Organe**. Dies entspricht der Erfahrung aus der Homöopathie, nach der tiefe Potenzen (D1 bis D6), wie sie vorwiegend in der JKH eingesetzt werden, organo- und histotrop wirken.

Sekundär (reflektorisch) wirken die JSO-Komplex-Mittel wiederum auf die mit dem betreffenden Organ oder Gewebe in Zweck- oder Arbeitsgemeinschaft stehende Organgruppe und damit auch auf deren **Funktionen**. Allgemein wirken die Mittel der JKH stets ausgleichend auf die Störungen in der Tätigkeit und den Funktionen eines Organs [Krauß, Auflage von 1997].

Aus naturheilkundlicher Sicht wurden die Organe zur Erfüllung bestimmter Funktionen gebildet. In diesem Sinne kann man auch bei der JKH von einer funktionellen Therapie sprechen. Infolge der Beziehungen der einzelnen Teile untereinander wirken die Mittel schließlich auch universell oder konstitutionell. Daher schreibt Krauß, dass alle JSO-Komplex-Mittel stets aufs Ganze wirken, auch wenn sie verschiedene Kanäle und Vermittler benutzen [Krauß, 1997].

Wie sich die verschiedenen Einzelmittel zu einer Gesamtwirkung ergänzen können, soll am Beispiel des Adermittel-Grundkomplexes dargestellt werden:

Der Adermittel-Grundkomplex enthält spagirische Aufbereitungen von *Avena sativa, Hydrastis canadensis, Malva silvestris* und *Sanguinaria canadensis*, die jeweils folgenden Beitrag leisten:

Avena sativa:	Das Mittel hat Einfluss auf die nervöse Organisation und eine ausgleichende Wirkung auf die Vasomotoren (z. B. bei nervösem Herzklopfen).
Hydrastis canadensis:	Das Mittel hat Einfluss auf die Blutqualität und reguliert den Gefäßtonus.
Malva silvestris:	Das Mittel bewirkt eine bessere Sauerstoff- und Pneumaaufnahme in den Lungen, vermindert die Hitze des Blutes und verbessert die Blutqualität.
Sanguinaria canadensis:	Das Mittel unterstützt durch seine den Gefäßtonus regulierenden Eigenschaften Zirkulation und Verteilung des Blutes.

Es zeigt sich demnach, dass mit diesem Komplex eine funktionsbezogene und ausgleichende Wirkung auf das Blut- und blutbewegende System vorgenommen wird. Ganz im Sinne der Bürgi'schen Regel wird dadurch ein insgesamt positiver Effekt auf das Herz-Kreislauf-System erreicht.

4.4 Die Lebenskraft

Krauß geht davon aus, dass die Wirkung der spagirischen Komplexmittel auf deren Arzneikräfte und nicht auf die enthaltenen Arzneistoffe zurückzuführen sind. So spricht er beispielsweise in seinem Handbuch zur Elektro-Homöopathie von „den Wirkungen der durch homöopathisches Potenzirungsverfahren geläuterten, des Grobmateriellen entbundenen und dynamisirten Heilkräfte".

Die Erklärung der Arzneiwirkung durch deren Kräfte steht in unmittelbarem Zusammenhang mit der Vorstellung von einer Lebenskraft, die für den Erhalt der Gesundheit entscheidend ist. Sie ist es auch, die Krauß durch die JSO-Komplex-Mittel unterstützen will.

Dieses Verständnis findet sich sowohl bei Paracelsus als auch bei Hahnemann. So spricht Hahnemann davon, dass bei einer Erkrankung die „geistartige", in einem Organismus überall anwesende, selbsttätige Lebenskraft durch den lebensfeindlichen, dynamischen Einfluss eines krankmachenden Agens verstimmt sei [Dorcsi, 1991]. Er bezeichnet diese „geistartige" Lebenskraft als Dynamis. Die Bezeichnung „geistartig" bringt zum Ausdruck, dass homöopathische und spagirische Mittel informationelle Heilreize sind, welche in der Lage sind die verstimmte Lebenskraft zu harmonisieren.

Darüber, wie die „wirksamen Kräfte" der JSO-Komplex-Mittel aussehen, gab es im Laufe der Zeit verschiedene Vorstellungen. Die Erklärungsmodelle richteten sich dabei vorwiegend nach dem aktuellen Forschungs- und Erkenntnisstand. Während Mattei der Elektrizität große Bedeutung beimaß, die zu seiner Zeit zu wichtigen Veränderungen führte, wurden später die Radioaktivität [Krauß, 1920] oder die Wirkung von Hormonen, Enzymen und Vitaminen [Bruch et al., 1939] betont. Mattei hatte dieses Problem wohl erkannt, als er schrieb: „Wenn ich Grundsätze aufstelle, so geschieht dies nur, um die Tatsachen zu erklären; diese Tatsachen würden aber nichts desto weniger bestehen, wenn auch ihre Erklärung irrig wäre."

4.5 Reiz- und Regulationstherapie

Krauß spricht im Zusammenhang mit der JKH nicht nur von Arzneikräften, sondern auch von Reizen [Krauß, Auflage von 1997]. Hier zeigt sich ein weiterer Bezug zur Homöopathie, die sich heute als spezifische Reiz- und Regulationstherapie [Wiesenauer, 1998] mit dem Ziel der Steuerung der körpereigenen Regulation versteht. Im

Sinne der Reizlehre kann man Gesundheit auch als Fähigkeit zu einer schnellen und ausreichenden Anpassung betrachten.

Als biologische und naturheilkundliche Therapie zielt die JKH darauf, unter Mitwirkung des Organismus die Selbstheilungskräfte des Körpers zu aktivieren und zu unterstützen. Das Arzneimittel wirkt dabei als Reiz, der die aus dem Gleichgewicht geratenen körpereigenen Regulationsmechanismen wieder stabilisiert. Der heilende Reiz muss dem krankheitsauslösenden Reiz ähnlich sein, damit eine Umschaltung im Regulationszentrum des Organismus möglich ist. Ein spagirisches Mittel entfaltet demnach seine Heilkraft gerade dann, wenn es einen bestimmten, ihm gewissermaßen verwandten pathologischen Zustand vorfindet (Simile im weiteren Sinne).

5 Die Konstitutionslehre

Der Begriff Konstitution wird von verschiedenen Autoren unterschiedlich definiert. Nach Köhler [1994] versteht man darunter die angeborene und erworbene geistig-seelische und körperliche Verfassung eines Menschen. Die Konstitution schließt dabei die Neigung zu bestimmten Erkrankungen oder Krankheitsarten als bevorzugte Reaktionsweise auf Belastungen mit ein.

Im Einklang mit dieser Definition betrachtet auch Krauß die Konstitution an sich nicht als Krankheit, sondern als die Grundlage auf deren Boden sich bestimmte Krankheiten besonders leicht entwickeln können. Die Art der Erkrankung wird damit nicht nur durch den Krankheitsreiz, sondern auch durch die Konstitution bedingt.

Die Konstitution vermittelt Richtung und Ausmaß der individuellen Anpassungs- und Reaktionsfähigkeit. Das Individuum erfreut sich so lange bester Gesundheit, wie dessen Grenzen und Möglichkeiten nicht überschritten werden. Konstitutionen sind wandelbar. Genetische Anlagen sind letztlich nicht alleine bestimmend. Sie sind beeinflussbar durch Faktoren wie die Lebensweise eines Menschen, durch Umweltfaktoren (Klima, soziales Umfeld, Erfahrungswerte, Temperament) und das Lebensalter. Ein jüngerer Mensch hat die bessere Möglichkeit, im Genotyp verhaftete Reaktionen und Situationen auszugleichen, als ein älterer Mensch, weil er eine größere Flexibilität besitzt. Mit zunehmendem Alter lässt die Wirkung äußerer Einflüsse nach, während die genetischen Bedingungen und Verhältnisse an Bedeutung gewinnen. Daher ist es wichtig, so früh wie möglich die konstitutionellen Bedingungen eines Menschen im Sinne einer Konstitutionsverbesserung zu beeinflussen. Mit steigendem biologischen Alter wird die konstitutionelle Beeinflussung im positiven Sinne zunehmend geringer.

Die Kenntnis der Konstitution ist diagnostisch, therapeutisch und prognostisch von großer Wichtigkeit. So kann z. B. entsprechend der Konstitution ein und die selbe Krankheit unterschiedliche Behandlungen erfordern. Hinweise auf die Konstitution liefern der Körperbau, die seelisch-geistige Grundstimmung und die Reaktionsweisen auf innere und äußere Belastungen. Die Augendiagnose (s. Kapitel 7.9) kann dabei ebenfalls hilfreich sein.

Die Einteilung in verschiedene Konstitutionen richtet sich in der Regel nach den Systemen, die zu besonderer Schwäche neigen bzw. die besonders stark reagieren. Die

Konstitutionslehre von Krauß basiert auf der Annahme, dass Krankheiten entweder durch Störungen im Stoffwechsel oder im so genannten Kraftwechsel (s. Kap. 6.3) entstehen.

Innerhalb des Stoffwechsels unterscheidet er wiederum zwischen Störungen des „Lymphkreislaufes" (s. Kap. 4.2) und des Blutkreislaufes. Zu Störungen im Stoffwechsel kommt es nach dieser Einteilung von Krauß entweder durch fehlerhafte Zusammensetzung
1. der Lymphe
2. des Blutes oder
3. des Blutes und der Lymphe.

Aus humoralpathologischer Sicht spricht man von einer „Entmischung" der Säfte, der Dyskrasie.

Länger bestehende Störungen können sich natürlich auf die entsprechenden Gewebe und Organe des Lymph- bzw. Blutkreislaufes auswirken. Aus humoralpathologischer Sicht kann man von einer Störung der Kardinalsäfte bzw. der gesamten Säftemasse sprechen. In Anlehnung an diese Überlegungen sind die Krauß'schen Konstitutionen abgeleitet. Im Hinblick auf die wichtigsten Ursachen von Stoffwechselstörungen unterscheidet Krauß vereinfacht drei Konstitutionen:
1. die „lymphatische"
2. die „sanguinische"[1] (im Sinne von hämatogen) und
3. die „gemischte" Konstitution (Blut und Lymphe betroffen).

Krauß / Mattei	**Beschreibung**
lymphatisch	Neigung zu Erkrankungen der Lymphe und des Lymphsystems
sanguinisch	Neigung zu Krankheiten des Blutes und des Herz-Kreislauf-Systems
gemischt / dyskrasisch	vereinigt Charakteristika der beiden ersten Konstitutionen

Die Konstitutionslehre von Grauvogls (1811–1877) kann als die erste der Homöopathie bezeichnet werden [Czech, 1998]. Er unterscheidet eine hydrogenoide Konstitu-

[1] Wiedergegeben wird hier die Bezeichnung von Krauß. Da mit „sanguinisch" in der Naturheilkunde jedoch das Temperament und nicht eine Konstitution bezeichnet wird, ist dieser Begriff von Krauß schlecht gewählt. Gemeint ist eine Konstitution, bei der es bevorzugt zu Störungen von Blut und Herz-Kreislauf-System kommt (hämatogen, hämangiotisch).

tion (erhöhter Wassergehalt des Organismus und Überwiegen der Reduktionsvorgänge) sowie eine oxygenoide (Auszehrung des Organismus durch gesteigerte Oxidationsprozesse) und eine carbo-nitrogenoide (Überwiegen von Kohlenstoff und Stickstoff mit erhöhten Retentionsprozessen) Konstitution, die er als polar zueinander versteht. In der Konstitutionscharakteristik knüpft von Grauvogl auch an die Miasmenlehre Hahnemanns an.

Die JSO-Komplex-Mittel zur Regulation des „**Lymphkreislaufes**" sind
1. die Stoffwechselmittel
2. die Lymphmittel.

Für Störungen im **Blutkreislauf** bietet die JKH
1. die Adermittel, aber auch
2. die Brustmittel und gegebenenfalls
3. die Fieber- und Nervenmittel (bei psychischen und vegetativ-nervös bedingten Blutverteilungsstörungen, Regulationsstörungen im Blutkreislauf).

Neben den drei bislang beschriebenen Konstitutionen, die auf Störungen im Stoffwechsel zurückzuführen sind, nennt Krauß noch eine vierte, der er eine Störung im „Kraftwechsel" (s. Kap. 6.3) zuordnet. Diese „nervöse" Konstitution wird von Krauß hinsichtlich ihres Bezugs zu Blut und Lymphe als gemischt eingestuft [Krauß, Auflage von 1997].

Die folgende Abbildung fasst die Konstitutionslehre der JKH zusammen.

<table>
<tr><td colspan="2">Stoffwechsel
Globulimittel</td><td>Kraftwechsel
Fluide</td></tr>
<tr><td>„Lymphkreislauf"</td><td>Blutkreislauf</td><td rowspan="3">„Kraftkreislauf"</td></tr>
<tr><td>lymphatische Konstitution</td><td>sanguinische Konstitution</td></tr>
<tr><td>Stoffwechselmittel
Lymphmittel</td><td>Adermittel
(Brustmittel)</td></tr>
<tr><td colspan="2">Gemischte Konstitution</td><td>nervöse Konstitution</td></tr>
<tr><td colspan="2">Stoffwechselmittel + Adermittel
Gewebemittel</td><td>Fluide
Fieber- und Nervenmittel
Brustmittel 4 Ipecacuanha cp
Gewebemittel 10 Podophyllum cp
Stoffwechselmittel 10 Centaurium cp</td></tr>
<tr><td colspan="3">Konstitutionsmittel</td></tr>
</table>

5.1 Die lymphatische Konstitution

Die „lymphatische" Konstitution ist durch die Neigung zu Erkrankungen der lymphatischen Organe und des „Lymphkreislaufs" im weitesten Sinne gekennzeichnet. Die pathologische Weiterentwicklung der hyperplastischen Form der „lymphatischen Konstitution" entspricht am ehesten der hydrogenoiden Konstitution von Grauvogls.

Nach Krauß zeigen bei der lymphatischen Konstitution folgende Organe eine erhöhte Anfälligkeit gegenüber Erkrankungen:
- Lymphe und Lymphorgane
- Drüsen
- Haut
- Schleimhäute
- Verdauungs- und Ausscheidungsorgane

Typische Erkrankungen bei der lymphatischen Konstitution sind:
- Katarrhe (insbesondere der Nase, der Ohren, des Rachens, des Magens und des Darms, auch Bronchitis)
- Atemwegserkrankungen (insbesondere bei Kindern)
- Hautausschläge, vor allem chronische; z. B. Ekzeme, Neurodermitis, Urtikaria
- Verdauungsstörungen
- Drüsenschwellungen, wie z. B. Tonsillenhypertrophie und Vergrößerung anderer Lymphknoten
- Eiterungen
- Ödeme
- „skrofulöse" Erkrankungen, wie z. B. chronisch katarrhalische Entzündungen (Rhinitis, Blepharitis, Konjunktivitis usw.)
- Schilddrüsenerkrankungen
- Erkrankungen des rheumatischen Formenkreises (im Alter)
- exsudative Prozesse, z. B. bei einer Pleuritis, diverse Hauterkrankungen
- allergische Reaktionen (z. B. Asthma, Heuschnupfen, Kontaktekzem)
- Schweiße

In Anlehnung an Krauß sind folgende Kennzeichen der lymphatischen Konstitution zu nennen:

Augen:	Gerstenkorn, Augenentzündungen, Lichtscheu, Hornhauttrübungen
Ohren:	Ohrenfluss, Ohrenentzündungen

Atemwege:	Schnupfen, Affektionen der Atmungsorgane
Körperbau:	schlaffer Körperbau, schwache Knochen, Knochenleiden, Anlage zu schwammiger Fettbildung, aufgetriebener Bauch, schlaffe Muskeln
Haut:	zart, schmutzig fahl; Blässe im Gesicht, Neigung zu Blasen- und Schuppen-Ausschlägen; dünnes, weiches, helles Haar
Schleimhäute:	Blässe der sichtbaren Schleimhäute
Gemüt:	phlegmatisch, gelassen
Reaktionen:	selten heftige Reaktionen und Krisen, Fieber selten hoch

Nach Krauß sind bei der lymphatischen Konstitution die Lymphozyten und das Plasma im Verhältnis zu den Erythrozyten vermehrt. Diese Darstellung passt zu der Blässe von Haut und Schleimhaut sowie den Ödemen, die bei dieser Konstitution bevorzugt auftreten.

Es kommt zu einem Mangel an Lebenswärme, weshalb der Mensch auch leicht friert.

Aufgrund der relativ schwachen Reaktionslage des Organismus besteht die Gefahr, Krankheiten zu verschleppen. Die Folge ist die Chronifizierung von Krankheiten, die mit einer Verschiebung der Konstitution von der lymphatischen zur gemischten einhergeht. Diese Verschiebung ist durchaus verständlich, wenn man bedenkt, dass die Lymphe direkt ins Blut übergeht und dieses mit Nährstoffen versorgt. Störungen im Lymphsystem müssen daher, wenn sie lange unbehandelt bleiben, langfristig zu Störungen im Blut führen.

> Bei der lymphatischen Konstitution kommen vor allem die Stoffwechselmittel (insbesondere Stoffwechselmittel 3 Scrophularia cp[1]) und die Lymphmittel in Betracht.

5.2 Die sanguinische Konstitution

Nach Krauß zeigt die „sanguinische" Konstitution Ähnlichkeiten mit der oxygenoiden Konstitution von Grauvogls. Für beide Konstitutionsformen sind gesteigerte oxydative Prozesse kennzeichnend.

[1] Ergänzen könnte man noch Stoffwechselmittel 1 Cochlearia cp als Mittel für die Bauchlymphe.

Die sanguinische Konstitution nach Krauß ist verbunden mit der Anlage zu Erkrankungen des Blutes sowie des Herzens und Blutgefäßsystems.

Häufig auftretende Beschwerden sind dementsprechend:
- akute Katarrhe und Entzündungen
- akutes hohes Fieber
- „Blutverteilungsstörungen“:
  - Hyperämien, Kongestionen
    z. B. Blutandrang zum Kopf mit kalten Füßen und Händen
  - kongestiver Kopfschmerz, Schwindel
    Wallungen, aufsteigende Hitze; z. B. im Klimakterium
- Blutungen, z. B. Neigung zu Nasenbluten
- Stauungen der Venen, Krampfadern, Thrombosen
- Hypertonie
- Erkrankungen von Organen mit besonderem Bezug zum Blutsystem, insbesondere der Lunge, Leber, Milz, Nieren

In Anlehnung an Krauß sind folgende Kennzeichen für die sanguinische Konstitution zu nennen:

Haut:	rote Gesichtsfarbe
Schleimhaut:	Röte der sichtbaren Schleimhäute (Lippen, Zunge, Rachen, Augenbindehaut)
Herz/Kreislauf:	starker oder unregelmäßiger Pulsschlag, auch Herzklopfen
Gemüt:	lebhaft in Gesten, Rede und Charakter
Reaktionen:	stürmisch, heftig; Neigung zu akuten Krisen

Im Gegensatz zu der lymphatischen Konstitution ist die Lebensenergie bei der sanguinischen Konstitution durch vermehrte Oxydationsprozesse erhöht. Aufgrund der gesamten Reaktionslage kommt es seltener zu einem Übergang in chronische Erkrankungen.

> Bei der sanguinischen Konstitution werden vor allem die Adermittel (und gegebenenfalls auch die Fieber- und Nervenmittel) eingesetzt.

5.3 Die gemischte Konstitution

Die „gemischte" Konstitution zeigt im fortgeschrittenen Zustand eine gewisse Ähnlichkeit mit der carbo-nitrogenoiden Konstitution von Grauvogls. Es überwiegen hier Kohlenstoff und Stickstoff (Kohlensäure, Harnstoff) mit erhöhten Retentionsprozessen. Nach Krauß vereinigt die gemischte Konstitution Merkmale der lymphatischen und sanguinischen Konstitution, wobei sie sich meist aus der lymphatischen heraus entwickelt. Die gemischte Konstitution steht häufig in Verbindung mit einer grauen Iris, Rutilismus (Rothaarigkeit), galligen, besonders schwarzgalligen, und kanzerösen Erkrankungen.

Nach Krauß zeigen bei der gemischten Konstitution eine erhöhte Anfälligkeit gegenüber Erkrankungen:

- Drüsen
- Zellgewebe

Der gemischten Konstitution entsprechen daher folgende Erkrankungen:

- alle chronischen Erkrankungen
- Zerstörung von Gewebe (Eiterung, Verhärtung oder Erweichung von Gewebe, Gangrän, Karies, gut- oder bösartige Tumoren)
- stockende Ausscheidung (Obstipation, Harnretention, kein Schwitzen)
- schwere Formen von Rachitis, Tuberkulose

> Bei der gemischten Konstitution werden bei leichteren Veränderungen Stoffwechsel- oder Lymphmittel im Wechsel mit einem Adermittel angewendet. Für schwerere Grade werden dagegen vor allem die Gewebemittel eingesetzt.

Bei den chronischen Krankheiten sind eine Reizphase und die daran anschließende Ermüdungsphase zu unterscheiden. Für die Reizphase ist Stoffwechselmittel 5 Berberis cp (bei der heißen, überreizten Leber, s. S. 56ff.) ein wichtiges Mittel, in der Ermüdungsphase ist dagegen Stoffwechselmittel 2 Lycopodium cp (kalte, unterreizte Leber, s. S. 51ff.) zu bevorzugen.

5.4 Die nervöse Konstitution

Nach Krauß ist die „nervöse" Konstitution durch Störungen im „Kraftkreislauf" gekennzeichnet. Als Organe dieses „Kreislaufs" betrachtet Krauß die Nerven. Dementsprechend neigen Patienten mit nervöser Konstitution zu erhöhter oder verminderter Reizbarkeit und Reizempfänglichkeit des Nervensystems. Dies kann sich z. B. durch gesteigerte oder verminderte Reflexe sowie die Neigung zu Verkrampfungen und Spasmen äußern.

Da sich Störungen im Bereich des Nervensystems auf alle Körperteile auswirken können, wird die nervöse Konstitution hinsichtlich ihres Bezugs zu Blut und Lymphe als gemischt eingestuft. Andererseits können auf der Basis von Stoffwechselstörungen sich nervöse Störungen entwickeln, wie das z. B. bei der diabetischen Neuropathie der Fall ist.

Typische Erkrankungen auf der Grundlage einer nervösen Konstitution sind:

- nervöse Herzbeschwerden, z. B. Herzklopfen
- nervöse Magen- und Darmbeschwerden, z. B. nervöse Dyspepsie
- Neurasthenie
- Nervosität, nervöse Schlafstörungen

Bei der nervösen Konstitution ist in erster Linie an folgende Mittel zu denken:

- Fluide
- Fieber- und Nervenmittel
- Stoffwechselmittel 10 Centaurium cp
- Gewebemittel 10 Podophyllum cp
- Brustmittel 4 Ipecacuanha cp
- Stoffwechselmittel 9 Nasturtium cp

6 Die Systematik der Mittel der JSO-Komplex-Heilweise

Grundsätzlich unterscheidet man in der JKH zwischen den Globulimitteln, die vor allem auf den Stoffwechsel wirken, und den Fluiden, deren Wirkung sich in erster Linie auf das Nervensystem erstreckt.

Die insgesamt 52 Globulimittel sind entsprechend ihrer Hauptwirkungsrichtung in acht Reihen angeordnet. Dabei unterscheidet man:

- Stoffwechselmittel (St)
- Lymphmittel (Lf)
- Adermittel (Ad)
- Brustmittel (Br)
- Fieber- und Nervenmittel (Fb)
- Darmmittel (W)
- Gewebemittel (G) und
- Konstitutionsmittel (K).

Jede der genannten Mittelreihen besteht wiederum aus bis zu 17 verschiedenen Mitteln. Der Name der Mittelreihen deutet bereits darauf hin, in welcher Richtung die dazu gehörigen Mittel wirken. Aufgrund eines gemeinsamen Grundkomplexes (s. Kapitel 6.2) besitzen tatsächlich alle Mittel einer Reihe eine gemeinsame Grundwirkung. Durch eine individuelle Ergänzung erhalten sie auf der anderen Seite ihre spezifische Wirkungsrichtung.

Die Globulimittel bilden in der Regel die Basis einer Therapie mit der JKH. Je nachdem welche Organsysteme und Funktionen unterstützt werden sollen, werden dabei Mittel verschiedener Reihen entsprechend dem individuellen Beschwerdebild kombiniert. Verschiedene Mittel einer Reihe kommen dagegen üblicherweise nicht gleichzeitig zum Einsatz.

In der Praxis wird die Therapie mit den Globulimitteln meistens durch Fluide ergänzt, die als Lösung und als Salbe eingesetzt werden können. Mit der JKH kann man also einer Erkrankung gleichermaßen von innen als auch von außen entgegnen und dabei sowohl den Stoff- als auch den „Kraftwechsel" (s. Kapitel 6.3, S. 137) regulieren.

6.1 Übersicht zum Wirkungsbereich der Mittelreihen

Die folgende Übersicht zeigt die wichtigsten Wirkungsbereiche, die den Mitteln bereits entsprechend der Mittelreihe zugeordnet werden können:

Stoffwechselmittel	lymphatische Konstitution gemischte Konstitution Anregung des Stoffwechsels, Entgiftung
Lymphmittel	lymphatische Konstitution gemischte Konstitution Entgiftung über das Lymphsystem (Entzündungen, Schwellungen, Wucherungen etc.) Abwehrstärkung
Adermittel	sanguinische Konstitution gemischte Konstitution Erkrankungen des Blutsystems, Durchblutungsstörungen, Entzündungen
Brustmittel	Atemwegserkrankungen
Fieber- und Nervenmittel	nervöse Konstitution Organneurosen, fieberhafte Erkrankungen Entgiftung über Leber, Haut, Milz
Darmmittel	Entgiftung über den Darm, Infektionen (Abwehrstärkung), Entzündungen, Haut-/Schleimhauterkrankungen, Milieuregulierung
Gewebemittel	gemischte Konstitution (schwere Störungen) histologische Veränderungen Anregung der Drüsen (G1, G2)
Konstitutionsmittel	chronisch-rezidivierende Krankheitsverläufe, ererbte Schwächen (Locus minoris resistentiae, Locus majoris / minoris reactionis)

Fluide

Capsella cp-Fluid	veränderter Arterien-Tonus arterielle Durchblutungsstörungen akute Entzündungen, Blutungen
Populus cp-Fluid	Reaktionsmittel venöse und lymphatische Erschlaffungen venöse Durchblutungsstörungen chronische Entzündungen
Rhododendron cp-Fluid	Schwächezustände, Lähmungen, Neuralgien
Sambucus cp-Fluid	Spasmolyse (Koliken, Krämpfe)
Viscum album cp-Fluid S	Energieausgleich Schmerzen (Neuralgien)

6.2 Die Globulimittel

Die Bezeichnung der Mittelreihen richtet sich zunächst nach den Organfunktionen und Systemen, auf die sie gemäß ihrer Zusammensetzung vorwiegend wirken. Die Mittel einer Reihe besitzen dabei einen gemeinsamen **Grundkomplex** und dementsprechend eine gemeinsame Grundwirkung. Dies soll am Beispiel der Stoffwechselmittel veranschaulicht werden.

Die Stoffwechselmittel enthalten acht gemeinsame spagirische Zubereitungen aus *Cochlearia officinalis, Hydrastis canadensis, Matricaria chamomilla, Nasturtium officinale, Sarsaparilla, Scrophularia nodosa, Tussilago farfara* und *Veronica officinalis.* Diese machen gemeinsam den Stoffwechselmittel-Grundkomplex aus. Jedes Mittel der Reihe enthält darüber hinaus eine spezifische Ergänzung, welche die Wirkung des Komplexes in eine bestimmte Richtung lenkt. Bei Stoffwechselmittel 1 Cochlearia cp ist dies z. B. *Strychnos nux-vomica.* Die Abbildung auf der nächsten Seite zeigt, wie sich das Logo der JKH aus dieser Zusammensetzung der Mittel ergibt.

Innerhalb einer Reihe sind die Mittel meist entsprechend der zeitlichen Reihenfolge ihrer Entwicklung durchnummeriert. Zum Teil haben dabei Stoffwechselmittel und Gewebemittel gleicher Nummer ähnliche Wirkungskreise. Daneben besitzt jedes Mittel noch einen lateinischen Namen. Namensgebend ist dabei in der Regel eine Heilpflanze, deren Wirkung die Gesamtwirkung des Komplexes besonders gut charak-

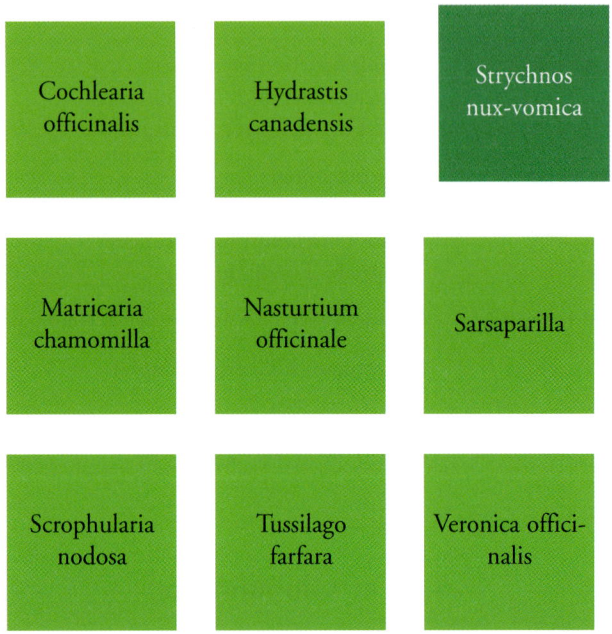

terisiert. Diese muss nicht immer mit der spezifischen Ergänzung identisch sein. So ist z. B. Stoffwechselmittel 1 Cochlearia cp nach dem Löffelkraut, *Cochlearia officinalis*, benannt, das auf das Verdauungssystem wirkt.

Unter den Komplexen der JKH befinden sich auch solche, welche ihrerseits wieder in anderen Komplexen enthalten sind. Dabei handelt es sich um therapeutisch bewährte Rezepturen, die von Krauß zur Vereinfachung der Therapie und zur Kostenersparnis entwickelt wurden. Einige Kombinationen werden auch als so genannte „Spezialitäten" in anderen Darreichungsformen von der Firma ISO-Arzneimittel angeboten.

Da die Komplexmittel eine sehr umfangreiche Wirkung auf die Organfunktionen haben, stellt Krauß den Mitteln immer die entsprechenden Systeme, und nicht bestimmte Symptome oder Krankheiten, gegenüber. (Eine entsprechende Übersicht zu den Verdauungsorganen findet sich in Kapitel 8.3) Krauß betont jedoch, dass ein Heilmittel nicht nur auf ein einzelnes, sondern auf mehrere funktionell verbundene Organsysteme wirken muss. Diese Forderung wird bei der Zusammensetzung der JSO-Komplex-Mittel berücksichtigt.

Mit den Globulimitteln der JKH steht eine Vielfalt von alkoholfreien Mitteln zur Regulation des Stoffwechsels zur Verfügung, die sich durch eine umfassende Wirkung und gute Verträglichkeit auszeichnen. Als Globuli sind diese JSO-Komplex-Mittel nicht nur einfach zu dosieren und einzunehmen, sondern auch sparsam im Verbrauch. Möchte man sie verdünnt einsetzen, kann man sie sehr bequem in Wasser lösen. Aber auch unverdünnt sind sie geschmacksneutral und werden daher von den meisten Patienten gerne genommen. Ein wichtiger Vorteil der Globulimittel gegenüber vielen anderen Arzneien ist ihre schnelle Wirksamkeit, da sie bereits durch die Mundschleimhaut wirken. Um diese Wirkung zu verbessern, sollte man die Globuli stets einige Zeit vor dem Essen langsam im Mund zergehen lassen.

Für die JKH werden Globuli der Größe 4 eingesetzt. Ein Gramm enthält dabei zwischen 70 und 90 Globuli. Alle Globulimittel sind in der D4, einige (Adermittel 1 Avena cp, Fieber- und Nervenmittel 1 Aconitum cp und Gewebemittel 17 Rhus aromatica cp) darüber hinaus in der D10 erhältlich.

6.2.1 Die Stoffwechselmittel

Wie der Name schon sagt, wirken die zwölf Stoffwechselmittel (St) in erster Linie auf den Stoffwechsel und die Funktion verschiedener Organe. Da die wesentlichen Stoffwechselvorgänge in allen Geweben ähnlich sind, enthalten alle Stoffwechselmittel einen gemeinsamen Grundkomplex, der den Stoffwechsel allgemein reguliert. So kann mit diesem Grundkomplex jede Zell-, Gewebs- und Organtätigkeit beeinflusst werden.

Im Stoffwechselmittel-Grundkomplex sind spagirische Aufbereitungen aus folgenden Pflanzen enthalten:

Cochlearia officinalis Löffelkraut	Verdauungsstörungen, Gicht, Hautausschläge
Hydrastis canadensis Gelbwurz	Erkrankungen des Verdauungstraktes mit besonderer Beziehung zu den Schleimhäuten, Lebererkrankungen, Drüsenverhärtungen, Hauterkrankungen
Matricaria chamomilla[1] Kamille	Magen- und Darmerkrankungen, Lebererkrankungen, Krämpfe und Koliken, Reizbarkeit und Überempfindlichkeit, krampfartige Schmerzen
Nasturtium officinale Brunnenkresse	ausscheidungsfördernd, chronische Leber-, Nieren-, Blasen- und Hautleiden
Sarsaparilla verschiedene Smilax-Arten	harn- und stuhltreibend, blutreinigend, Gicht, Steinleiden, juckende Hautausschläge, Marasmus
Scrophularia nodosa Braunwurz	Drüsenschwellungen, chronische Hautausschläge, Wundheilmittel
Tussilago farfara[2] Huflattich	Tonikum, schleimlösend
Veronica officinalis[3] Echter Ehrenpreis	Leber-, Gallen- und Darmerkrankungen, Stomachikum

Die Bestandteile des Stoffwechsel-Grundkomplexes regulieren die Funktion der verschiedenen am Stoffwechselgeschehen beteiligten Organe. Durch das Zusammenwir-

[1] *Matricaria chamomilla* ist nicht in Stoffwechselmittel 10 Centaurium cp enthalten.

[2] *Tussilago farfara* ist nicht Bestandteil von Stoffwechselmittel 11 Lobelia cp S und Stoffwechselmittel 12 Euphrasia cp.

[3] *Veronica officinalis* ist nicht enthalten in Stoffwechselmittel 12 Euphrasia cp.

ken dieser Einzelpflanzen kann der gesamte Stoffwechsel, also der Abbau und die Umwandlung von Nahrungsmitteln bis hin zur Ausscheidung, reguliert werden. Durch seine gezielte Zusammensetzung richtet sich der Stoffwechselmittel-Grundkomplex vor allem auf die Organe der Verdauung (Magen-Darm-Trakt, Verdauungsdrüsen, z. B. Leber) und der Ausscheidung (vor allem über Galle, Niere und ableitende Harnwege). Darüber hinaus werden durch die Stoffwechselmittel die mit dem Verdauungstrakt anatomisch oder physiologisch verbundenen Organe und schließlich der gesamte Intermediärstoffwechsel beeinflusst. Da die verschiedenen Stoffwechselprozesse (Assimilation, Dissimilation und Elimination) eng miteinander verbunden sind und sich gegenseitig regulieren (s. Abb.), kann über die Stoffwechselmittel nicht nur die Versorgung, sondern auch die Entgiftung jeder einzelnen Zelle gefördert werden. Unterschiedlich ist bei den verschiedenen Stoffwechselmitteln jedoch das Organ, über welches die Ausscheidung hauptsächlich erfolgt (z. B. Stoffwechselmittel 5 Berberis cp: Leber; Stoffwechselmittel 6 Solidago cp: Niere).

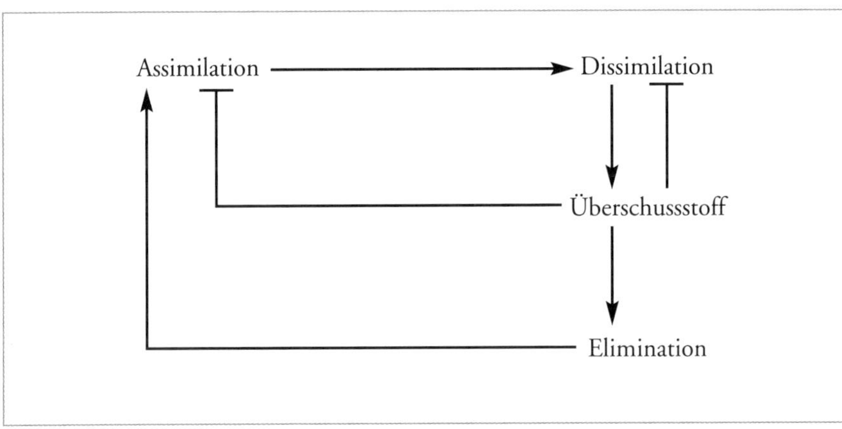

Die Zusammensetzung des Stoffwechsel-Grundkomplexes berücksichtigt somit, dass alle am Stoffwechselgeschehen beteiligten Organe in einem gegenseitigen Gleichgewicht stehen. Durch die Regulation auf allen Ebenen kommt es zu einer tief greifenden, umfassenden und ausgleichenden Wirkung auf das gesamte Stoffwechselgeschehen.

Aufgrund dieser breiten Wirkung können die Stoffwechselmittel bei fast jeder Krankheit eingesetzt werden. Zusätzlich zum Grundkomplex enthält jedes Stoffwechselmittel noch einzelne Komponenten, die ihm eine spezifische Wirkrichtung geben. Entsprechend dieser Hauptwirkungsrichtung hat Krauß den Mitteln jeweils bestimmte Organe zugeordnet.

Stoffwechselmittel 1 Cochlearia cp (Magen – „Arcanum vitae" der JKH)

Das Stoffwechselmittel 1 Cochlearia cp (St1) enthält neben dem Grundkomplex eine spagirische Aufbereitung von

Strychnos nux-vomica Brechnuss	Entzündungen des Magen-Darm-Kanals, Verdauungsschwäche, Magenkatarrh, Durchfall

Durch sein weites Wirkungsspektrum kann Stoffwechselmittel 1 Cochlearia cp sowohl zur Heilung als auch zur Vorbeugung verwendet werden. Dank seiner vielfältigen therapeutischen Erfolge wird es von allen JSO-Komplex-Mitteln am häufigsten eingesetzt.

Das Stoffwechselmittel 1 Cochlearia cp wird aufgrund seiner breiten Wirkung auch als „Universalmittel" der Stoffwechselmittel bezeichnet. Wenn in einzelnen Fällen Schwierigkeiten bei der Auswahl des passenden Stoffwechselmittels bestehen, kann man auch zum Stoffwechselmittel 1 Cochlearia cp greifen. In diesen Fällen kann Stoffwechselmittel 1 Cochlearia cp durchaus helfen, auch wenn es weniger gezielt als das spezielle Stoffwechselmittel wirkt. Wegen des gemeinsamen Grundkomplexes ist auch bei einer weniger exakten Mittelwahl eine günstige Wirkung zu erwarten.

Nach Krauß ist Stoffwechselmittel 1 Cochlearia cp das Grundmittel für den gesamten Stoffwechsel. Aufgrund seiner breiten Wirkung wird es auch als das „Arcanum vitae" (Lebenselexier) der JKH bezeichnet. Innerhalb des Stoffwechsels ist es besonders wichtig für die Assimilation. Im Sinne der alten Humoralpathologen kann man auch sagen, dass Stoffwechselmittel 1 Cochlearia cp die drei Kochungen unterstützt, das heißt die Aufnahme von Nahrungsstoffen und deren Anpassung an das körpereigene Milieu verbessert. Die gute Wirkung von Stoffwechselmittel 1 Cochlearia cp auf die Assimilation wird verständlich, wenn man bedenkt, dass es einen starken Bezug zum Magen hat. Stoffwechselmittel 1 Cochlearia cp kann sicher als das wichtigste Magenmittel der JKH betrachtet werden. Dabei richtet sich seine Wirkung in erster Linie auf die Funktion des Magens, durch die wiederum die Strukturerhaltung unterstützt wird („stärkt den Magen über die Funktion"). Ausgehend vom Magen vermag Stoffwechselmittel 1 Cochlearia cp den ganzen Organismus zu stärken und zu kräftigen.

Stoffwechselmittel 1 Cochlearia cp ist das Mittel der Wahl bei stoffwechselbedingten Magen-Darm-Störungen. Es ist hilfreich bei Magenerkrankungen, z. B. bei akuten und chronischen Reizzuständen des Magens, u. a. als Folge von fetten oder schwer verdaulichen Speisen oder übermäßigen Alkohol- und Nikotingenuss (*Strychnos nux-vomica*). Beim „Kater" nach reichlichem Alkoholgenuss verabreicht man z. B. innerhalb von 2–3 Stunden 2- bis 3-mal 30 Globuli oder nimmt pro Glas 5–10 Globuli zur Prophylaxe. So kann eine subjektive Ernüchterung erreicht werden. Auch bei Schlafstörungen (Aufwachen) nach Alkoholgenuss hat sich Stoffwechselmittel 1 Cochlearia cp bewährt.

Da Stoffwechselmittel 1 Cochlearia cp stets regulierend auf die Magenaktivität wirkt, kann es sowohl bei einer Hyper- als auch bei einer Hypoazidität eingesetzt werden (Dosierung: 3-mal täglich 5 Globuli bei Hyperazidität; 3-mal täglich 10–15 Globuli bei Hypoazidität).

Neben der Verdauung ist der Magen auch für die Qualität des Blutes von Bedeutung. Durch die Absonderung von Magensäure leistet er einen Beitrag zur Alkaleszenz des Blutes, der ebenso durch Stoffwechselmittel 1 Cochlearia cp unterstützt werden kann. Da über den Magen zudem auch wichtige Substanzen für die Blutbildung bereitgestellt werden („Blutbildung beginnt im Magen“), kommt Stoffwechselmittel 1 Cochlearia cp (oder Lymphmittel 2 Abrotanum cp, in dem dieses enthalten ist) auch bei der Anämie zum Einsatz.

Neben der Assimilation fördert Stoffwechselmittel 1 Cochlearia cp die Elimination und indirekt auch die Dissimilation. Stoffwechselmittel 1 Cochlearia cp kann daher auch zur Entgiftung (s. S. 205) eingesetzt werden. Einige Therapeuten nutzen diese entgiftende Funktion auch begleitend zur Chemotherapie von Krebspatienten. Die Heilpraktikerin Frau Jauch empfiehlt hierfür beispielsweise am Tag vor, während und nach der Chemotherapie stündlich je zwei Globuli zu verabreichen.

Neben seiner unmittelbaren Wirkung auf den Magen beeinflusst Stoffwechselmittel 1 Cochlearia cp auch die anderen Organe des Verdauungsapparates. Dies gilt insbesondere für die Sekretion von Schleimhäuten und Drüsen. Über die Chylusbildung und die Peyer-Plaques kann Stoffwechselmittel 1 Cochlearia cp auch die Lymphe im Bauchraum beeinflussen („Reinigung der Bauchlymphe“). Krauß sieht daher einen engen Bezug von Stoffwechselmittel 1 Cochlearia cp zum Lymphsystem.

Da Stoffwechsel und Energiehaushalt eng miteinander verbunden sind, wird Stoffwechselmittel 1 Cochlearia cp nicht nur bei Stoffwechsel- und Verdauungsstörungen, sondern auch bei energetischen Störungen als Basismittel eingesetzt. Aus naturheilkundlicher Sicht kann Stoffwechselmittel 1 Cochlearia cp allgemein tonusregulierend wirken, weil es die Funktion des Magens als Tonuszentrum des gesamten Organismus reguliert.

Die **Zielorgane** von Stoffwechselmittel 1 Cochlearia cp sind nach Krauß:

- Magen und andere Verdauungsorgane (Magen-Darm-Trakt, Verdauungsdrüsen: Pankreas, Leber und Gallenblase)
- Lymphsystem (regt den Fluss der Lymphe, insbesondere der Bauchlymphe, an)
- Schleimhäute
- indirekt auch die Harnorgane, die Haut, das Nervensystem sowie Muskeln und Sehnen

Daraus lassen sich auch die **Anwendungsgebiete** von Stoffwechselmittel 1 Cochlearia cp ableiten:

- Magenerkrankungen, z. B. akute und chronische Reizzustände des Magens, u. a. als Folge von fetten oder schwer verdaulichen Speisen sowie übermäßigem Alkohol- und Nikotingenuss
- alle Katarrhe, insbesondere des Magens und des Darms
- Stärkung von Abwehrkraft und Resistenz
- Nutritionsstörungen, z. B. Osteoporose, Arthrose
- Entgiftung (insbesondere Genussgifte wie Alkohol und Nikotin)

Stoffwechselmittel 1 Cochlearia cp kann dabei auch zur Prophylaxe eingesetzt werden!

Die gute Wirksamkeit und Verträglichkeit der Wirkstoffkombination von Stoffwechselmittel 1 Cochlearia cp bei funktionellen Oberbauchbeschwerden konnte auch in einer Studie belegt werden [Bär et al., 1997]. Geprüft wurde dabei das Präparat Jsostoma® S, das die gleichen spagirisch zubereiteten Pflanzen wie Stoffwechselmittel 1 Cochlearia cp enthält – nur in Tablettenform. Bei dieser multizentrischen, offenen Beobachtungsstudie wurde das Präparat über vier Wochen bei 363 Patienten geprüft. Typische Beschwerden waren epigastrische Schmerzen, postprandiales Völlegefühl, postprandiale Übelkeit, Blähungen, Sodbrennen, saures oder bitteres Aufstoßen, Appetitlosigkeit und Erbrechen. Nach Abschluss der Therapie zeigten alle Einzelsymptome Remissions- bzw. Besserungsraten von 85 % bis 93 %. Über die Hälfte der Patienten wurde nach Abschluss der Therapie vom Arzt als beschwerdefrei beurteilt. Bei gut einem weiteren Drittel war eine deutliche Besserung eingetreten. Die Verträglichkeit wurde in 99,2 % der Fälle positiv bewertet. Die Studie kommt daher zu dem Ergebnis, dass sich Jsostoma® S hervorragend zur Behandlung funktioneller Oberbauchbeschwerden eignet und aufgrund der guten Verträglichkeit und Compliance auch zur Langzeittherapie zu empfehlen ist. Damit wird auch ersichtlich, dass bei akuten Störungen des Magens oftmals die alleinige Behandlung mit Stoffwechselmittel 1 Cochlearia cp ausreichend ist.

Mit Jsostoma® S bietet sich zudem die Möglichkeit, Stoffwechselmittel 1 Cochlearia cp bei Bedarf als Tablette zu verabreichen. Dabei entsprechen etwa acht Globuli einer Tablette.

Augendiagnostische Hinweise:

Zeichen der Krausenzone und Krause: z. B. Ektasierungen, Über- und Unterreizungszeichen, Aufhellungen und Abdunkelungen der Krausenzone (assimilatorische Grundfunktion!), sektorale Abdunkelungen der Krausenzone bzw. in der mittleren Ziliarzone, Zeichen der mesenchymalen Verschlackung, Lymphstraßen, Krypten in der humoralen Region. Gastrische Konstitution [Hemm, 1998].

Wichtige Wirkungsbereiche von Stoffwechselmittel 1 Cochlearia cp sind:

- Magenerkrankungen, z. B. akute und chronische Reizzustände des Magens
- Folge von fetten oder schwer verdaulichen Speisen oder übermäßigem Alkohol und Nikotingenuss (Kater)
- Entgiftung
- Stoffwechselregulation

Stoffwechselmittel 2 Lycopodium cp
(Gallen- und Harnblase)

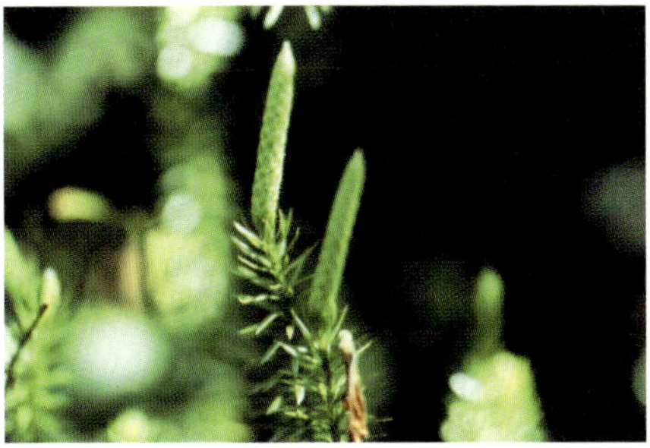

Abb. 5: Lycopodium clavatum

Das Stoffwechselmittel 2 Lycopodium cp (St2) enthält neben dem Grundkomplex eine spagirische Aufbereitung von

Lycopodium clavatum Kolben-Bärlapp	chronische Leber- und Gallenleiden, chronische Verdauungsstörungen, chronische Nierenbecken- und Blasenentzündungen

Der Namensgeber *Lycopodium clavatum* ist beim Stoffwechselmittel 2 Lycopodium cp charakteristisch für die Gesamtwirkung des Mittels. Vor allem in der Homöopathie wird Lycopodium bei Entzündungen und Störungen der Harnorgane und des Leber-Galle-Systems angewendet.

Nach Krauß wirkt Stoffwechselmittel 2 Lycopodium cp besonders auf die **Harnorgane**. Dabei soll es primär die Harnblase und sekundär die anderen Organe des Harnapparates beeinflussen. Deshalb spricht Krauß auch von einem „Blasenmittel". Im Bereich der Harnwege ist es insbesondere bei akuten Reizungen (Reizblase) und Entzündungen angezeigt. Aber auch bei chronischen Blasenkatarrhen kann Stoffwechselmittel 2 Lycopodium cp hilfreich sein.

Durch seine Wirkung auf die Harnorgane beeinflusst Stoffwechselmittel 2 Lycopodium cp auch den Wasserhaushalt. Es fördert insbesondere die Sekretion und Ausscheidung von Wasser und Harnsäure und kann daher auch bei Aszites und Ödemen eingesetzt werden.

Darüber hinaus wirkt es auf die **Leber** und vor allem die **Gallenblase**. Stoffwechselmittel 2 Lycopodium cp regt die Gallensekretion an und wirkt so bei allen Krankheiten, die auf Gallenmangel zurückzuführen sind. Dies gilt sowohl für entsprechende Leber- und Stoffwechselerkrankungen als auch für Darmstörungen, die auf einem Mangel an Gallensäuren beruhen. Wenn Gallenerkrankungen zu Magenstörungen führen, kann Stoffwechselmittel 2 Lycopodium cp auch zum „Magenmittel" werden. In diesem Fall ist es sogar wirksamer als Stoffwechselmittel 1 Cochlearia cp, das sonst als Magenmittel der JKH bekannt ist. Auch bei Sodbrennen kann Stoffwechselmittel 2 Lycopodium cp versucht werden, wenn Stoffwechselmittel 1 Cochlearia cp nicht geholfen hat.

Bei verschiedenen Leberstörungen hat sich die Kombination mit Gewebemittel 10 Podophyllum cp und Fieber- und Nervenmittel 1 Aconitum cp bewährt. Dies gilt z. B. für Leberverhärtungen, bei denen Gewebemittel 10 Podophyllum cp zum Schutz der Leberzellen eingesetzt wird. Die bewährte Kombination aus Gewebemittel 10 Podophyllum cp und Stoffwechselmittel 2 Lycopodium cp kann man auch als Gewebemittel 8 Chelidonium cp S verabreichen.

Aus humoralpathologischer Sicht ist Stoffwechselmittel 2 Lycopodium cp das Mittel für die gestaute, unterreizte Leber („Leberenergetikum"), auf die Abdunkelungen im Lebersektor hinweisen können. Ein Patient mit kalter Leber friert leichter, hat mehr Hunger (Energiemangel) und weniger Durst. Stoffwechselmittel 2 Lycopodium cp wirkt hier als Leberenergetikum gegen die Leberatonie bzw. generelle Atonie des Abdomens. Hierin unterscheidet es sich vor allem vom Stoffwechselmittel 5 Berberis cp, das zwar auch einen starken Bezug zur Leber hat, jedoch bei einer überreizten Leber eingesetzt wird (zum Vergleich von Stoffwechselmittel 2 Lycopodium cp und Stoffwechselmittel 5 Berberis cp s. auch S. 57). Stoffwechselmittel 2 Lycopodium cp wird darüber hinaus bei Stauungen der unpaaren Bauchorgane empfohlen (Milz).

Stoffwechselmittel 2 Lycopodium cp wirkt neben der Leber auch auf die Drüsen des Magens und die Darmschleimhäute. Durch die Förderung der Sekretion ist Stoffwechselmittel 2 Lycopodium cp auch gut bei Neigung zu hartem, trockenen Stuhl. In diesen Fällen kann es erfolgreich bei Obstipation eingesetzt werden.

Die **Zielorgane** von Stoffwechselmittel 2 Lycopodium cp sind nach Krauß:

- Harnorgane (Niere, Harnleiter, Harnröhre), insbesondere die Harnblase
- Leber und Gallenblase
- Magendrüsen
- Darmschleimhäute

Daraus lassen sich die **Anwendungsgebiete** von Stoffwechselmittel 2 Lycopodium cp ableiten:

- Zystitis (vor allem zusammen mit Gewebemittel 2 Equisetum cp, Populus cp-Fluid)
- Reizblase (z. B. im wöchentlichen Wechsel mit Stoffwechselmittel 6 Solidago cp)
- sonstige Erkrankungen der ableitenden Harnwege, wie z. B. Blasensteine
- Gallensteine
- Schleimhautentzündung der Gallenblase, unklare Beschwerden nach Cholezystektomie (z. B. in Kombination mit Gewebemittel 2 Equisetum cp)
- Stauungen im Pfortadersystem, Hämorrhoidalleiden, Leberschwellung und Verhärtung, Gelbsucht
- Verstopfung, Gallebrechen, Sodbrennen, soweit dieses infolge einer gestörten Gallesekretion auftritt
- Ödeme, Aszites
- klimakterische Beschwerden (Leber als Recyclingorgan für Hormone)

Insgesamt korrespondiert Stoffwechselmittel 2 Lycopodium cp in seiner Wirkung gut mit dem Gewebemittel 2 Equisetum cp. Insbesondere bei Erkrankungen, die auf einer gestörten Gallesekretion basieren, sollten diese beiden Mittel kombiniert gegeben werden.

Augendiagnostische Hinweise:
Abdunkelungen im Leber- und Nierensektor (rechtes Auge, 37 bis 45′), Steinstraßen, ausgebuchtete Zirkulärfurchen im Lebersektor, Leber- und Nierenpigmente [Hemm, 1998]. Harnsaure Diathese, carbo-nitrogenoide Konstitution, plethorische Konstitution.

Die wichtigsten Wirkungsbereiche von Stoffwechselmittel 2 Lycopodium cp sind:

- Erkrankungen der Nieren und ableitenden Harnwege, wie z. B. Blasenkatarrh
- Leber- und Gallenerkrankungen, vor allem als Folge von Gallensekretionsstörungen
- Obstipation infolge gestörter Sekretion von Galle und Verdauungssäften in den Darm

Stoffwechselmittel 3 Scrophularia cp (Haut, Darm)

Das Stoffwechselmittel 3 Scrophularia cp (St3) enthält neben dem Grundkomplex eine spagirische Aufbereitung von

Rheum palmatum Rhabarber	Katarrhe des Magen-Darm-Kanals, Durchfall

Das dritte Stoffwechselmittel ist nach *Scrophularia nodosa*, der Braunwurz, benannt. Diese Pflanze wird schon von alters her gegen Skrofulose eingesetzt, die sich vorwiegend an Haut, Schleimhäuten und Lymphdrüsen äußert. Tatsächlich betont auch Krauß den Bezug von Stoffwechselmittel 3 Scrophularia cp zur Haut.

Die **Zielorgane** von Stoffwechselmittel 3 Scrophularia cp sind nach Krauß:

- Haut- und Unterhautzellgewebe
- Darm (Dünn- und Dickdarm, vor allem Schleimhaut)
- Rückenmarksnervensystem, insbesondere sensibles Nervensystem
- Lymphgefäße („absteigende Lymphe" nach Krauß)

Daraus leiten sich die **Anwendungsgebiete** von Stoffwechselmittel 3 Scrophularia cp ab:

- Ausschläge, insbesondere chronische Ekzeme (trocken oder nässend), z. B. Milchschorf, Neurodermitis, Psoriasis und Hautjucken (eventuell Kombination mit Gewebemittel 3 Mezereum cp)
- Skrofulose, Rachitis, Lymphatismus
- exsudative Diathese
- Schleimhautreizungen und -schwellungen
- chronische Diarrhö, entzündliche Darmerkrankungen, z. B. Enteritis, Kolitis, Morbus Crohn, Colitis ulcerosa
- Neurasthenie, übersteigerte Sensibilität (z. B. beim Dermographismus)
- Schilddrüsenerkrankungen

Aus naturheilkundlicher Sicht wird Stoffwechselmittel 3 Scrophularia cp als **das** Mittel für die „absteigende" Lymphe nach Krauß betrachtet. Wie bereits besprochen (s. S. 28f.), bezeichnet die absteigende Lymphe die lymphatischen Anteile, welche gleichzeitig entgiften. Stoffwechselmittel 3 Scrophularia cp dient also vor allem der Entstauung, Reinigung und damit auch der Strukturerhaltung des Gewebes. Die „eliminatorische Grundfunktion" wird gestärkt. Tatsächlich fördert Stoffwechselmittel 3 Scrophularia cp die Ausscheidung von Stoffwechselprodukten einerseits über den Darm, andererseits aber auch über die Nieren und insbesondere über die Haut. Aufgrund seiner Wirkung auf die Lymphe ist Stoffwechselmittel 3 Scrophularia cp ein wichtiges Mittel bei Lymphatismus und Skrofulose. Wegen des besonderen Bezugs der Schilddrüse zur Lymphe ist aus naturheilkundlicher Sicht Stoffwechselmittel 3 Scrophularia cp auch ein wichtiges Mittel bei Funktionsstörungen der Schilddrüse. Dabei kann es sich sowohl um eine Über- als auch eine Unterfunktion der Schilddrüse handeln.

Stoffwechselmittel 3 Scrophularia cp ist besonders erfolgreich bei Hauterkrankungen, wie z. B. chronischen Ekzemen, die oftmals auf einer ungenügenden Ausscheidung von Stoffwechselendprodukten beruhen. Hier versucht der Körper störende Schlackenstoffe über die Haut zu entsorgen, die normalerweise über den Magen-Darm-Trakt und das Lymph- und Gefäßsystem entfernt werden. Nur wenn die Ausscheidung z. B. mit

Stoffwechselmittel 3 Scrophularia cp normalisiert wird, kann dauerhaft geheilt werden. Um die reinigende Wirkung von Stoffwechselmittel 3 Scrophularia cp zu unterstützen, kann man noch Adermittel 2 Hamamelis cp (venöser Abfluss) und Lymphmittel 1 Echinacea cp (Lymphreinigung) ergänzen.

Stoffwechselmittel 3 Scrophularia cp reguliert die Darmschleimhaut, wobei es durch seine entgiftende Funktion vor allem eine zu starke Sekretion herabsetzt. Deswegen hat sich Stoffwechselmittel 3 Scrophularia cp bei anhaltenden, hartnäckigen Durchfällen (besonders kleiner Kinder) bewährt. Dies gilt vor allem bei sauren, schleimigen, schaumigen Stühlen, die zum Teil mit Darmkoliken verbunden sind. Wichtig ist hier natürlich, die Differenzialdiagnose zu Infektionskrankheiten zu stellen.

Als Neurastheniemittel wirkt es ausgleichend, offenbar besonders auf den Nervus pudendus bei geschlechtlicher Überreizung. Die Wirkung auf das Rückenmark hat Stoffwechselmittel 3 Scrophularia cp mit Stoffwechselmittel 5 Berberis cp gemeinsam. Während sich Stoffwechselmittel 3 Scrophularia cp jedoch in erster Linie auf die sensiblen Nerven richtet, reguliert Stoffwechselmittel 5 Berberis cp vor allem die motorischen Nerven.

Augendiagnostische Hinweise:
Dicke, verquollene Reizradiären in der Krausenzone – besonders in der Peripherie; Tophi und Plaques, Pfefferkornpigmente, helle Wolken; Bündel und Büschel, Neuronennetze, Radiärfurchen; Lymphstraßen, Zeichen der lymphatischen Konstitution, Neurolymphatismus, exsudative Diathese; Milzstauungszeichen [Hemm, 1998]. Skrofulosering, abgedunkelter Hautring.

Die wichtigsten Wirkungsbereiche von Stoffwechselmittel 3 Scrophularia cp sind:

- chronische Dermatosen
- chronische Diarrhö, entzündliche Darmerkrankungen
- Lymphatismus, Skrofulose

Stoffwechselmittel 4 Sarsaparilla cp (St2 + K1)

Das Stoffwechselmittel 4 Sarsaparilla cp (St4) ist zusammengesetzt aus dem Stoffwechselmittel 2 Lycopodium cp und dem Konstitutionsmittel 1 Thuja cp (Umstimmung).

Die **Zielorgane** von Stoffwechselmittel 4 Sarsaparilla cp sind nach Krauß:

- vor allem Harnorgane, insbesondere Harnröhre, Harnblase
- Haut
- Schleimhäute der Harnorgane und des Afters

Aus der Zusammensetzung des Mittels werden auch seine **Anwendungsgebiete** verständlich:

- chronische Katarrhe der Harnröhre und Harnblase
- vererbte Neigung zu Gallensteinbildung
- Eliminationsstörungen (gestörte Hautatmung, Bezug Haut-Niere)
- chronische Diarrhö, entzündliche Darmerkrankungen
- Hauterkrankungen, z. B. Feigwarzen

Nach Krauß [14. Auflage, 1997] passt Stoffwechselmittel 4 Sarsaparilla cp besonders gut zur sykotischen Konstitution nach Hahnemann bzw. der hydrogenoiden Konstitution von Grauvogls (s. Kapitel 5.1). Aus humoralpathologischer Sicht wirkt Stoffwechselmittel 4 Sarsaparilla cp gegen Verschleimung (insbesondere von Niere und Galle) sowie seröse Dyskrasie. Es kann daher auch als eine Art Zünder fungieren, wenn die Therapie ins Stocken kommt.

In einigen Fällen kann bei Kinderlosigkeit sowie der Prostatahypertrophie im mittleren Alter (nicht die des älteren Patienten) auch die Kombination von Gewebemittel 1 Caulophyllum cp mit Stoffwechselmittel 4 versucht werden.

Augendiagnostische Hinweise:
Sykotische Konstitution, dunkler Hautring, Flusszeichen im renalen Abschnitt, Ekzemflocken, Schleimhautlymphatismus [Hemm, 1998].

Die wichtigsten Wirkungsbereiche von Stoffwechselmittel 4 Sarsaparilla cp sind:

- Katarrhe von Harnröhre und Blase
- Hauterkrankungen (Psoriasis usw.)
- Sykosis

Stoffwechselmittel 5 Berberis cp

(Leber)

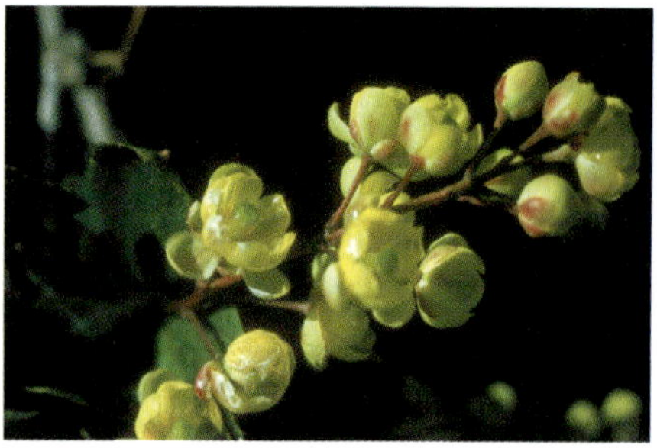

Abb. 6: Berberis vulgaris

Das Stoffwechselmittel 5 Berberis cp (St5) enthält neben dem Stoffwechselmittel-Grundkomplex eine spagirische Aufbereitung von

Berberis vulgaris Berberitze	Leber- und Gallenwegserkrankungen, Nieren- und Harnwegserkrankungen, Nieren- und Gallensteinleiden, harnsaure Diathese, Gicht

Stoffwechselmittel 5 Berberis cp hat ähnlich wie Stoffwechselmittel 1 Cochlearia cp ein sehr breites Wirkungsspektrum. Die **Zielorgane** von Stoffwechselmittel 5 Berberis cp sind nach Krauß:

- Leber
- Haut
- Rückenmark, motorische Nerven
- Muskeln
- Dickdarm

Stoffwechselmittel 5 Berberis cp ist ein sehr wichtiges Lebermittel. Aus naturheilkundlicher Sicht ist es das Mittel für die heiße, überreizte Leber. Kennzeichnend hierfür können sein:

- Abneigung gegen Speisen trotz Hunger
- heftiger Durst
- bitterer Mundgeschmack
- Übelkeit, galliges Erbrechen und Diarrhö
- erhöhte kalorische Grundfunktion

Darin unterscheidet es sich vom Stoffwechselmittel 2 Lycopodium cp, das wir bereits mit seiner Leberwirkung kennen gelernt haben. Zur Unterscheidung dieser beiden Mittel aus naturheilkundlicher Sicht sind einige Aspekte in der folgenden Tabelle zusammengefasst.

Stoffwechselmittel 2 Lycopodium cp	Stoffwechselmittel 5 Berberis cp
• vor allem Gallenblase als Zielorgan	• vor allem Leber als Zielorgan
• Gallensekretion durch die Gallenblase, cholagog	• Gallenbildung durch die Leber, choleretisch
• kalte, erschlaffte Leber	• eher heiße, überreizte Leber
• Störungen im Wärmehaushalt (Patient friert leichter)	• keine Störungen im Wärmehaushalt
• verringerte Harnsäureproduktion bei schlaffer Leber	• harnsaure Diathese im Vordergrund
• Irisdiagnose: Abdunkelungen im Leber- und Nierensektor	• Irisdiagnose: helle Zeichen und Radiären im Leber-Galle-Sektor (Überreizungszeichen)

Stoffwechselmittel 5 Berberis cp aktiviert die Entgiftung durch die Leber und regt die Leberzellen zur Sekretion von Gallensäuren an. Wie „durchschlagend" die Wirkung von Stoffwechselmittel 5 Berberis cp sein kann, konnte schon so mancher feststellen, der nach zu starker Dosierung mit Durchfall reagierte. Stoffwechselmittel 5 Berberis cp kann bei Funktionsstörungen des Leber- und Gallesystems, auch zur Leberschutztherapie, eingesetzt werden. Aus naturheilkundlicher Sicht wird Stoffwechselmittel 5 Berberis cp auch bei Störungen in der Zusammenarbeit von Leber, Nieren, Bindegewebe und Darm eingesetzt. Ein Beispiel hierfür ist das so genannte „hepato-renale Syndrom". Aus klinischer Sicht wird damit die gleichzeitige Schädigung von Leber und Nieren bzw. ein Nierenleiden bei einem Leberdefekt beschrieben. Aus naturheilkundlicher Sicht spricht man dagegen schon von einem hepato-renalen Syndrom, wenn der Konsens von Leber und Nieren gestört ist. Da die Leber der Niere vorgeschaltet ist („Die Leber macht harnfähig, was harnpflichtig ist."), hat jede Störung der Leberfunktion auch eine renale Auswirkung.

Dass Stoffwechselmittel 5 Berberis cp außerdem die (Harn-)Säureausscheidung anregt, macht es zu einem ausgesprochen wertvollen Mittel der JKH. Dementsprechend ist es (ähnlich wie Gewebemittel 11 Rhus toxicodendron cp, s. S. 121) bei der harnsauren Diathese angezeigt. Mit Stoffwechselmittel 5 Berberis cp kann auch eine Ausscheidungsdiarrhö behandelt werden.

Im Zusammenhang mit der Förderung der Elimination steht auch die Wirkung von Stoffwechselmittel 5 Berberis cp als Hautmittel. Schließlich spielen Funktionsstörungen im Leber-Darm-Bereich bei der Disposition zu Hauterkrankungen eine wichtige Rolle. Wir sprechen dann auch von einer exsudativen Diathese als Basis der Hauterkrankungen. Im Gegensatz zu Stoffwechselmittel 3 Scrophularia cp wird Stoffwechselmittel 5 Berberis cp vorwiegend bei akuten Hauterscheinungen eingesetzt. Bei Akne kann Stoffwechselmittel 5 Berberis cp beispielsweise sehr gut mit Adermittel 3 Hydrastis cp (Verbesserung der Blutzusammensetzung) und Gewebemittel 3 Mezereum cp (Haut) kombiniert werden. Eingenommen werden dazu je nach Alter des Patienten 3-mal täglich 5–10 Globuli.

Ähnlich wie bei verschiedenen anderen Stoffwechselmitteln (s. Kapitel 8.2) korrespondiert Stoffwechselmittel 5 Berberis cp gut mit der entsprechenden Nummer der Gewebemittelreihe, dem Gewebemittel 5 Conium cp.

Insgesamt lassen sich folgende **Anwendungsgebiete** für Stoffwechselmittel 5 Berberis cp nachweisen:

- Leberfunktionsstörungen, Leberschutz
- Entgiftung (vor allem durch die Leber), zur Ausleitung von „Umweltgiften"
- gestörte Gallesekretion und daraus resultierende Darmstörungen, wie z. B. Durchfälle bei Hyperkinesie

- harnsaure Diathese, Gicht (gut im Wechsel mit Stoffwechselmittel 6 Solidago cp zur Steigerung der Harnsäureausscheidung über die Niere)
- Muskel- und Gelenkrheumatismus
- (akute) Hautausschläge, akute Ekzeme, exsudative Diathese, Mitesser

Augendiagnostische Hinweise:
Pfefferkornpigmente in der humoralen Region, Säurezeichen, Zeichen harnsaurer Diathese, Gallelöcher, Überreizungszeichen im Leber-Galle-Sektor, Zirkulärfurchen im Leber-Galle-Sektor, Zeichen des hepato-renalen Syndroms, Leber- und Nierenpigmente, Lakunen im Leber- und Nierengebiet, Ekzemflocken [Hemm, 1998]. Gleichzeitig Zeichen im Leber- und Nierensektor. Biliöse Konstitution.

Die wichtigsten Wirkungsbereiche von Stoffwechselmittel 5 Berberis cp sind:

- akute Dermatosen
- harnsaure Diathese
- Entgiftung
- Leberstörungen (vor allem Hyperkinesie)

Stoffwechselmittel 6 Solidago cp
(Nieren)

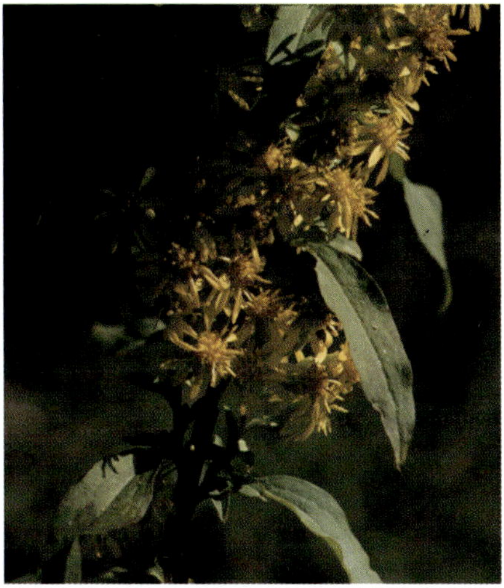
Abb. 7: Solidago virgaurea

Das Stoffwechselmittel 6 Solidago cp (St6) enthält neben dem Stoffwechselmittel-Grundkomplex eine spagirische Aufbereitung von

Solidago virgaurea Goldrute	Nierenerkrankungen, Folgen von Gicht und Nierenleiden, Gelenkentzündungen, Arteriosklerose, Wassersucht

Namensgebend ist die Goldrute (*Solidago virgaurea*), deren Einsatz bei Nierenerkrankungen aus der Homöopathie und der Phytotherapie bekannt ist. Entsprechend entfaltet auch Stoffwechselmittel 6 Solidago cp seine Hauptwirkung an den Nieren. Damit korrespondiert es ausgesprochen gut mit dem Gewebemittel 6 Vincetoxicum cp, dem Nierenmittel der Gewebemittelreihe.

Die **Zielorgane** von Stoffwechselmittel 6 Solidago cp sind nach Krauß:

- Nieren
- ableitende Harnwege, vor allem Blase

Stoffwechselmittel 6 Solidago cp reguliert die Nierenfunktion und fördert die Ausscheidung harnpflichtiger Substanzen. Damit wirkt es nicht nur der Bildung von Nieren- und Blasensteinen entgegen, sondern beugt auch arteriosklerotischen Veränderungen vor. Durch die verbesserte Ausscheidung wirkt Stoffwechselmittel 6 Solidago cp zudem Ödemen entgegen und trägt zur Kreislaufregulation bei. Reizungen und Entzündungen des Nierengewebes werden mit Stoffwechselmittel 6 Solidago cp ebenfalls günstig beeinflusst.

Aus naturheilkundlicher Sicht gilt Stoffwechselmittel 6 Solidago cp als Nierenenergetikum. Es ist in der Lage, die Ausscheidung durch die Niere zu fördern, ohne das Organ zu schwächen.

Daraus resultieren auch die **Anwendungsgebiete** von Stoffwechselmittel 6 Solidago cp:

- Störungen des Nierenstoffwechsels
- Reizungen und Entzündungen des Nierengewebes (z. B. Nephritis)
- Nierengrieß, Nierensteine – vor allem chronisch oder rezidivierend [Bei Blasensteinen dagegen vor allem an Stoffwechselmittel 2 Lycopodium cp denken!]
- Arteriosklerose, renal bedingt
- Diurese, z. B. bei renalen Ödemen
- Entgiftung über die Niere
- harnsaure Diathese (im Wechsel mit Stoffwechselmittel 5 Berberis cp bzw. Gewebemittel 11 Rhus toxicodendron cp)
- harnsaure Ablagerungen in den Gelenken, die auch zur Verkalkung tendieren; feste Ablagerungen

Augendiagnostische Hinweise:

Plaques, Käsespitzen, Wolken, abgedunkelter Nierensektor, Unter- und Überreizungszeichen im Nierensektor, strohgelbe Tophi und Wolken.

Die wichtigsten Einsatzgebiete von Stoffwechselmittel 6 Solidago cp sind:

- Nierenerkrankungen (z. B. Entzündungen, Steine, Grieß, Nephritis, Nephrose, Hyperurikämie)
- Arteriosklerose
- Förderung der Diurese

Stoffwechselmittel 7 Malva cp (St1 + Ad1)

Stoffwechselmittel 7 Malva cp (St7) vereinigt die Eigenschaften seiner Bestandteile Stoffwechselmittel 1 Cochlearia cp und Adermittel 1 Avena cp.

Die **Zielorgane** von Stoffwechselmittel 7 Malva cp nach Krauß sind:
- Magen (s. Stoffwechselmittel 1 Cochlearia cp, S. 48ff.)
- Drüsen der Verdauungsorgane
- Schleimhäute

Anwendungsgebiete von Stoffwechselmittel 7 Malva cp sind akute und entzündliche Erkrankungen des Stoffwechselapparates, vor allem des Magens, der Drüsen und der Schleimhäute. Hierzu gehören z. B. akute Schübe der Colitis ulcerosa und des Morbus Crohn, aber auch die akute entzündliche Proktitis.

Aus humoralpathologischer Sicht wird Stoffwechselmittel 7 Malva cp auch als Mittel für den „heißen" Magen betrachtet. Hinweise hierfür können starker Durst, ein beschleunigter Puls und ein trockener Stuhl sein.

Augendiagnostische Hinweise:
Aufhellungen in der Krausenzone, helle Krause mit Lymphstraßen [Hemm, 1998]; Zirkulärfurchen in der Krausenzone, Überreizungszeichen in der Krausenzone; Aufhellungen, insbesondere Randaufhellungen im Sphinkterbereich.

Die wichtigsten Einsatzgebiete von Stoffwechselmittel 7 Malva cp sind:

- akute Entzündungen des Magens und Darms

Stoffwechselmittel 8 Veronica cp (St1 + Ad3)

Stoffwechselmittel 8 Veronica cp (St8) vereinigt die Wirkungskreise seiner beiden Bestandteile Stoffwechselmittel 1 Cochlearia cp und Adermittel 3 Hydrastis cp. Durch diese Kombination wird insbesondere die Aufnahme von Nahrungsstoffen (Assimilation) und die Blutbildung unterstützt.

Die **Zielorgane** von Stoffwechselmittel 8 Veronica cp sind nach Krauß:

- Magen
- Drüsen der Verdauungsorgane
- Schleimhäute
- Darm
- Blut (vor allem Erythrozyten)

Daraus resultieren auch die **Anwendungsgebiete** von Stoffwechselmittel 8 Veronica cp:

- Magenleiden, vor allem mit Anämie und Schwächezuständen
- Appetitlosigkeit, Unterernährung
- Rekonvaleszenz

Aus humoralpathologischer Sicht ist Stoffwechselmittel 8 Veronica cp ein Mittel gegen Dyskrasie und deren Folgezustände („Wächter der Krasis").

Stoffwechselmittel 9 Nasturtium cp (St5 + Fb1)

Stoffwechselmittel 9 Nasturtium cp (St9) setzt sich aus dem Stoffwechselmittel 5 Berberis cp und Fieber- und Nervenmittel 1 Aconitum cp zusammen.

Krauß betont den Bezug von Stoffwechselmittel 9 Nasturtium cp zum lymphatischen Stoffwechsel. Die **Zielorgane** von Stoffwechselmittel 9 Nasturtium cp sind nach Krauß:

- Leber (s. Stoffwechselmittel 5 Berberis cp, S. 56ff.)
- Milz
- Haut
- Nervensystem: Rückenmark, Sympathikus, motorische Nerven
- auch Magen, Drüsen (z. B. Pankreas), Gallenblase, Schleimhäute

Im Allgemeinen werden folgende **Anwendungsgebiete** von Stoffwechselmittel 9 Nasturtium cp genannt:

- Störungen der Leberfunktion
- ungenügende Gallensäuresekretion
- nervöse Störungen des Magen- und Darmkanals, z. B.
  - Magen-Darm-Koliken
  - Colon irritabile
  - Colitis ulcerosa, Morbus Crohn
- Erkrankungen der Milz, insbesondere Milzschwellung
- fieberhafte Hauterkrankungen
- Rückenmarksleiden

Stoffwechselmittel 9 Nasturtium cp ist insbesondere bei solchen nervös-bedingten Störungen des Magen-Darm-Kanals angezeigt, die mit mangelnder Gallenabsonderung einhergehen. Über die Gallensekretion beeinflusst es indirekt auch die Motilität im Darm.

In seiner Wirkung zeigt Stoffwechselmittel 9 Nasturtium cp eine gewisse Ähnlichkeit mit Stoffwechselmittel 10 Centaurium cp, bei welchem der Nervenbezug noch stärker ausgeprägt ist. Beide Mittel können bei nervösen Störungen im Magen-Darm-Trakt eingesetzt werden. Aus naturheilkundlicher Sicht spricht man auch davon, dass diese Mittel den Informationsaustausch zwischen Gehirn und Plexus solaris regeln. Zur besseren Unterscheidung dient die folgende Tabelle:

Stoffwechselmittel 9 Nasturtium cp	**Stoffwechselmittel 10 Centaurium cp**
• Hauptangriffspunkt: peripher am Plexus solaris	• Hauptangriffspunkt: zentral am Gehirn
• vor allem große Verdauungsdrüsen als Zielorgan	• vor allem Magen und Darm als Zielorgan
• im Magen-Darm-Trakt vor allem bei Motilitätsstörungen, besonders des Dickdarms	• im Magen-Darm-Trakt vor allem bei Sekretionsstörungen
	• mit Infektionen verbundene Magen-Darm-Störungen
• nervöse Störungen im Vordergrund	• Krämpfe im Vordergrund

Die Wirkung von Stoffwechselmittel 9 Nasturtium cp kann durch die äußerliche Anwendung von Sambucus cp-Fluid im Bereich des Plexus solaris unterstützt werden.

Augendiagnostische Hinweise:

Zeichen im Milzsektor bei Lebererkrankungen; Zick-Zack-Radiären und Wellenlinien im Gallensektor, dunkle Zeichen oder Bündelbildungen im Leber-Galle-Sektor (im Gegensatz zu Stoffwechselmittel 5 Berberis cp, wo helle Zeichen zu erwarten sind). Gastrische Konstitution, Neurolymphatismus.

Die wichtigsten Einsatzgebiete von Stoffwechselmittel 9 Nasturtium cp sind:

- nervöse Störungen im Magen-Darm-Trakt
- Dyskinesien der Gallenwege

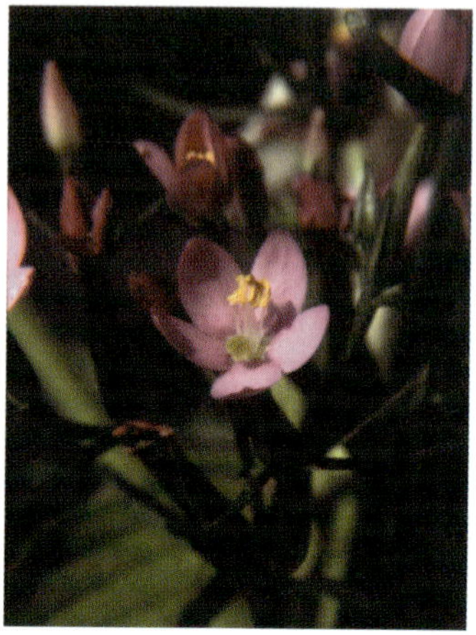

Abb. 8: Erythraea centaurium

Stoffwechselmittel 10 Centaurium cp

(Grundkomplexe St[1] + Fb)

Stoffwechselmittel 10 Centaurium cp (St10) enthält die Grundkomplexe der Stoffwechselmittel und der Fieber- und Nervenmittel. Benannt ist es nach *Erythraea centaurium*, dem Tausendgüldenkraut. Die breite Wirkung dieser Pflanze war schon früher sehr bekannt und brachte ihm auch seinen Namen ein.

Krauß bezeichnet Stoffwechselmittel 10 Centaurium cp als eines der wirksamsten und merkwürdigsten Mittel der JKH. Es wirkt ähnlich wie Stoffwechselmittel 1 Cochlearia cp auf den gesamten Stoffwechsel und kann daher bei vielen Erkrankungen eingesetzt werden. Da es den Grundkomplex der Fieber- und Nervenmittel enthält, ist es vorrangig angezeigt bei allen nervös bedingten Störungen des Stoffwechsels und seiner Organe.

Die **Zielorgane** von Stoffwechselmittel 10 Centaurium cp nach Krauß sind:

- Haut- und Schweißdrüsen
- Magen
- Leber
- Gallenblase
- Milz
- Nervensystem: gesamtes vegetatives Nervensystem; sensible und motorische Nerven
- Lymphsystem

Die Wirkung von Stoffwechselmittel 10 Centaurium cp wird stark durch den Fieber- und Nervenmittel-Grundkomplex geprägt. Krauß erklärt seine wohltuende Wirkung bei Spasmen und Verkrampfungen vor allem mit einer Wirkung auf den Sympathikus. Stoffwechselmittel 10 Centaurium cp kann daher bei allen Beschwerden eingesetzt werden, die mit Krämpfen in Verbindung stehen. Dabei hat es sich bewährt, Stoffwechselmittel 10 Centaurium cp mit einem für das betroffene Organ spezifischen Mittel (insbesondere Gewebemittel) zu kombinieren:

[1] Stoffwechselmittel 10 Centaurium cp enthält kein *Matricaria chamomilla.*

Erkrankung	**häufig angezeigte Ergänzung zu Stoffwechselmittel 10 Centaurium cp**
Asthma	Brustmittel 4 Ipecacuanha cp
Keuchhusten	Brustmittel 3 Drosera cp
Magen-Darm-Koliken	Gewebemittel 10 Podophyllum cp
Gallenkoliken	Gewebemittel 8 Chelidonium cp S
Nierenkoliken	Gewebemittel 6 Vincetoxicum cp

Bei allen krampfartigen Beschwerden gibt man in 10-minütigen Abständen je 10 Globuli Stoffwechselmittel 10 Centaurium cp auf die Zunge. Nach Besserung der Beschwerden reduziert man auf 10 Globuli pro Stunde. Die krampflösende Wirkung kann zusätzlich durch die Gabe von 3–5 Tropfen Sambucus cp-Fluid verstärkt werden.

Besonders gute Erfolge werden bei nervösen Magenbeschwerden und Übelkeit mit Erbrechen erzielt. Hier kann Stoffwechselmittel 10 Centaurium cp als Akutmittel schnell Abhilfe schaffen.

Durch seine Wirkung auf die Hautnerven reguliert Stoffwechselmittel 10 Centaurium cp die Ausscheidung über die Haut. Bei hoher Dosierung (3-mal täglich 10–30 Globuli) kann man das Schwitzen fördern, bei niedriger Dosierung (5 Globuli in einem Glas Wasser gelöst über den Tag verteilt trinken) eher dämpfen. Will man z. B. bei Infekten das Schwitzen anregen, so gibt man alle $^1/_2$ Stunde 10–15 Globuli bis der Patient zu schwitzen anfängt. Da Stoffwechselmittel 10 Centaurium cp einerseits auf die Haut, andererseits bei Fieber wirksam ist, kann man es besonders gut bei fieberhaften Hautausschlägen, wie z. B. Masern, verwenden. Bei fieberhaften Infekten hat sich die Kombination mit Darmmittel 1 Allium cp bewährt, die auch als Jsonettin® S in Tablettenform erhältlich ist.

Aus naturheilkundlicher Sicht ist Stoffwechselmittel 10 Centaurium cp bei „Fieber" im Sinne einer übersteigerten Reaktion einzusetzen. Kennzeichnend hierfür kann ein Pulsus frequens oder celer mit einem Verhältnis von Atemzug zu Pulsschlägen größer als 1:4 sein. Bei diesen „Hitzepulsen" der Humoralpathologie wird Stoffwechselmittel 10 Centaurium cp niedrig dosiert (5 Globuli in einem Glas Wasser gelöst über den Tag verteilt trinken), es sei denn, man will einen kräftigen Schweißausbruch zur Hitzeableitung erzeugen. Entsprechend wird es auch beim hyperkinetischen Syndrom verwendet. Auch der Pulsus superficialis der chinesischen Pulsdiagnose deutet auf den Einsatz von Stoffwechselmittel 10 Centaurium cp hin. Bei Schwächetendenz wird hier höher (3-mal täglich 10 Globuli) dosiert, bei Stärketendenz niedriger. Aus naturheilkundlicher Sicht fördert Stoffwechselmittel 10 Centaurium cp auch die abdominelle Organisation und verbessert den Konsens zwischen Abdomen und Kopf.

Die **Anwendungsgebiete** von Stoffwechselmittel 10 Centaurium cp lassen sich wie folgt zusammenfassen:

- Infektionen (gut in Kombination mit Darmmittel 1 Allium cp), akute fieberhafte Erkrankungen
- fieberhafte Hautausschläge (z. B. Masern)
- Durchfall, vor allem akut
- nervös bedingte Organleiden vor allem von Magen, Darm, Gallenblase und Herz; hierzu gehören:
  - Krämpfe und Koliken, vor allem der Verdauungsorgane (Magenkrämpfe, Darmkoliken, Gallenkoliken, Asthma etc.)
  - nervöses Erbrechen, z. B. bei Seekrankheit, Migräne
  - nervöse Herzstörungen, Roemheld-Syndrom (z. B. 10–15 Globuli vor dem Schlafen)
  - krampfartige Herzschmerzen (alle 15–60 Minuten 10 Globuli auf die Zunge geben)
- Neuralgien
- Migräne (z. B. mehrmals 10 Globuli bei drohendem Anfall; zusätzlich einige Tropfen Viscum album cp-Fluid S an Stirn, Schläfen, hinter den Ohren und im Nacken einreiben)
- Allergien (Regulation der Irritabilität, z. B. bei Nahrungsmittelallergien mit Ödemen)

Augendiagnostische Hinweise:

Lange Reizradiären, Neuronennetze in allen Irisarealen, Zick-Zack-Krause, Begleitschatten, Neurasthenikerring, keilförmige Einrisse im Sphincter pupillae. Neuropathisch-neurolymphatische Konstitution, spastische und allergische Diathese [Hemm, 1998]. Neurolymphatismus.

Die wichtigsten Einsatzgebiete von Stoffwechselmittel 10 Centaurium cp sind:

- Infektions- und Erkältungskrankheiten
- vegetativ-nervöse Störungen, vor allem Krämpfe des Verdauungstraktes (z. B. Magenkrämpfe, Darmkoliken)
- abdominelle Organisation

Stoffwechselmittel 11 Lobelia cp S (Seekrankheit / Reisekrankheit)

Das Stoffwechselmittel 11 Lobelia cp S (St11) enthält neben dem Stoffwechselmittel-Grundkomplex[1] spagirische Aufbereitungen von

Lobelia inflata Lobelie	Übelkeit, Würgen, Erbrechen mit Schwindel, Störungen des vegetativen Nervensystems
Melissa officinalis Melisse	Magenbeschwerden, krampfartiges Erbrechen; „Nervenfieber“

Die Wirkung von Stoffwechselmittel 11 Lobelia cp S ist der von Stoffwechselmittel 10 Centaurium cp ähnlich, jedoch enger umfasst. Nach Krauß wirkt Stoffwechselmittel 11 Lobelia cp S über den Nervus vagus vor allem auf den Magen und den Pharynx. Daraus resultiert die antiemetische Wirkung von Stoffwechselmittel 11 Lobelia cp S, die sich besonders bei psychogenem Erbrechen bewährt hat.

Hauptanwendungsgebiet ist dabei die **Reisekrankheit**. Vor Antritt einer Reise gibt man üblicherweise 10–15 Globuli und wiederholt die Gabe bei Bedarf. Am besten beginnt man ein bis zwei Tage vor Reiseantritt mit 3-mal 10 Globuli für Erwachsene bzw. 3–5 Globuli bei Kindern. Falls Stoffwechselmittel 11 Lobelia cp S nicht den gewünschten Erfolg erzielt, kann man auch Stoffwechselmittel 10 Centaurium cp oder Stoffwechselmittel 1 Cochlearia cp einsetzen.

Bei Schwächezuständen empfiehlt sich die Kombination von Stoffwechselmittel 11 Lobelia cp S mit Viscum album cp-Fluid S (innerlich) und gegebenenfalls Sambucus cp-Fluid (äußerlich) zur Beruhigung. Auch bei Kinetosen und Schwangerschaftserbrechen hat sich die Kombination von Stoffwechselmittel 11 Lobelia cp S (mehrmals täglich 10 Globuli) mit Viscum album cp-Fluid S (mehrmals täglich 10 Tropfen) bewährt.

Als **Anwendungsgebiete** von Stoffwechselmittel 11 Lobelia cp S können folgende Beschwerden angegeben werden:

- Seekrankheit, Reisekrankheit und andere Kinetosen (gut in Kombination mit Viscum album cp-Fluid S, das man auch in der Magengrube einreiben kann)
- Übelkeit, Würgreiz und Erbrechen
- Schwangerschaftserbrechen (besonders gut in Kombination mit Gewebemittel 1 Caulophyllum cp!)
- Migräne mit Erbrechen

[1] ohne *Tussilago farfara*

- Morbus Menière
- Schwindel (bei Kinetosen; als Folge von Nervenreizen, z. B. von Sympathikus oder Ohrnerv; bei Störungen des Gleichgewichtsorgans; als extraabdominelles Meteorismussymptom; bei Schwangerschaft)

Augendiagnostische Hinweise:
Zirkulärfurchen in der Hirnregion, große Pupille, große Krausenzone.

Die wichtigsten Einsatzgebiete von Stoffwechselmittel 11 Lobelia cp S sind:

- Reisekrankheit
- Übelkeit und Erbrechen (vor allem bei Migräne und Schwangerschaft)

Stoffwechselmittel 12 Euphrasia cp (Augen)

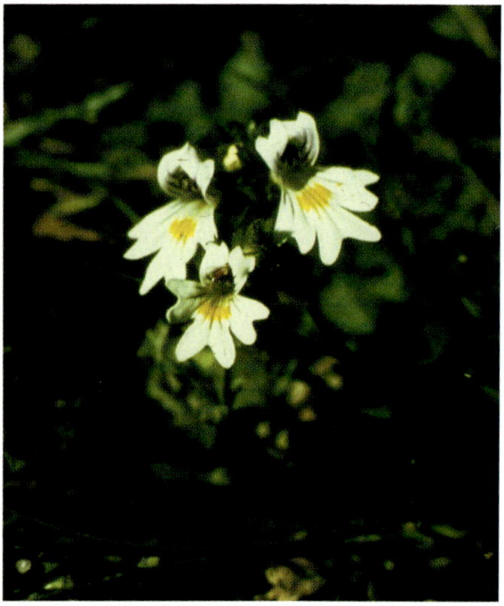

Abb. 9: Euphrasia officinalis

Das Stoffwechselmittel 12 Euphrasia cp (St12) enthält neben dem Stoffwechselmittel-Grundkomplex[1] spagirische Aufbereitungen von

Euphrasia officinalis Augentrost	katarrhalische Erkrankungen der Augen und Schleimhäute
Atropa belladonna Tollkirsche	akute Entzündungen, auch der Augen

[1] ohne *Veronica officinalis* und *Tussilago farfara*

Namensgebend für dieses Stoffwechselmittel ist *Euphrasia officinalis*, der Augentrost. Diese Pflanze wird seit alters her bei Augenerkrankungen eingesetzt. Ebenso ist auch Stoffwechselmittel 12 Euphrasia cp **das** JSO-Komplex-Mittel für die Augen. Dabei soll es vor allem auf die Hornhaut und die Bindehaut wirken [Bruch et al. 1939].

Als **Anwendungsgebiete** von Stoffwechselmittel 12 Euphrasia cp sind zu nennen:

- Katarrhe und sonstige Entzündungen der Bindehaut (z. B. in Kombination mit Adermittel 1 Avena cp D10 oder Capsella cp-Fluid)
- skrofulöse Augenentzündungen
- zur Unterstützung bei Trübungen der Hornhaut und der Linse, Katarakt im frühen Stadium

Krauß [14. Auflage, 1997] schlägt folgende Kombinationen mit Stoffwechselmittel 12 Euphrasia cp bei Starerkrankungen vor:

Kernstar	Stoffwechselmittel 1 Cochlearia cp Stoffwechselmittel 2 Lycopodium cp
Altersstar	Gewebemittel 1 Caulophyllum cp Gewebemittel 3 Mezereum cp Gewebemittel 5 Conium cp
„Harnsäure"-Star	Adermittel 2 Hamamelis cp Stoffwechselmittel 5 Berberis cp Gewebemittel 5 Conium cp
– gichtische Grundlage	Gewebemittel 4 Symphytum cp
Star bei Diabetes	Stoffwechselmittel 2 Lycopodium cp Gewebemittel 6 Vincetoxicum cp Fieber- und Nervenmittel 1 Aconitum cp
Star bei Nierenleiden	Adermittel 3 Hydrastis cp Stoffwechselmittel 6 Solidago cp Gewebemittel 6 Vincetoxicum cp

Beim grauen Star kommt es, basierend auf nutritiven Störungen, zur Eintrübung der Linse des Auges. Daher muss bei der Behandlung größtes Augenmerk auf eine intakte Leber- und Nierenfunktion (Eiweißstoffwechsel, St6, G6, G5) und eine geregelte Ver- bzw. Entsorgung über Blut (Ad2) und Lymphe gelegt werden. Als Nutritionsmittel sind darüber hinaus Stoffwechselmittel 1 Cochlearia cp und Adermittel 3 Hydrastis cp von Bedeutung.

Stoffwechselmittel 12 Euphrasia cp ist auch Bestandteil der ISO-Augentropfen C. Diese Augentropfen ermöglichen eine lokale Applikation am Auge.

Die wichtigsten Einsatzgebiete von Stoffwechselmittel 12 Euphrasia cp sind:

- Katarrhe und Entzündungen der Bindehaut
- alle Funktionsstörungen des Auges

6.2.2 Die Lymphmittel

Die Lymphmittel wirken auf das gesamte Lymphsystem. Sie werden auch der lymphatischen Konstitution zugeordnet, die sich oft in chronischen Schwellungen der Lymphknoten äußert. Die beiden Lymphmittel enthalten einen gemeinsamen Grundkomplex, der zugleich mit dem Lymphmittel 1 Echinacea cp identisch ist. Dieser enthält spagirische Aufbereitungen von:

Echinacea angustifolia Kegelblume	Steigerung der körpereigenen Abwehr, Infektionskrankheiten
Erythraea centaurium Tausendgüldenkraut	Zirkulationsstörungen, Milz- und Lebererkrankungen, Hautleiden, Tonikum, Stomachikum
Fucus vesiculosus Blasentang	Drüsenschwellungen, chronische Hautausschläge, Schleimhautaffektionen
Humulus lupulus Hopfen	Wassersucht, Gelbsucht, Rheuma, Gicht
Menyanthes trifoliata Fieberklee	allgemeine Schwäche, Kopfschmerzen, Krämpfe, Nervensystem
Oxalis acetosella Sauerklee	Leber- und Gallenerkrankungen, Nierenerkrankungen, Blutreinigung
Pulmonaria officinalis Lungenkraut	Lungenleiden, eitrige Bronchitis, Hämoptyse, Hämaturie
Simaruba amara Simarubarinde	Entzündungen der Schleimhaut des Darms und der Blase

Das Lymphsystem ist besonders wichtig für die Ausscheidung von Stoffwechselendprodukten und toxischen Stoffen. Die wichtigsten lymphatischen Organe sind die Lymphknoten, die Tonsillen, die Milz sowie die Peyer-Plaques. Die lymphatischen Organe sind bei infektiösen Prozessen für die Filter- und Abwehrfunktionen verantwortlich. Eine Schwäche des lymphatischen Systems führt daher zu einer verstärkten Anfälligkeit gegenüber Infektionen, die sich vielfach in lang andauernden oder häufig rezidivierenden Infekten äußert, bei denen insbesondere Haut und Schleimhäute betroffen sind. Es besteht oftmals eine Schwellung des lymphatischen Gewebes, d. h. eine Lymphknotenentzündung.

Der Lymphmittel-Grundkomplex hat eine spezifische Wirkung bei Schwäche des lymphatischen Systems und der körpereigenen Abwehrkräfte. Die Lymphmittel werden daher bei vielen Infektionen und allen chronischen Hauterkrankungen eingesetzt. In diesem Fall unterstützen die Lymphmittel den Stoffwechsel der Haut und verbessern den Abtransport und die Phagozytose von Zerfallsprodukten über die Lymphe. Da das Lymphsystem im Sinne der Säftelehre als Vermittler und Bringer von Phlegma (Schleim, nährendes Prinzip) dient, kann mit den Lymphmitteln (besonders Lymphmittel 2 Abrotanum cp) auch das Phlegma beeinflusst werden.

Lymphmittel 1 Echinacea cp

(Lymphe, Drüsen)

Namensgebend für Lymphmittel 1 Echinacea cp ist die Kegelblume *Echinacea angustifolia*, die vor allem für ihre Wirkung auf die körpereigene Abwehr bekannt ist. Lymphmittel 1 Echinacea cp lässt sich darüber hinaus sehr vielfältig einsetzen und ist wegen seines breiten Wirkungsspektrums eines der wichtigsten Mittel der JKH. Krauß ordnet ihm das gesamte lymphatische System (Lymphe, Lymphbahnen, Lymphknoten, Milz) und die Drüsen zu.

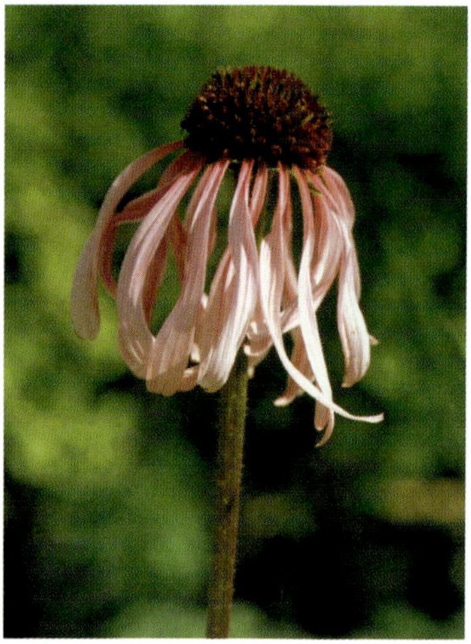

Abb. 10: Echinacea angustifolia

Die **Anwendungsgebiete** von Lymphmittel 1 Echinacea cp sind:

- Hauterkrankungen, insbesondere chronische Ausschläge
- Entzündungen und Eiterungen, insbesondere der Haut und Schleimhäute (z. B. Angina, Sinusitis, Otitis, Bronchitis, Pneumonie, Pleuritis, Mastitis, Abszesse, Hautulzera)
- Schleimhauterkrankungen
- Drüsenerkrankungen, insbesondere Entzündungen, Eiterungen und Schwellungen (z. B. Nachbehandlung bei Mumps, begleitend beim Kropf[1])
- Schwellung der Tonsillen und Lymphknoten im Rachenring (Polypen), Schwellung der regionalen Lymphknoten
- Abwehrschwäche
- Entgiftung über das Lymphsystem (z. B. bei Rheuma, Gicht, Lithiasis)
- Lymphozytose, Anämie (hier vor allem in Kombination mit Adermittel 3 Hydrastis cp)

[1] Besondere Sorgfalt ist bei einer Schilddrüsenüberfunktion zu pflegen, da diese durch Lymphmittel 1 Echinacea cp verstärkt werden kann (s. H 4, S. 160).

- Stockungen und Stauungen im Bereich des Lymphsystems, z. B. zur Ergänzung der manuellen Lymphdrainage
- Fluor albus

Lymphmittel 1 Echinacea cp ist das Lymphmittel für die akuten, auch infektiösen Zustände mit Lymphbeteiligung. Es wirkt vor allem auf das lymphatische System und die damit in Verbindung stehenden Organe. Aus naturheilkundlicher Sicht fördert es sowohl die auf- als auch die absteigende Lymphe nach Krauß und sorgt somit für einen verbesserten Abtransport von Schlacken und Stoffwechselgiften. Es wird daher bei zahlreichen Krankheiten eingesetzt, die auf der Ansammlung solcher Stoffe basieren. Hierzu gehören z. B. Gicht, Rheuma, aber auch Hauterkrankungen, wie z. B. verschiedene Ekzeme.

Besonders bewährt hat sich Lymphmittel 1 Echinacea cp (als Hauptmittel) bei **Erkrankungen des lymphatischen Rachenrings**. Hier kann man Lymphmittel 1 Echinacea cp besonders gut mit folgenden Mitteln kombinieren:

Gewebemittel 13 Ailanthus cp	Entzündungen von Rachen, Mandeln und Kehlkopf
Konstitutionsmittel 1 Thuja cp	zur Umstimmung
Darmmittel 1 Allium cp	Infektionen
Stoffwechselmittel 10 Centaurium cp	Infektionen

Dazu kann man noch Spülungen mit Populus cp-Fluid (gegen Entzündungen) ergänzen. Bei einer Otitis oder Stirnhöhlenkatarrhen sollte Gewebemittel 13 Ailanthus cp dagegen besser durch Gewebemittel 4 Symphytum cp ersetzt werden.

Augendiagnostische Hinweise:

Lymphatische Konstitution mit Resistenzschwäche. Verschmierte und pigmentierte humorale Region, auch mit Abdunkelungen. Tophi [Hemm 1998].

Gegenanzeigen: H 4, s. S. 160

Die wichtigsten Einsatzgebiete von Lymphmittel 1 Echinacea cp sind:

- Dermatosen, vor allem chronische Hautausschläge
- Drüsenschwellungen
- Entzündungen, insbesondere der Haut und Schleimhäute
- Steigerung der körpereigenen Abwehr

Lymphmittel 2 Abrotanum cp

(Lf1 + Ad3 + St1 / Rekonvaleszenz und Kräftigung)

Lymphmittel 2 Abrotanum cp ist das Basismittel der lymphatischen Konstitution. Entsprechend seiner Zusammensetzung wirkt es umfassend auf das Blut- und Lymphsystem sowie den gesamten Stoffwechsel.

Aus naturheilkundlicher Sicht wirkt Lymphmittel 2 Abrotanum cp vor allem auf die „aufsteigende" Lymphe nach Krauß. Es nährt und kräftigt den gesamten Organismus und wirkt stützend auf den Energiehaushalt. In gewisser Weise wirkt Lymphmittel 2 Abrotanum cp daher auch als „Kosmetik von innen" und wird z. B bei einem Überwiegen der „Leere" (Inanitas) entsprechend der chinesischen Pulsdiagnose eingesetzt.

Die **Zielorgane** und **-systeme** von Lymphmittel 2 Abrotanum cp sind nach Krauß:

- Lymphsystem
- Blut und Organe, die mit seiner Bildung bzw. Zusammensetzung verbunden sind (Milz, Knochenmark, Herz, Lunge)
- Magen
- Darm
- Pankreas

Als **Anwendungsgebiete** von Lymphmittel 2 Abrotanum cp sind zu nennen:

- Schwächezustände, auch Nervenschwäche, „schlechter Allgemeinzustand", z. B. in der Rekonvaleszenz und nach der Schwangerschaft
- chronische Erkrankungen, insbesondere chronische Dermatosen
- Lymphatismus
- Anämie, Skrofulose [Wagner, 2000]
- chronische Appetitlosigkeit

Aus humoralpathologischer Sicht ist Lymphmittel 2 Abrotanum cp bei der Dyskrasie („Säfteentmischung") angezeigt. Es belebt nicht nur den Stoffwechsel, sondern verbessert als Nutritionsmittel sowohl das Blut als auch die Lymphe. Zudem regt es die Abwehr an, ohne sie „aufzuregen".

Da Lymphmittel 2 Abrotanum cp allgemein stärkend wirkt, kann es bei unklaren Situationen bei jedem Menschen eingesetzt werden.

Augendiagnostische Hinweise:

Zeichen der lymphatische Konstitutionen, Lymphstraßen, Tophi und Wolken, Abdunkelungen in der zweiten Region, dunkle Wolken. Zeichen der lymphatisch-hypoplastischen Konstitution [Hemm 1998]. Exsudative Diathese, phlegmatisch-venöse Konstitution, hämatogene Konstitution, Mischkonstitution.

Gegenanzeigen: H 4, s. S. 160

Die wichtigsten Einsatzgebiete von Lymphmittel 2 Abrotanum cp sind:

- Rekonvaleszenz
- Schwächezustände
- Lymphatismus, Skrofulose

6.2.3 Die Adermittel

Die Adermittel richten sich in erster Linie auf alle Organe und Gewebe, die für die Blutbildung, -reinigung und -verteilung zuständig sind. Krauß betrachtet sie als Mittel für die „sanguinische" Konstitution (s. S. 37).

Die drei Adermittel besitzen einen gemeinsamen Grundkomplex, der spagirische Aufbereitungen von folgenden Pflanzen enthält:

Avena sativa Hafer	nervöse Schwächezustände, nervöses Herzklopfen, Appetit- und Schlaflosigkeit
Hydrastis canadensis Gelbwurz	Blutungsneigung, Lebererkrankungen, Hitzezustände
Malva silvestris Malve	Atemwegserkrankungen, Entzündungen
Sanguinaria canadensis Kanadische Goldrute	Blutzirkulationsstörungen, Kongestionen

Der Adermittel-Grundkomplex (s. auch S. 30) besitzt insgesamt eine Wirkung auf Herz, Blut- und Gefäßsystem. *Sanguinaria canadensis* reguliert dabei die Herztätigkeit und hat eine günstige Kreislaufwirkung. *Avena sativa* übt einen ausgleichenden Einfluss aus, sorgt damit für einen regelmäßigen Herzrhythmus, eine effiziente Pumpleistung und Kreislaufregulation. *Hydrastis canadensis* hat eine direkte Gefäßwirkung und wirkt so vor allem Blutungsneigungen entgegen. *Malva silvestris* hat zum einen entzündungshemmende Eigenschaften und zum anderen eine bevorzugte Wirkung auf die Atmungsorgane, was zu einer verbesserten Oxygenierung des Blutes beiträgt.

Die Wirkungsbereiche der drei Adermittel lassen sich kurz wie folgt zusammenfassen:

Adermittel 1 Avena cp	– arterielle Durchblutungsstörungen – Hypertonie (D10) / Hypotonie (D4) – akute Entzündungen (D10), chronische Entzündungen (D4)
Adermittel 2 Hamamelis cp	– venöse Durchblutungsstörungen – chronische Entzündungen – Abtransport von Schlacken über das venöse System
Adermittel 3 Hydrastis cp	– Blutbildung – Schwächezustände

Man kann also auch sagen, dass Adermittel 1 Avena cp und Adermittel 2 Hamamelis cp auf die Blutverteilung und Adermittel 3 Hydrastis cp auf die Blutzusammensetzung wirken.

Im Folgenden werden die Anwendungsgebiete der drei Adermittel ausführlich besprochen.

Adermittel 1 Avena cp (arterielles System)

Das Adermittel 1 Avena cp (Ad1) enthält neben dem Grundkomplex spagirische Aufbereitungen von

Arnica montana Arnika, Bergwohlverleih	Herz- und Kreislaufschwäche, Blut- und Gefäßerkrankungen, Arteriosklerose, Übermüdungserscheinungen
Capsella bursa-pastoris Hirtentäschelkraut	Blutdruckstörungen, blutstillende Wirkung auf äußere und innere Blutungen, Entzündungen

Krauß beschreibt eine besonders enge Beziehung von Adermittel 1 Avena cp zu blutreichen Organen und solchen, die funktionell mit dem Blutsystem verbunden sind. Die **Zielorgane** und **-systeme** von Adermittel 1 Avena cp sind nach Krauß:

- linke Herzhälfte, arterielles System (von der Aorta bis zu den Kapillaren)
- Lunge
- Schleimhäute
- Drüsen, insbesondere Leber
- Nieren

Allgemein wirkt Adermittel 1 Avena cp auf das arterielle System. Wie bei einigen anderen JSO-Komplex-Mitteln (Fieber- und Nervenmittel 1 Aconitum cp, Gewebemittel 17 Rhus aromatica cp) muss man beim Adermittel 1 Avena cp unbedingt auf die einzusetzende Potenz achten.

In der Grundstärke **D4** wirkt Adermittel 1 Avena cp anregend und tonisierend. Es steigert die Pulsfrequenz und Auswurfleistung des Herzens und kann dadurch auch den Blutdruck erhöhen. So kann mit Adermittel 1 Avena cp D4 die Blutversorgung verbessert und die Sauerstoffzufuhr erhöht werden. Aus naturheilkundlicher Sicht spricht man daher auch davon, dass Adermittel 1 Avena cp D4 Pneuma (Lebensprinzip) ins Gewebe bringt.

In der **D10** hat Adermittel 1 Avena cp die entgegengesetzte Wirkung. In dieser Potenz wirkt es beruhigend und blutdrucksenkend. Seine beruhigende Wirkung kommt insbesondere bei Entzündungen und bei Allergien zum Einsatz.

Als **Anwendungsgebiete** von Adermittel 1 Avena cp werden genannt:

- Erkrankungen des Herzens und des arteriellen Systems; z. B. arterielle Durchblutungsstörungen, Aneurysma (D10), nervöse Herzstörungen mit schnellem Puls (D10)

- Blutdruckstörungen (D4: blutdrucksteigernd; D10: blutdrucksenkend)
- Kongestionen, z. B. kongestiver Kopfschmerz (D10); Wallungen im Klimakterium (D10)
- zur Beruhigung bei Ohrensausen (D10) – bei hartem Puls mit Capsella cp-Fluid (10 Tropfen in 1 Esslöffel Wasser), sonst mit Viscum album cp-Fluid S
- Blutungen (D10)
- Menstruationsstörungen (D10: bei zu starker oder langer Periode; D4 zur Anregung)
- Entzündungen, vor allem akute (D10); Katarrhe (D10)
- Allergien (D10) – bei allergischen, juckenden Hautreaktionen mit Sambucus cp-Fluid äußerlich
- nervöse Diarrhö (D10)
- bei unklaren Synkopen (D4)

Man kann mit Adermittel 1 Avena cp die Durchblutung je nach Bedarf regulieren. So nutzt man z. B. bei Kongestionen die durchblutungshemmende Wirkung von Adermittel 1 Avena cp D10, während bei Minderdurchblutung die Potenz D4 eingesetzt wird. Durch Anregung der Schleimhaut-Durchblutung kann man so z. B. eine Befeuchtung der Schleimhäute erreichen.

Bei lokalen Durchblutungsstörungen kann man Adermittel 1 Avena cp auch äußerlich verwenden, z. B. bei:

Kopfkongestionen	Umschläge oder Waschungen von Stirn, Schläfen und Nacken mit einer Lösung von 1–2 Globuli Adermittel 1 Avena cp **D10** in ¼ l Wasser
kalten Füßen	15–20 Globuli Adermittel 1 Avena cp **D4** in ¼ l Wasser gelöst als Umschlag, Wickel oder Fußbad

Will man die Durchblutung eines bestimmten Organs regulieren, so wird Adermittel 1 Avena cp mit einem entsprechenden Organmittel kombiniert (z. B. Niere: Gewebemittel 6 Vincetoxicum cp; Lunge: Brustmittel, vor allem Brustmittel 2 Phellandrium cp).

Zur **Blutdrucksenkung** sollte Adermittel 1 Avena cp in der D10 verabreicht werden. Bewährt hat sich dabei die Kombination mit Capsella cp-Fluid (5 Tropfen und 5 Globuli in ½ l Wasser gelöst über den Tag verteilt trinken). Bei arteriosklerotisch bedingtem Bluthochdruck wird Adermittel 1 Avena cp mit Gewebemittel 6 Vincetoxicum cp und Stoffwechselmittel 6 Solidago cp (zur Förderung der Ausscheidung über die Niere) eingesetzt. Diese drei JSO-Komplex-Mittel sind wesentliche Bestandteile von

Jsoskleran®, das in Tablettenform bei arteriosklerotischen Durchblutungsstörungen verordnet wird.

Bei **Blutungen** hat sich vor allem die Kombination von Adermittel 1 Avena cp D10 mit Capsella cp-Fluid bewährt. Hierzu löst man 3 Globuli Adermittel 1 Avena cp D10 mit 3 Tropfen Capsella cp-Fluid in $^1/_8$ l Wasser und trinkt davon viertelstündlich einen Schluck.

Mit Adermittel 1 Avena cp kann man auch eine ungleichmäßige Menstruation regulieren. Bei zu schwacher oder seltener Periode verabreicht man wie üblich die D4, bei zu starker oder langer Periode die D10.

Bei **Herzbeschwerden** hat Adermittel 1 Avena cp sicherlich dort seine Grenzen, wo bereits organische Veränderungen des Herzens vorliegen. Hier kann es lediglich unterstützend eingesetzt werden, um z. B. die kompensatorische Aktivität des Herzens zu stärken.

Die Wirkung von Adermittel 1 Avena cp D10 bei Katarrhen und **Entzündungen** wird verständlich, wenn man sich vor Augen hält, dass diese stets mit einer Hyperämie der betroffenen Gebiete verbunden sind. Hier verringert Adermittel 1 Avena cp D10 die übermäßige arterielle Gefäßaktivität. Besonders wirksam zeigt sich Adermittel 1 Avena cp D10 hier bei Organen, die stark durchblutet sind (Anschoppung, Kongestion) oder in enger Beziehung zum Blut stehen. Dies gilt z. B. für Lunge, Leber, Milz, Nieren und Schleimhäute.

Augendiagnostische Hinweise:

Helle Reizradiären, Keulenfasern, vaskularisierte Radiären, „Ärgerlinie" im Herzsektor, Kongestionsfurchen, Anschoppungskeile, Gefäßdruckbogen, Tangentialgefäß [Hemm 1998]. Hämatogene Konstitution, hämangiotische Konstitution, exsudativ-allergische Diathese als Hinweis für Adermittel 1 Avena cp D10.

Die wichtigsten Einsatzgebiete von Adermittel 1 Avena cp **D4** sind:

- Anregung von Herz und Kreislauf, z. B. bei Herzschwäche und Hypotonie
- chronische Entzündungen

Die wichtigsten Einsatzgebiete von Adermittel 1 Avena cp **D10** sind:

- akute Entzündungen
- Beruhigung von Herz und Kreislauf, z. B. bei Hypertonie oder erhöhter Gefäßerregbarkeit
- Blutungen

Adermittel 2 Hamamelis cp

(venöses System)

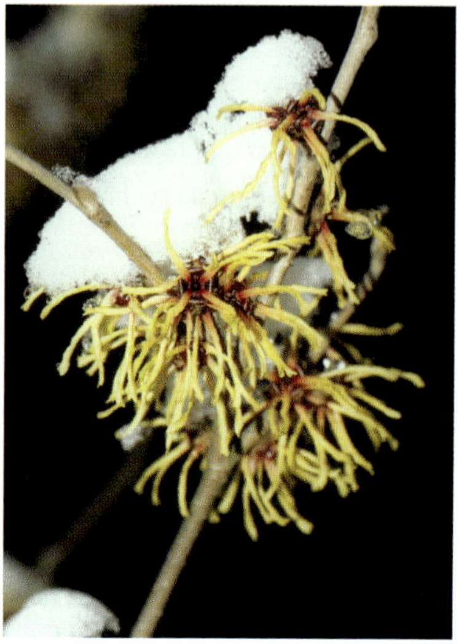

Abb. 11: *Hamamelis virginiana*

Das Adermittel 2 Hamamelis cp (Ad2) enthält neben dem Grundkomplex spagirische Aufbereitungen von

Hamamelis virginiana Zaubernuss	Venen, Krampfadern, Hämorrhoidalleiden, Blutungen
Achillea millefolium Gemeine Schafgarbe	Entzündungen, Spasmen, Blutungen, Menstruationsstörungen
Aesculus hippocastanum Rosskastanie	Venensystem, chronische Blutstauungen, Ödeme, chronische Entzündungen, Hämorrhoidalleiden

Adermittel 2 Hamamelis cp unterscheidet sich vom Adermittel 1 Avena cp vor allem in zwei wesentlichen Punkten:

Adermittel 1 Avena cp	Adermittel 2 Hamamelis cp
• arterielles System	• venöses System
• v. a. akute Entzündungen (D10)	• chronische Entzündungen

Adermittel 2 Hamamelis cp wirkt in erster Linie auf die rechte Herzhälfte und das gesamte venöse System. So fördert Adermittel 2 Hamamelis cp den venösen Rückfluss und wirkt Stauungen im venösen System entgegen. Insgesamt lässt sich also mit Adermittel 2 Hamamelis cp die Thrombosegefahr sowie die Neigung zur Ausbildung von Varizen und einem Hämorrhoidalleiden reduzieren.

Zur Förderung des venösen Flusses ist Adermittel 2 Hamamelis cp auch bei chronischen Schwellungen und Entzündungen angezeigt.

Als **Anwendungsgebiete** von Adermittel 2 Hamamelis cp gelten:

- Förderung des venösen Abflusses; Stauungen im venösen System wie
  - Varizen
  - Hämorrhoidalleiden
  - Pfortaderstau
- postthrombotisches Syndrom, Thrombose (-prophylaxe)
- bei chronischen Schwellungen
- zur Entgiftung
- zur Verbesserung des Abtransportes von Harnsäure bei der harnsauren Diathese
- venöse Blutungen, Blutergüsse
- chronische Entzündungen und Katarrhe

Bei Venenschwäche, Venenentzündung, Hämorrhoiden, Abszessen und Ulcus cruris hat sich besonders die Kombination von Adermittel 2 Hamamelis cp mit Gewebemittel 5 Conium cp bewährt. Diese steht auch im Gewebemittel 7 Millefolium cp als Kombination zur Verfügung. Zusätzlich wird in der Regel Populus cp-Fluid ergänzt werden, wobei die Kombination *Ad2 + G5 + Populus cp-Fluid* bzw. *G7 + Populus cp-Fluid* sowohl innerlich als auch äußerlich (Umschläge, Bäder) angewendet werden kann. Die erstgenannte Kombination steht auch als Populus cp-Hämorrhoidal-Salbe zur lokalen Behandlung von Hämorrhoiden zur Verfügung. Grundsätzlich ist Populus cp-Fluid (als Fluid oder Salbe) besonders gut für die äußerliche Anwendung geeignet. Für Umschläge mit Gewebemittel 7 Millefolium cp löst man am besten 10 Globuli in $^1/_2$ l Wasser.

Augendiagnostische Hinweise:
Plethorische Konstitution, phlegmatisch-venöse Konstitution. Nach ventral ausgesackte Krause, abgedunkelte untere Irishälfte, vaskularisierte Radiären und Transversalen.

> Die wichtigsten Einsatzgebiete von Adermittel 2 Hamamelis cp sind:
>
> - venöse Stauungszustände (Varikosis, Hämorrhoidalleiden, postthrombotisches Syndrom usw.)
> - chronische Entzündungen

Adermittel 3 Hydrastis cp (Blutbildung)

Das Adermittel 3 Hydrastis cp (Ad3) enthält neben dem Grundkomplex spagirische Aufbereitungen von

Arnica montana Arnika, Bergwohlverleih	Herz- und Kreislaufschwäche, Blut- und Gefäßerkrankungen, Arteriosklerose, Übermüdungserscheinungen

Artemisia abrotanum Eberraute	Anämie, allgemeine Schwäche, Rekonvaleszenz, Appetitlosigkeit
Pulsatilla vulgaris Küchenschelle	Veränderungen der Blutzusammensetzung, Blutzirkulationsstörungen, venöse Stauungen, Störungen im Bereich der weiblichen Geschlechtsorgane

Nach Krauß kann Adermittel 3 Hydrastis cp neben Stoffwechselmittel 1 Cochlearia cp als zweites Arcanum vitae der JKH bezeichnet werden. Diese Bezeichnung bekam es, da es das Blut und seine Zusammensetzung günstig beeinflusst. Die Blutzusammensetzung ist jedoch entscheidend für eine gute Versorgung und Reinigung des gesamten Organismus.

Die **Zielorgane** und **-systeme** von Adermittel 3 Hydrastis cp sind nach Krauß:

- Blut, besonders Erythrozyten
- Herz
- Milz
- Knochenmark
- Lunge
- Leber

Als **Anwendungsgebiete** von Adermittel 3 Hydrastis cp gelten:

- Verbesserung des Blutbildes; Blutbildung
- Anämie (auch Infektanämie; Perniziosa)
- Rekonvaleszenz, allgemeine Schwächezustände (s. auch Stoffwechselmittel 8 Veronica cp und Lymphmittel 2 Abrotanum cp), Marasmus
- unterstützend bei vielen chronischen Krankheiten
- Ernährungsstörungen
- Anorexie junger Frauen (mit Gewebemittel 1 Caulophyllum cp kombiniert)
- Neurasthenie (vor allem in Kombination mit Fieber- und Nervenmittel 1 Aconitum cp oder Stoffwechselmittel 10 Centaurium cp), insbesondere wenn sie auf Unterernährung oder Anämie beruht
- Atemwegserkrankungen bei Kindern (mit Brustmittel 1 Adiantum cp; z. B. als Bestandteil von Brustmittel 3 Drosera cp, das darüber hinaus noch *Drosera rotundifolia* und *Hyoscyamus niger* enthält)

Neben der regulativen Beeinflussung von Herz, Blut- und Gefäßsystem wird Adermittel 3 Hydrastis cp vor allem zur Verbesserung des Blutbildes eingesetzt. Es ist deshalb besonders indiziert in der Rekonvaleszenz, bei allgemeiner Schwäche nach Infektionen sowie bei schwächlichen Kindern mit mangelndem Appetit und blassem Aussehen. Hinweisend auf ein zu dünnes, wässriges Blut kann auch ein Pulsus languidus der chinesischen Pulsdiagnose bzw. ein Pulsus mollis sein.

Wegen seiner grundlegenden Wirkung auf die Blutzusammensetzung ist Adermittel 3 Hydrastis cp auch Bestandteil verschiedener zusammengesetzter Komplexe in der JKH (s. S. 251). Zur Stärkung und Kräftigung wird es insbesondere mit Stoffwechselmittel 1 Cochlearia cp *(Ad3 + St1 = St8)* und Lymphmittel 1 Echinacea cp *(Ad3 + St1 + Lf1 = Lf2)* kombiniert. Diese Komplexe können also als Roboranzien der JKH gelten.

Durch ihren hohen Energie- (Glukose-) und Sauerstoffbedarf sind die Nerven besonders stark von einer schlechten Versorgung durch das Blut betroffen. Nach Krauß kann Adermittel 3 Hydrastis cp daher auch als Nervenmittel wirken, wenn eine unzureichende Versorgung als Ursache für eine Nervenschwäche anzunehmen ist.

Aus humoralpathologischer Sicht ist Adermittel 3 Hydrastis cp das Mittel der Sanguifikation (Blutbildung). Es stabilisiert Funktion und Qualität des Blutes und ist damit insbesondere ein Mittel gegen Dyskrasie (Antidyskratikum).

Bei Atemwegserkrankungen von Kindern (insbesondere Bronchitis und Keuchhusten) hat sich die Kombination mit Brustmittel 1 Adiantum cp bewährt, die als Brustmittel 3 Drosera cp zur Verfügung steht:
Ad3 + Br1 + Drosera rotundifolia + Hyoscyamus niger = Br3.

Augendiagnostische Hinweise:
Hydrogenoide Konstitution, anämische Konstitution. Oft Milzzeichen: Milzdreieck, Milztransversale.

Die wichtigsten Einsatzgebiete von Adermittel 3 Hydrastis cp sind:

- Anämie sowie andere Erkrankungen des Blutes und der blutbildenden Organe
- Rekonvaleszenz- und Nervennutritionsmittel

6.2.4 Die Brustmittel

Die Brustmittel besitzen einen gemeinsamen Grundkomplex, der spagirische Aufbereitungen von folgenden Pflanzen enthält:

Adiantum capillus veneris Venushaar, Frauenhaarmoos	Erkrankungen im Rachen- und Bronchialbereich, Husten
Allium cepa Speise- oder Küchenzwiebel	Erkrankungen der Schleimhäute von Augen, Nase, Kehlkopf und Bronchien, Krampfhusten
Eucalyptus globulus Eukalyptusbaum, Fieberbaum	Katarrhe der Atemwege, Husten, Brustschmerzen, Fieber
Phellandrium aquaticum *syn. Oenanthe aquatica* *syn. Oenanthe phellandrium* Wasserfenchel, Wasserrebendolde	Husten mit reichlich Schleim, Lungenerkrankungen
Polygala amara Bittere Kreuzblume	chronische Lungenleiden, Asthma
Uragoga ipecacuanha *syn. Cephalis ipecacuanha* Brechwurz	Erkrankungen der Schleimhäute der Atemwege, Übelkeit und Erbrechen

Durch seine Bestandteile wirkt der Brustmittel-Grundkomplex aus verschiedenen Richtungen auf die Organe des oberen und unteren Respirationstraktes. Mit den Brustmitteln kann z. B. die Durchblutung der Schleimhäute reguliert und ein möglicher Hustenreiz gedämpft werden. Der Brustmittel-Grundkomplex wirkt darüber hinaus bronchospasmolytisch, expektorierend, desinfizierend und entzündungshemmend.

Nach Krauß [Auflage von 1997] wirken die Brustmittel darüber hinaus auf den Lungenkreislauf und verbessern so die Oxygenierung des Blutes und damit die Blutqualität. Dadurch sind sie für viele Erkrankungen, die in Verbindung mit einem ungenügenden Gasaustausch stehen, von Bedeutung. Hierzu gehören z. B. Ulcus cruris und Varikose, bei denen die Kombination von Brustmittel 1 Adiantum cp mit Adermittel 2 Hamamelis cp und Gewebemittel 5 Conium cp zu empfehlen ist. Auch zur Nachsorge eines Herzinfarktes sollten Brustmittel mit eingesetzt werden.

Durch ihre vielfältigen Wirkungen sind die Brustmittel bei allen Atemwegserkrankungen angezeigt. Je nach Ausprägung der Symptome wird dann das passende Brustmittel ausgewählt. Insgesamt stehen neun Brustmittel zur Verfügung. Die Brustmittel 1 bis 4 können als Grundmittel angesehen werden, in denen der Brustmittel-Grundkomplex (= Brustmittel 1 Adiantum cp) durch einige spagirisch aufbereitete Einzelpflanzen und weitere JSO-Komplex-Mittel ergänzt wird. Die Brustmittel 5 bis 9 sind bewährte Rezepturen, bei denen Brustmittel 1 Adiantum cp oder Brustmittel 2 Phellandrium cp durch andere JSO-Komplex-Mittel ergänzt werden.

Brustmittel 1 Adiantum cp	Grundkomplex
Brustmittel 2 Phellandrium cp	Brustmittel 1 Adiantum cp + *Galeopsis ochroleuca* + *Glechoma hederacea* + *Teucrium scordium* + Gewebemittel 2 Equisetum cp
Brustmittel 3 Drosera cp	Brustmittel 1 Adiantum cp + *Drosera rotundifolia* + *Hyoscyamus niger* + Adermittel 3 Hydrastis cp
Brustmittel 4 Ipecacuanha cp	Brustmittel 1 Adiantum cp + *Arnica montana* + Fieber- und Nervenmittel 1 Aconitum cp
Brustmittel 5 Teucrium cp	Brustmittel 2 Phellandrium cp + Konstitutionsmittel 1 Thuja cp + Gewebemittel 5 Conium cp
Brustmittel 6 Eucalyptus cp	Brustmittel 1 Adiantum cp + Gewebemittel 5 Conium cp
Brustmittel 7 Galeopsis cp	Brustmittel 2 Phellandrium cp + Adermittel 1 Avena cp + Gewebemittel 5 Conium cp
Brustmittel 8 Glechoma cp	Brustmittel 2 Phellandrium cp + Fieber- und Nervenmittel 1 Aconitum cp + Gewebemittel 5 Conium cp
Brustmittel 9 Polygala cp	Brustmittel 1 Adiantum cp + Fieber- und Nervenmittel 1 Aconitum cp + Gewebemittel 5 Conium cp

Brustmittel 1 Adiantum cp

Brustmittel 1 Adiantum cp (Br1) entspricht in seiner Zusammensetzung dem Brustmittel-Grundkomplex und ist somit in allen Brustmitteln enthalten. Brustmittel 1 Adiantum cp entfaltet die allgemeinste Wirkung aller Brustmittel. Es kann daher bei allen Arten von Husten und Katarrhen im Bronchialbereich eingesetzt werden. Dabei ist es vor allem das Mittel für akute, leichte Krankheitsformen. Gerade bei den akuten Infekten der Atemwege hat sich die Kombination von Brustmittel 1 Adiantum cp mit Stoffwechselmittel 10 Centaurium cp und Darmmittel 1 Allium cp bewährt. Wie bereits erwähnt (s. S. 65), kann man statt dieser beiden Mittel auch Jsonettin® S verabreichen. Bei einer akuten Bronchitis hat sich auch folgende Rezeptur bewährt:

10 Globuli Brustmittel 1 Adiantum cp mit 10 Globuli Fieber- und Nervenmittel 1 Aconitum cp D10 und 10 Tropfen Sambucus cp-Fluid oder Populus cp-Fluid in einer Tasse Wasser lösen und $^1/_4$- bis $^1/_2$-stündlich davon trinken. Auch hier sollte Darmmittel 1 Allium cp ergänzt werden (3-mal täglich 10 Globuli). Bei Kindern greift man häufig statt Brustmittel 1 Adiantum cp zum Brustmittel 3 Drosera cp.

Als **Anwendungsgebiete** von Brustmittel 1 Adiantum cp gelten:

- Husten
- Entzündungen und Katarrhe mit und ohne Verschleimung

Wie gezeigt, sollte Brustmittel 1 Adiantum cp je nach spezieller Ausprägung der Erkrankung mit anderen JSO-Komplex-Mitteln kombiniert werden. Einige dieser Kombinationen sind auch als fertige Mischungen erhältlich.

Symptom	**Brustmittel 1 Adiantum cp kombiniert mit**	**gibt es fertig als**
zäher Schleim	G2 Equisetum cp (Schleimhäute)	Br2 Phellandrium cp
eitrige Prozesse	G5 Conium cp (Entzündungen; Gewebemittel mit Bezug zur Lunge)	Br5 Teuricum cp Br6 Eucalyptus cp Br7 Galeopsis cp Br8 Glechoma cp Br9 Polygala cp
akut entzündlich	Ad1 Avena cp (akute Entzündungen)	Br7 Galeopsis cp
fiebrig	Fb1 Aconitum cp (Fieber; nervöse Störungen)	(Br4 Ipecacuanha cp) Br8 Glechoma cp Br9 Polygala cp

Die wichtigsten Einsatzgebiete von Brustmittel 1 Adiantum cp sind:

- Katarrhe und andere Entzündungen der Atemwege

Brustmittel 2 Phellandrium cp (zähes Sekret, chronisch)

Das Brustmittel 2 Phellandrium cp (Br2) enthält neben dem Brustmittel 1 Adiantum cp und Gewebemittel 2 Equisetum cp (Schleimhäute, Gewebemittel für die Lunge) spagirische Zubereitungen von

Galeopsis ochroleuca Hohlzahn	chronische Katarrhe der Atemorgane mit zähem Schleim; Husten, Katarrhe, Lungentuberkulose
Glechoma hederacea Gundelrebe, Gundermann	Schleimhauterkrankungen, besonders der Lunge
Teucrium scordium Salbei-Gamander, Knoblauch-Gamander	Bronchialkatarrhe, Lungentuberkulose

Die Wirkungsrichtung von Brustmittel 2 Phellandrium cp ergibt sich im Wesentlichen schon aus seinen Bestandteilen Brustmittel 1 Adiantum cp (Atemwegserkrankungen) und Gewebemittel 2 Equisetum cp (Schleimhaut). Durch den Gehalt des Gewebemittels wird Brustmittel 2 Phellandrium cp in erster Linie ein Mittel für chronische Atemwegserkrankungen. Spagirische Zubereitungen von *Galeopsis ochroleuca, Glechoma hederacea* und *Teuricum scordium* unterstützen zusätzlich die Wirkung von Brustmittel 2 Phellandrium cp bei Katarrhen der Atemwege. Brustmittel 2 Phellandrium cp ist demzufolge das Mittel für chronische Atemwegserkrankungen und solche mit zähem Schleim.

Als **Anwendungsgebiete** von Brustmittel 2 Phellandrium cp gelten daher:

- Husten, Katarrhe mit zähem Schleim
- chronische Bronchitis
- Asthma bronchiale (zur Schleimlösung)
- Altersemphysem, Bronchiektasen
- Folgen der Staublunge
- Tuberkulose (in der Regel mit kleinen Gaben von Konstitutionsmittel 1 Thuja cp)
- erworbene oder ererbte Schwäche der Respirationsorgane

Brustmittel 2 Phellandrium cp eignet sich vor allem für chronische Erkrankungen, die mit zähem, fadenziehenden, weißlichem Sekret einhergehen. Dank seines Bestandteiles Gewebemittel 2 Equisetum cp wirkt es jedoch auch der Gewebszerstörung (z. B. eitriger Zerfall) entgegen, die z. B. bei der Tuberkulose auftritt. Hier kann Brustmittel 2

Phellandrium cp zwar kein zerstörtes Gewebe ersetzen, doch kann eine weitere Verbreitung gestoppt werden. Darüber hinaus wird Brustmittel 2 Phellandrium cp auch gerne bei Patienten eingesetzt, in deren Familie eine Tuberkulose vorlag. Hier sollte Konstitutionsmittel 1 Thuja cp (Vererbung der Disposition) mit einbezogen und Brustmittel 2 Phellandrium cp mit Gewebemittel 1 Caulophyllum cp und Lymphmittel 1 Echinacea cp als Nachfolgerezeptur eingesetzt werden.

Aus naturheilkundlicher Sicht gilt Brustmittel 2 Phellandrium cp neben Brustmittel 5 Teuricum cp als wichtiger Pneumabringer.

Gegenanzeigen: H 2, s. S. 160

Die wichtigsten Einsatzgebiete von Brustmittel 2 Phellandrium cp sind:

- Katarrhe der Atemwege mit zähem Sekret

Brustmittel 3 Drosera cp

(spastische Erkrankungen der Atemwege, insbesondere bei Kindern)

Das Brustmittel 3 Drosera cp (Br3) enthält neben dem Brustmittel 1 Adiantum cp und Adermittel 3 Hydrastis cp (Blutbildung) spagirische Zubereitungen von

Drosera rotundifolia Sonnentau	Keuchhusten, spastische Bronchitis, Asthma
Hyoscyamus niger Schwarzes Bilsenkraut	Krampf- und Kitzelhusten, zentralnervöse Störungen, Krämpfe

Namensgebend für das dritte Mittel der Brustmittel-Reihe ist der Sonnentau *Drosera rotundifolia*, der aus der Homöopathie als Mittel bei Entzündungen der Atemwege und als Keuchhustenmittel bekannt ist. Brustmittel 3 Drosera cp besitzt auch einen Bezug zu Spasmen der Atemwege. Der Zusatz von Adermittel 3 Hydrastis cp sorgt zusätzlich zu einer Verbesserung der Blutqualität, welche bei Lungenerkrankungen häufig beeinträchtigt ist, und trägt so auch zur allgemeinen Kräftigung des Patienten bei.

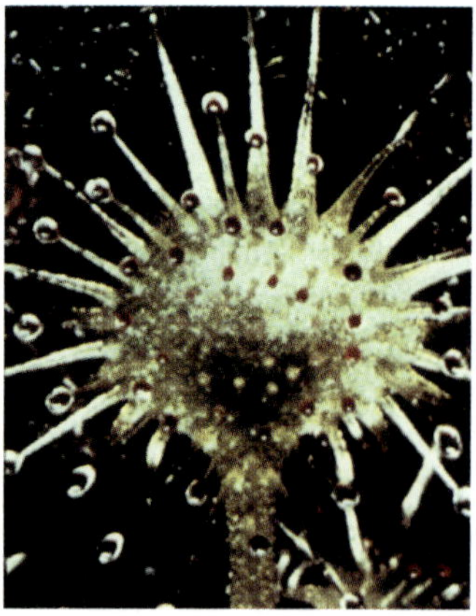

Abb. 12: Drosera rotundifolia

Als Wirkungsort von Brustmittel 3 Drosera cp nennt Krauß vor allem die Luftröhre sowie Bronchien und Bronchiolen.

Als **Anwendungsgebiete** von Brustmittel 3 Drosera cp gelten:

- Husten, Katarrhe der oberen Atemwege, insbesondere bei Kindern
- Keuchhusten und Keuchhusten ähnliche Zustände
- spastische Bronchitis
- Asthma bronchiale, insbesondere bei Kindern
- Entzündungen der Luftröhre

Auch wenn Brustmittel 3 Drosera cp keineswegs nur auf die Anwendung bei Kindern beschränkt ist, so ist es doch aufgrund seiner Gesamtwirkung bei Kindern besonders häufig angezeigt. Hier wird es vor allem bei primär spastischen Bronchialerkrankungen (z. B. spastische Bronchitis, Asthma bronchiale, Keuchhusten) mit trockenen Reizerscheinungen eingesetzt.

Bei akuten Atemwegsinfekten hat sich die Kombination von Brustmittel 3 Drosera cp mit Stoffwechselmittel 10 Centaurium cp und Darmmittel 1 Allium cp (bzw. Jsonettin® S, s. S. 65) bewährt.

Bei schwereren Erkrankungen sollte man Brustmittel 3 Drosera cp mit Brustmittel 2 Phellandrium cp im täglichen oder besser wöchentlichen Wechsel nehmen.

Die wichtigsten Einsatzgebiete von Brustmittel 3 Drosera cp sind:

- Erkrankungen der Atemwege bei Kindern
- spastische Erkrankungen der Atemwege mit unterschiedlichem Sekret

Brustmittel 4 Ipecacuanha cp (Asthma, insbesondere bei älteren Patienten)

Das Brustmittel 4 Ipecacuanha cp (Br4) enthält neben dem Brustmittel 1 Adiantum cp und Fieber- und Nervenmittel 1 Aconitum cp (Störungen des vegetativen Nervensystems) eine spagirische Zubereitung von

Arnica montana Arnika, Bergwohlverleih	Herz- und Kreislaufstörungen, Blut- und Blutgefäßerkrankungen, Übermüdungserscheinungen

Das Fieber- und Nervenmittel 1 Aconitum cp verleiht dem Brustmittel 4 Ipecacuanha cp einen besonderen Bezug zu den Nerven. Es ist daher vor allem bei Erkrankungen mit nervöser Komponente, wie z. B. Asthma nervosum oder Reizhusten, angezeigt. Mit *Arnica montana* kommt zudem eine Herz und Kreislauf unterstützende Komponente hinzu. Brustmittel 4 Ipecacuanha cp wird daher auch zur allgemeinen Unterstützung bei chronischen Atemwegserkrankungen, insbesondere auch bei älteren Patienten, eingesetzt. Bei chronischen Atemwegserkrankungen wird in vielen Fällen Konstitutionsmittel 1 Thuja cp ergänzt.

Als **Anwendungsgebiete** von Brustmittel 4 Ipecacuanha cp gelten:

- nervöse Erkrankungen der Atemwege
- Asthma bronchiale, nervöses Asthma, Atemnot
- Krampf- und Kitzelhusten, Reizhusten, Räuspern
- Keuchhusten
- fieberhafte Atemwegserkrankungen
- Raucherhusten
- Atemwegserkrankungen bei älteren Leuten
- Emphysembronchitis
- zur Erleichterung des Abhustens auch bei größeren Schleimmengen
- Hustenattacken bei Bronchiektasie (3-mal täglich mit Stoffwechselmittel 10 Centaurium cp und 10 Tropfen Viscum album cp-Fluid S)

Aus naturheilkundlicher Sicht ist Brustmittel 4 Ipecacuanha cp das Mittel für schleimige Bronchialerkrankungen mit Verminderung der elastischen Kraft. Es wird vor allem dann eingesetzt, wenn ein fester, zäher Schleim vorliegt, der nur unter Mühe abgehustet werden kann. In solchen Fällen können Stoffwechselmittel 10 Centaurium cp und Viscum album cp-Fluid S wesentlich mit Brustmittel 4 Ipecacuanha cp zur Erleichterung der Hustenanfälle beitragen. Diese Kombination hat sich insbesondere bei Atemnot und Asthma bewährt. Stehen dagegen Spasmen im Vordergrund, sollte man zur besseren Entkrampfung Sambucus cp-Fluid oder Sambucus cp-Salbe S über dem Brustbein einreiben.

Bei der Dauertherapie von chronischen Atemwegserkrankungen sollte man auch an Konstitutionsmittel 1 Thuja cp denken.

Die wichtigsten Einsatzgebiete von Brustmittel 4 Ipecacuanha cp sind:

- nervöse Erkrankungen der Atemwege, akut und chronisch
- Atemwegserkrankungen des älteren Patienten
- Asthma bronchiale

Brustmittel 5 Teuricum cp (konstitutionelle Schwäche der Atemwege)

Nach Krauß richtet sich die Wirkung von Brustmittel 5 Teuricum cp (Br5) auf die gesamte Lunge. Mit Gewebemittel 5 Conium cp enthält es ein wichtiges Gewebemittel mit Bezug zur Lunge. Durch die Kombination von Brustmittel 2 Phellandrium cp mit Gewebemittel 5 Conium cp wirkt es Gewebszerfall entgegen, wie er z. B. bei der Tuberkulose auftritt.

Zusätzlich enthält Brustmittel 5 Teuricum cp das Konstitutionsmittel 1 Thuja cp. Brustmittel 5 Teuricum cp wird damit zum wichtigen Mittel bei tief greifenden konstitutionellen Erkrankungen der Atmungsorgane.

Aus naturheilkundlicher Sicht fördert Brustmittel 5 Teuricum cp die Aufnahme und Verwertung von Pneuma (Lebensprinzip). Brustmittel 5 Teuricum cp verbessert den Gasaustausch in der Lunge und damit auch die pulmonale Elimination. Allgemein wird es auch bei ererbter Schwäche der Atmungsorgane eingesetzt.

Als **Anwendungsgebiete** von Brustmittel 5 Teuricum cp gelten:

- konstitutionelle Schwäche der Atemwege
- bronchitisches Syndrom
- Tuberkulose
- Tuberkulinismus

Augendiagnostische Hinweise:

Carbo-nitrogenoide Konstitution. Lymphatismus, Skrofulose, abgedunkelte Atmungslinie (besonders lateral).

Gegenanzeigen: H 2, s. S. 160

Die wichtigsten Einsatzgebiete von Brustmittel 5 Teuricum cp sind:

- konstitutionelle Schwäche der Atemorgane

Brustmittel 6 Eucalyptus cp (bronchitisches Syndrom mit Obstruktionen)

Nach Krauß zeigt Brustmittel 6 Eucalyptus cp (Br6) einen besonderen Bezug zu den Bronchien. Es wird daher auch vorwiegend bei Bronchialkatarrhen, aber auch Lungenkatarrhen eingesetzt. Durch seinen Bestandteil Gewebemittel 5 Conium cp ist es auch bei eitrigen Formen hilfreich.

Gegenanzeigen: H 2, s. S. 160

Die wichtigsten Einsatzgebiete von Brustmittel 6 Eucalyptus cp sind:

- obstruktive Bronchialkatarrhe

Brustmittel 7 Galeopsis cp (akut)

Durch den Gehalt von Adermittel 1 Avena cp ist Brustmittel 7 Galeopsis cp (Br7) nicht nur bei akuten, heftigen Atemwegserkrankungen geeignet, sondern auch bei solchen mit blutigem Auswurf. Zudem wirkt Adermittel 1 Avena cp akuten Entzündungen entgegen.

Das im Brustmittel 7 Galeopsis cp enthaltene Gewebemittel 5 Conium cp wirkt organotrop strukturerhaltend. Aufgrund dieses Bestandteils eignet sich Brustmittel 7 Galeopsis cp auch bei eitrigem Auswurf.

Als **Anwendungsgebiete** von Brustmittel 7 Galeopsis cp gelten demzufolge:

- akute Entzündungen der Bronchien und der Lunge
- Husten mit eitrigem oder eitrig-blutigem Auswurf

Gegenanzeigen: H 2, s. S. 160

> Die wichtigsten Einsatzgebiete von Brustmittel 7 Galeopsis cp sind:
>
> - akute Entzündungen der Bronchien und Lunge

Brustmittel 8 Glechoma cp **(chronisch mit subfebrilen Temperaturen)**

Durch seinen Gehalt an Fieber- und Nervenmittel 1 Aconitum cp eignet sich Brustmittel 8 Glechoma cp (Br8) auch für Erkrankungen der Atemwege, die mit Fieber verbunden sind. Allerdings richtet sich Brustmittel 8 Glechoma cp dabei weniger an die akuten und heftigen Fälle (s. Brustmittel 9 Polygala cp), sondern an die schleichenden, mit subfebrilen Temperaturen und Nachtschweiß verbundenen Krankheitsformen. Brustmittel 8 Glechoma cp eignet sich also besonders für chronische Bronchialerkrankungen mit dauernder geringer Temperaturerhöhung.

Die Kombination mit Brustmittel 2 Phellandrium cp (chronisch) und Gewebemittel 5 Conium cp (Lungengewebe) wiederum macht Brustmittel 8 Glechoma cp zu einem geeigneten Mittel bei schweren chronischen Krankheitsverläufen. Bei mittelgradigen bis schweren Atemwegserkrankungen akuter und chronischer Natur wirkt das im Brustmittel 8 Glechoma cp enthaltene Gewebemittel 5 Conium cp organotrop strukturerhaltend. Aufgrund dieser Konstellation kann Brustmittel 8 Glechoma cp auch bei Tuberkulose angezeigt sein.

Gegenanzeigen: H 2, s. S. 160

> Die wichtigsten Einsatzgebiete von Brustmittel 8 Glechoma cp sind:
>
> - chronische Bronchialerkrankungen mit subfebrilen Temperaturen und Nachtschweiß

Brustmittel 9 Polygala cp **(akut und fieberhaft)**

Brustmittel 9 Polygala cp (Br9) ist das Brustmittel für die akuten, fieberhaften Bronchialerkrankungen. Dabei bedingt Fieber- und Nervenmittel 1 Aconitum cp sowohl den Einsatz bei fiebrigen Erkrankungen als auch bei solchen, die mit krampfartigem Husten, heftigem Würgen und Schleimerbrechen verbunden sind. Der Bestandteil Gewebemittel 5 Conium cp fördert zudem die Strukturerhaltung des Gewebes. Im Gegensatz zu Brustmittel 8 Glechoma cp (enthält Brustmittel 2 Phellandrium cp statt Brustmittel 1 Adiantum cp) wird Brustmittel 9 Polygala cp vor allem bei akuten unkomplizierten Fällen eingesetzt.

Gegenanzeigen: H 2, s. S. 160

Die wichtigsten Einsatzgebiete von Brustmittel 9 Polygala cp sind:

- akute, fieberhafte Bronchialerkrankungen mit krampfartigem Husten

6.2.5 Die Fieber- und Nervenmittel

Der alte Name „Fiebermittel" weist bereits auf den Einsatz dieser Mittel bei erhöhter Körpertemperatur hin, doch geht ihre Wirkung weit darüber hinaus. Entsprechend dem alten naturheilkundlichen Verständnis bezeichnet „Fieber" einen Überreizungszustand, eine Vermehrung von elementarem Feuer und Hyperkinesie. Die Fieber- und Nervenmittel können in diesem Sinne eingesetzt werden.

Die beiden Fieber- und Nervenmittel haben einen gemeinsamen Grundkomplex, der spagirische Aufbereitungen aus folgenden Pflanzen enthält:

Aesculus hippocastanum Rosskastanie	Venensystem, chronische Blutstauungen, Blutverteilungsstörungen, Ödeme, Hämorrhoidalleiden, chronische Entzündungen, Rheumatismus
Berberis vulgaris Berberitze	harnsaure Diathese mit Überreizungszuständen, Nierensand, schlechte Leberfunktion und Gallenstauungen, Gallengrieß
Cetraria islandica Isländisches Moos	Schleimhäute der Atmungsorgane, speziell der Bronchien; Husten, Heiserkeit, Schleimhäute des Darmkanals
Cinchona calisaya Königschinarinde	Blut- und Gefäßsystem, Blutverteilungsstörungen, Verdauungsorgane, Nervensystem
Cinchona succirubra Rote Chinarinde	Blut- und Gefäßsystem, Blutverteilungsstörungen, Verdauungsorgane, Nervensystem
Erythraea centaurium Tausendgüldenkraut	tonusregulierende Wirkung, Förderung der Blutzirkulation, Leber, Stomachikum
Salix alba Silberweide	Fieber, Magen- und Darmerkrankungen
Sambucus nigra Schwarzer Holunder	schweißtreibend, fieberhafte Erkältungskrankheiten

Allgemein kann man sagen, dass die Fieber- und Nervenmittel auf das Nervensystem – insbesondere das vegetative – wirken. Durch das vegetative Nervensystem werden die Funktionen Kreislauf, Atmung, Stoffwechsel und Endokrinum als Ganzes reguliert. Da die Organsysteme und deren Regelung wiederum untereinander verbunden sind, führt diese innige Verflechtung dazu, dass durch eine Störung an irgendeiner Stelle das autonome System meistens als Ganzes betroffen ist und unter Umständen instabil wird. So führen schon Fehlregulationen einzelner Organe oder Organsysteme zu generellen neurovegetativen Regulationsstörungen. Die Bestandteile des Fiebermittel-Grundkomplexes ergänzen sich hinsichtlich ihres Einsatzes bei solchen neurovegetativen Regulationsstörungen, da sie auf verschiedene Organe Einfluss nehmen.

Der Grundkomplex der Fieber- und Nervenmittel ist auch Bestandteil von Stoffwechselmittel 10 Centaurium cp. Dieses erhält dadurch eine stabilisierende Wirkung auf den Plexus solaris, z. B. bei Fieber, Infekten und nervösen Krankheitsbildern.

Fieber- und Nervenmittel 1 Aconitum cp

(Fieber, Nerven)

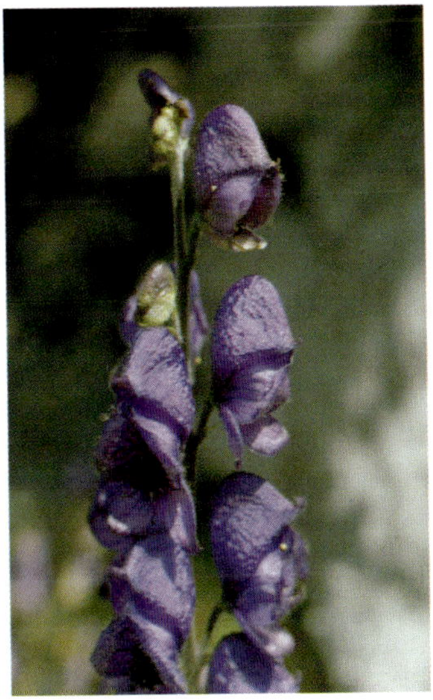

Abb. 13: Aconitum napellus

Das Fieber- und Nervenmittel 1 Aconitum cp (Fb1) enthält neben dem Grundkomplex noch eine spagirische Aufbereitung von

Aconitum napellus Blauer Sturmhut	Nervensystem, Herz und Kreislaufsystem, „akutes" Fieber, Erkrankungen mit Temperaturerhöhung

Aufgrund seiner umfassenden Wirkung auf die Nerven ist Fieber- und Nervenmittel 1 Aconitum cp ein sehr wichtiges JSO-Komplex-Mittel, das bei vielen Erkrankungen mit zur Anwendung kommt. Über die Nerven wirkt Fieber- und Nervenmittel 1 Aconitum cp auf die glatte Muskulatur der Gefäße, aber auch des Darms und der Bronchien. Auf dem Weg über die Nerven vermag Fieber- und Nervenmittel 1 Aconitum cp schließlich alle inneren Organe und die Psyche zu beeinflussen.

Die **Zielorgane** und **-systeme** des Fieber- und Nervenmittels 1 Aconitum cp sind nach Krauß:

- Nervensystem (Überreizungs- und Unterreizungszustände)
- Leber und Galle

- Milz
- Haut- und Schleimdrüsen (insbesondere Schweißdrüsen, Hautnerven)
- nervöse Versorgung der Organe (Blase, Nieren, Darm usw.)

Ähnlich wie bei Adermittel 1 Avena cp und Gewebemittel 17 Rhus aromatica cp ist beim Fieber- und Nervenmittel 1 Aconitum cp unbedingt auf die verabreichte Potenz und Dosierung zu achten, da sich die Wirkung bei höherer Potenzierung umkehrt!

In der Grundstärke **D4** wirkt Fieber- und Nervenmittel 1 Aconitum cp anregend auf Psyche, motorische und sensible Nerven. Bei beginnenden Infekten kann es z. B. zur Anregung der Schweißsekretion eingesetzt werden (vergleiche auch Stoffwechselmittel 10 Centaurium cp, S. 64ff.). Aus naturheilkundlicher Sicht kann man so mit Fieber- und Nervenmittel 1 Aconitum cp D4 bei Reaktionsschwäche den Organismus anregen. Hier fördert man also das Fieber und durch Schwitzen die Ausscheidung über die Haut. Besonders wertvoll ist seine Hilfe aber auch bei Neurasthenie und nervöser Erschöpfung. Die übliche Dosierung dieser Potenz ist 3-mal täglich 10 Globuli.

In der **D10** wirkt Fieber- und Nervenmittel 1 Aconitum cp beruhigend bzw. entkrampfend auf das zentrale und vegetative Nervensystem. In dieser Potenz wirkt es einer erhöhten Reaktionsbereitschaft entgegen. Entsprechend wird Fieber- und Nervenmittel 1 Aconitum cp auch in der D10 beim Pulsus chordalis der chinesischen Pulsdiagnose bzw. dem Pulsus durus eingesetzt.

In der D10 wird Fieber- und Nervenmittel 1 Aconitum cp bei akuten fieberhaften und spastischen Zuständen verwendet. Bei **Fieber** kann man z. B. 5–10 Globuli der D10 in einem Glas Wasser lösen und davon 1/4- bis 1/2-stündlich einen Schluck über den Tag verteilt trinken lassen. Dabei wirkt Fieber- und Nervenmittel 1 Aconitum cp einer überschießenden Temperaturerhöhung entgegen ohne das Fieber zu unterdrücken.

Ein Einsatzbereich von Fieber- und Nervenmittel 1 Aconitum cp D10, der zunehmend an Bedeutung gewinnt, sind **Allergien** (s. S. 191ff.). Hier senkt es vor allem die erhöhte Irritabilität (s. S. 266) und wirkt so übersteigerten Reaktionen entgegen.

Im Hinblick auf den Einsatz bei **Krämpfen** betont Krauß besonders die Wirkung bei Krämpfen mit periodischem Charakter, wie sie z. B. bei der Migräne oder Epilepsie auftreten können.

Bei nervöser **Schlaflosigkeit** kann man beispielsweise 5 Globuli Fieber- und Nervenmittel 1 Aconitum cp D10 zusammen mit 10 Tropfen Viscum album cp-Fluid S (und eventuell auch 5 Globuli Darmmittel 1 Allium cp) in 1/8 l Wasser lösen und vor dem Schlafen schluckweise trinken lassen.

Dosierung: Im Allgemeinen löst man 3–5 Globuli von Fieber- und Nervenmittel 1 Aconitum cp D10 in 1/8 l Wasser und lässt dies über den Tag verteilt schluckweise trinken.

Als **Anwendungsgebiete** von Fieber- und Nervenmittel 1 Aconitum cp gelten:

- vor allem akute Erkrankungen (D10)
- akute Entzündungen und Katarrhe (D10)
- Fieber (fiebersenkend: D10; zur Anregung bei Reaktionsschwäche: D4)
- nervöse Störungen, vegetative Dystonie
- Angst, Unruhezustände (D10)
- Neurasthenie, nervöse Erschöpfung, Teilnahmslosigkeit (D4)
- Hysterie (D10), Hypochondrie
- nervöse Herzstörungen, Regulation der Pulsfrequenz (erhöhen mit D4, senken mit D10) und des Kreislaufs, Herzklopfen (D10)
- Krämpfe, z. B. Epilepsie (D10)
- spastische Diathese (D10)
- Migräne (spastisch: D10, atonisch: D4)
- Neuralgien (D10)
- Schwitzen (schweißtreibend: D4; zum Dämpfen: D10)
- Hitzewallungen (D10)
- Allergien (D10)

Aus naturheilkundlicher Sicht reguliert Fieber- und Nervenmittel 1 Aconitum cp den „Sympathikus" im alten Sinne, d. h. den lebensbedingenden, lebensvermittelnden Aspekt des Nervensystems. Je nach Wahl der Potenz kann man mit Fieber- und Nervenmittel 1 Aconitum cp den „Sympathikus" kräftigen und stützen (D4) oder dämpfen (D10). Die D10 wird dementsprechend bei jeglicher Neigung zur Überreizung eingesetzt. Hierzu zählen gleichermaßen eine erhöhte Körpertemperatur als auch die nervöse Überreizung von Organen. Die reizbare Schwäche (Übererregung bei einem Schwächezustand mit herabgesetzter Reizschwelle) benötigt jedoch die D4.

Aufgrund seiner großen Bedeutung bei zahlreichen Erkrankungen ist Fieber- und Nervenmittel 1 Aconitum cp auch Bestandteil verschiedener zusammengesetzter Komplexe (s. S. 251). So trägt es wesentlich zur Wirkung von Brustmittel 8 Glechoma cp, Brustmittel 9 Polygala cp und Gewebemittel 14 Belladonna cp bei fieberhaften Erkrankungen bei. Im Stoffwechselmittel 9 Nasturtium cp kommt dagegen mehr seine Wirkung auf den Plexus solaris und damit auf nervöse Störungen im Magen-Darm-Trakt zur Geltung. Das Brustmittel 4 Ipecacuanha cp gewinnt durch Fieber- und Nervenmittel 1 Aconitum cp ebenfalls einen Nervenbezug, der es zu einem wichtigen Asthmamittel der JKH macht.

Augendiagnostische Hinweise:
Lange Reizradiären, Neuronennetze, Neurohäkchen, Neuritisfasern. Neuropathisch-neurolymphatische Konstitution. Spastische Diathese [Hemm 1998]. Eine Zick-Zack-

Krause, Veränderungen des Pupillensaums (z. B. Neurasthenikerring, Begleitschatten), Solarstrahlen und andere Radiärfurchen weisen auf Fieber- und Nervenmittel 1 Aconitum cp D4 hin.

Die wichtigsten Einsatzgebiete von Fieber- und Nervenmittel 1 Aconitum cp **D4** sind:

- vegetative Dystonie, z. B. Neurasthenie und nervöse Erschöpfungszustände

Die wichtigsten Einsatzgebiete von Fieber- und Nervenmittel 1 Aconitum cp **D10** sind:

- Fieber
- Krämpfe
- Unruhezustände, Herzklopfen
- Allergien

Fieber- und Nervenmittel 2 Cinchona cp

(Neuralgien, Pruritus, mehr äußerlich)

Das Fieber- und Nervenmittel 2 Cinchona cp (Fb2) enthält neben dem Grundkomplex noch eine spagirische Aufbereitung von

Scolopendrium vulgare *syn. Phyllitis scolopendrium* Hirschzunge	harn- und schweißtreibend; Milz: entstauend und funktionsfördernd

Fieber- und Nervenmittel 2 Cinchona cp ähnelt in seiner Zusammensetzung und Wirkung sehr dem Fieber- und Nervenmittel 1 Aconitum cp. Allerdings wird Fieber- und Nervenmittel 2 Cinchona cp ein stärkerer Bezug zu peripheren Nerven nachgesagt, weshalb es auch vorwiegend äußerlich angewendet wird. Für die Anwendung von Umschlägen werden üblicherweise 20 Globuli in einem Liter Wasser gelöst. In dieser Form kann es auch ergänzend zu Fieber- und Nervenmittel 1 Aconitum cp (innerlich) eingesetzt werden. Innerlich gegeben hilft Fieber- und Nervenmittel 2 Cinchona cp bei Folgezuständen von fieberhaften Erkrankungen sowie hartnäckigen Formen von Neuritis und Neuralgie.

Die **Zielorgane** von Fieber- und Nervenmittel 2 Cinchona cp sind nach Krauß:

- periphere Nerven (u. a. Hautnerven)
- Milz
- Leber und Galle

Als **Anwendungsgebiete** von Fieber- und Nervenmittel 2 Cinchona cp gelten:

- Neuralgien und andere Nervenschmerzen
- Reizbarkeit
- Krämpfe
- Juckreiz
- Hyperästhesie (Empfindlichkeit)
- Milzstörungen

Fieber- und Nervenmittel 2 Cinchona cp ist ein wesentlicher Bestandteil der Lösung Nettinerv® S, die äußerlich zur Behandlung von Neuralgien eingesetzt wird. Zur Schmerzlinderung kann man Schmerzstellen statt mit Nettinerv® S auch mit Viscum album cp-Fluid S oder -Salbe S einreiben.

Die Juckreiz-lindernde Wirkung von Fieber- und Nervenmittel 2 Cinchona cp kommt in der Nettiderma®-Salbe[1] zum Tragen, die bei juckenden Dermatosen eingesetzt wird.

Die wichtigsten Einsatzgebiete von Fieber- und Nervenmittel 2 Cinchona cp sind:

- Neuralgien

[1] Nettiderma®-Salbe enthält Adermittel 2 Hamamelis cp D6, Darmmittel 2 Tanacetum cp D6, Fieber- und Nervenmittel 2 Cinchona cp D6, Gewebemittel 2 Equisetum cp D6, Konstitutionsmittel 1 Thuja cp D6, Stoffwechselmittel 3 Scrophularia cp D6 und Sambucus cp-Fluid D4.

6.2.6 Die Darmmittel

Entsprechend ihres häufigen Einsatzes bei Wurmbefall wurden die Darmmittel früher auch als Wurmmittel bezeichnet. Darauf basieren auch die heute noch üblichen Abkürzungen (W1 und W2). Die beiden Darmmittel haben einen gemeinsamen Grundkomplex, der spagirische Aufbereitungen aus folgenden Pflanzen enthält:

Allium sativum Knoblauch	Diarrhö, Dyspepsie, antitoxische und resistenzsteigernde Wirkung, wurmtreibend
Chenopodium ambrosioides Gänsefuß	Wurmbefall
Dictamnus albus Weißer Diptam	Störungen der Verdauungsorgane, Nieren- und Harnwegserkrankungen, Wurmbefall
Ruta graveolens Gartenraute	Blutzirkulationsstörungen, venöse Stauungen, Mattigkeit

Nach Krauß richtet sich seine Wirkung vor allem auf die Darmschleimhäute und -nerven. So wird die Durchblutung der Schleimhäute gefördert und die Sekretion der Verdauungsdrüsen reguliert. Durch die Regulierung der vegetativen Steuerung des Darms wird das Darmmilieu verbessert und Parasiten (wie z. B. Würmern) die Lebensgrundlage entzogen. Unterstützt wird die Parasitenabwehr noch durch die antitoxischen und antibiotischen Eigenschaften von *Allium sativum*. Die Darmmittel werden daher nicht nur bei Parasitenbefall, sondern generell bei Infektionen eingesetzt. Der Darmmittel-Grundkomplex fördert die Ausscheidungsfunktion des Darms durch eine vermehrte Sekretion der Darmdrüsen und eine Verstärkung der Peristaltik. So kann auch die Ausscheidung von Toxinen (z. B. Toxine von Erregern) über den Darm beschleunigt werden.

Da der Darm für die Lymphe insgesamt eine große Rolle spielt, wird die Darmlymphe aus humoralpathologischer Sicht auch als „Mutter der Lymphe" bezeichnet. Dementsprechend betrachtet man die Darmmittel auch als Milieumittel ersten Ranges für den gesamten Lymphbereich. Eine frühe Reaktion bei Infekten sind Stauungen der Darmlymphe. Dies äußert sich bei Kindern als Bauchschmerzen, die dem Ausbruch des Infekts oft vorausgehen. In solchen Fällen sind stets Darmmittel angezeigt.

Wichtige Einsatzgebiete der Darmmittel sind demnach die

- Entgiftung, z. B. bei chronischen Krankheiten
- Infektionen, Parasiten
- Darmerkrankungen, Milieusanierung.

Darmmittel 1 Allium cp **(Darmfunktionen, Entgiftung, Infektionen)**

Das Darmmittel 1 Allium cp (W1) enthält neben dem Grundkomplex Aufbereitungen von

Euphorbium Wolfsmilch	Diarrhö, Meteorismus, Brechdurchfall
Imperatoria ostruthium Meisterwurz	infektiöse Erkrankungen, Magenkatarrh, harntreibend
Thymus serpyllum Feldquenchel	Diuretikum, Antiseptikum

Darmmittel 1 Allium cp wird schon seit jeher zur Wurmaustreibung eingesetzt. Durch die Einnahme von Sambucus cp-Fluid kann diese Wirkung noch verstärkt werden. Darmmittel 1 Allium cp entzieht jedoch nicht nur Würmern den Nährboden, es erschwert auch die Ansiedlung von Krankheitserregern. Darmmittel 1 Allium cp ist daher grundsätzlich bei Infektionskrankheiten angezeigt. Dies gilt insbesondere für akute Infekte, wenn sie einen Bezug zum Darm haben, z. B. das „Bauchweh" der Kinder als Frühzeichen eines Infektes oder infektbedingte Durchfälle. Durch die Normalisierung der Schleimabsonderung wirkt es allgemein stuhlregulierend und ist damit auch bei chronischer Verstopfung hilfreich. Dies gilt auch für Meteorismus, soweit er durch Störungen der Darmtätigkeit bedingt ist.

Aufgrund seiner reinigenden und entschlackenden Wirkung empfiehlt Krauß Darmmittel 1 Allium cp auch als Zwischenmittel bei chronischen Krankheiten (z. B. Anämie, Krebs, Skrofulose) und äußerlich in Form von Waschungen, Umschlägen oder Spülungen bei Geschwüren, infizierten Wunden und Gangrän.

Als ergänzendes Mittel kann Darmmittel 1 Allium cp auch bei weiteren Erkrankungen eine Rolle spielen. Hierzu gehören z. B. Krämpfe, vor allem wenn sie als Folge von Wurmbefall (s. S. 241f.) auftreten, sowie die Anämie. Darmmittel 1 Allium cp kann darüber hinaus zur Ausleitung von Stoffwechselgiften über den Darm bei allen Infektionskrankheiten und chronischen Krankheiten eingesetzt werden.

Augendiagnostische Hinweise:

Wurmnester, Kontrastkrause (Schnabel), Bündel, Katarrhzeichen in der Krausenzone, Schaumkugeln (Angerer), ektasierte Krausenzone [Hemm, 1998].

Wichtige Wirkungsbereiche von Darmmittel 1 Allium cp sind:

- Darm (vor allem Drüsen, Schleimhaut, Nerven), Milieusanierung
- Stuhlregulation
- Infektionskrankheiten, besonders im akuten Stadium
- Darmparasiten, insbesondere Würmer
- Entgiftung über den Darm

Darmmittel 2 Tanacetum cp
(hartnäckige Darmerkrankungen, hartnäckiger Wurmbefall)

Das Darmmittel 2 Tanacetum cp (W2) enthält neben dem Darmmittel-Grundkomplex spagirische Aufbereitungen von

Artemisia cina Meerstrand-Beifuß, Zitwer	Stoffwechsel- und Verdauungsstörungen, Anämie, Erkrankungen der Haut und Schleimhäute, Wurmbefall; nutritiv und karminativ
Spigelia anthelmia Wurmkraut	Erkrankungen der Verdauungsorgane, besonders Darmparasiten
Tanacetum vulgare Rainfarn	Wurmbefall, entzündliche Erkrankungen des Magen-Darm-Kanals

Darmmittel 2 Tanacetum cp hat im Wesentlichen die gleichen Anwendungsgebiete wie Darmmittel 1 Allium cp. Insbesondere im Hinblick auf die Wurmerkrankungen wird dem Darmmittel 2 Tanacetum cp jedoch eine tief greifendere und stärkere Wirkung zugeschrieben. Daher wird Darmmittel 2 Tanacetum cp vor allem bei chronischem Wurmbefall eingesetzt. Darmmittel 2 Tanacetum cp zielt dabei darauf, möglichen Parasiten, die sich vor allem in einem krankhaft veränderten Darmmilieu ansiedeln, die Lebensgrundlage zu entziehen. So wird auch wiederkehrenden Wurmerkrankungen vorgebeugt.

Früher wurde Darmmittel 2 Tanacetum cp mehr äußerlich angewendet. Dazu wurde es oft mit Sambucus cp-Fluid in Form von Bädern, Wickeln und Klistieren verabreicht [Bruch et al., 1939]. Heute wird Darmmittel 2 Tanacetum cp jedoch immer häufiger innerlich eingesetzt, wobei es auch oft statt oder im Wechsel mit Darmmittel 1 Allium cp zum Einsatz kommt.

Gegenanzeigen: H 3, s. S. 160

Die wichtigsten Anwendungsgebiete von Darmmittel 2 Tanacetum cp sind:

- chronische Darmerkrankungen, Milieusanierung
- chronische Wurmerkrankungen

6.2.7 Die Gewebemittel

Der Gewebemittel-Grundkomplex hat eine spezifische Wirkung auf den Gewebeaufbau der Organe, auf die Zellstruktur und den Stoffwechsel der Zellen. In ihm sind spagirische Aufbereitungen aus folgenden Pflanzen enthalten:

Conium maculatum Gefleckter Schierling	Erkrankungen des innersekretorischen Systems und der Drüsen, Erkrankungen der Haut und Schleimhäute, nervöse Störungen, lymphatische und proliferative Erkrankungen
Pimpinella saxifraga Bibernelle	Erkrankungen der Leber und der Milz, Katarrhe der Atmungsorgane, Heiserkeit, Harnbeschwerden, Hauterkrankungen, Steindiathese
Rhus toxicodendron Giftsumach	Drüsenerkrankungen, Erkrankungen der Schleimhäute, Hauterkrankungen, Muskel- und Gelenkrheuma
Vincetoxicum officinale Schwalbenwurz	harn- und schweißtreibend, Wassersucht, resistenzsteigernd bei pathologischen Ablagerungen

Der Gewebemittel-Grundkomplex stimuliert Drüsen und Schleimhäute und wirkt Gewebe regenerierend. Die Gewebemittel sind daher vor allem bei fortgeschrittenen Erkrankungen angezeigt, wenn eine Zell- oder Gewebsschädigung droht oder bereits vorliegt. Sie kommen daher vorwiegend bei chronischen und rezidivierenden Erkrankungen zum Einsatz.

Die Gewebemittel wirken auf die Zellstruktur, den Auf-, Um- und Abbau aller Zellen und Organe. Dabei haben sie nach Krauß einen besonders großen Einfluss auf Drüsen, Haut und Schleimhäute.

Krauß nennt unter anderem folgende **Anwendungsgebiete** für die Gewebemittel:

- chronische und rezidivierende Erkrankungen
- alle Formen von Gewebsveränderungen
- chronische Entzündungen und Katarrhe
- endokrine Fehlleistungen

Aus humoralpathologischer Sicht sind die Gewebemittel bei fortgeschrittenen Dyskrasien einzusetzen. Krauß ordnet sie entsprechend auch der gemischten Konstitution zu, bei der Störungen in Blut und Lymphe angenommen werden.

Die Gewebemittel korrespondieren häufig mit den Stoffwechselmitteln der gleichen Nummer (gilt für die Nummern 1, 2, 3, 5, 6 und 10; zur Übersicht s. S. 249). Während die Stoffwechselmittel jedoch vorwiegend die Funktion regulieren (funktiotrop), richten sich die Gewebemittel vor allem auf den gestörten Gewebeaufbau (histotrop).

Durch Erhaltung der Gewebestruktur schaffen die Gewebemittel in gewisser Hinsicht die Grundlage für die Wirkung der Stoffwechselmittel. Da Struktur und Stoffwechsel eng miteinander verbunden sind, empfiehlt sich häufig Stoffwechsel- und Gewebemittel gemeinsam oder im Wechsel zu verabreichen.

Augendiagnostische Hinweise:
Krypten und Lakunen (als Zeichen von Struktur- und Substanzverlust), Rarifikationen (Zeichen, die eine Lockerung des Irisstromas mit sich bringen).

Die Gewebemittel werden vorwiegend eingesetzt
- zur Strukturerhaltung
- bei chronischen und rezidivierenden Erkrankungen
- bei Zell- und Gewebsveränderungen.

Gewebemittel 1 Caulophyllum cp (Drüsenmittel, hormonelle Regulation)

Das Gewebemittel 1 Caulophyllum cp (G1) enthält neben dem Gewebemittel-Grundkomplex die spagirische Aufbereitung von

Caulophyllum thalictroides Frauenwurzel	Frauenleiden, Störungen und Unregelmäßigkeiten während der Schwangerschaft, unregelmäßige Wehentätigkeit, klimakterische Beschwerden

Gewebemittel 1 Caulophyllum cp hat unter den Gewebemitteln das breiteste Wirkungsspektrum. Es wird daher auch ähnlich wie Stoffwechselmittel 1 Cochlearia cp bei den Stoffwechselmitteln als „Universalmittel" der Gewebemittel bezeichnet. Deshalb kann man mit Gewebemittel 1 Caulophyllum cp beginnen, wenn unklar ist, welches Gewebemittel bei einer Therapie angezeigt ist.

Neben der regulierenden Wirkung auf den Gewebeaufbau und die Drüsentätigkeit hat Gewebemittel 1 Caulophyllum cp eine sehr starke Beziehung zu den Geschlechtsdrüsen. Dementsprechend ist es nach *Caulophyllum thalictroides*, der Frauenwurzel benannt, die auch in der Homöopathie bei Menstruations-, Gebärmutter- und Geburtsstörungen eingesetzt wird.

Die **Zielorgane** von Gewebemittel 1 Caulophyllum cp sind nach Krauß:
- Drüsen (vor allem Hypophyse, Drüsen des Genitaltraktes, Schilddrüse)
- Schleimhäute und seröse Häute
- Unterhaut- und Hautzellgewebe
- weibliche (und männliche) Geschlechtsorgane

Daraus lassen sich auch die **Anwendungsgebiete** von Gewebemittel 1 Caulophyllum cp ableiten:

- (chronische) Katarrhe, z. B. von Nase, Rachen, Bronchien, Augen, Ohren
- Geschwüre, Verhärtungen (z. B. Polypen, Warzen)
- Zellveränderungen und -zerfall bei Nekrosen, Eiterungen, Furunkeln
- Präkanzerosen von Drüsen
- hormonelle Störungen
- Störungen und Unregelmäßigkeiten der Menstruation
- Unfruchtbarkeit – zusammen mit Stoffwechselmittel 4 Sarsaparilla cp oder Adermittel 3 Hydrastis cp, Lymphmittel 1 Echinacea cp und Populus cp-Hämorrhoidal-Zäpfchen (rektal)
- Schwangerschaftsbeschwerden
- klimakterische Beschwerden
- begleitend bei Brust- und Gebärmutterkrebs
- Bindegewebsschwäche
- vereinzelt bei Allergien, z. B. bei allergischer Rhinitis
- Zur Linderung kann Gewebemittel 1 Caulophyllum cp auch bei Frauen eingesetzt werden, die unter folgenden Belastungen leiden:
  - Ausfluss: Fluor genitalis, z. B. bei Trichomonaden, Mykosen; Fluor albus
  - Chlamydien, Gardnerella
  - vaginaler Juckreiz (zusammen mit Sambucus cp-Salbe S und Sambucus cp-Fluid innerlich)
  - Adnexitis

Zur Unterstützung der Schwangerschaft und bei Schwangerschaftsbeschwerden lässt sich beispielsweise wie folgt dosieren:

3-mal täglich 5 Globuli	während der ersten drei Schwangerschaftsmonate
3-mal täglich 10 Globuli	im zweiten Schwangerschaftsdrittel
3-mal täglich 15 Globuli	während der letzten drei Schwangerschaftsmonate

Zur Erleichterung der Geburt lässt man unmittelbar vor und während der Entbindung alle 5–10 Minuten einen Schluck einer vorbereiteten Lösung geben (10–15 Globuli in $^1/_8$ Liter Wasser gelöst).

Im Bereich der Frauenheilkunde sind natürlich die Behandlungsverbote für Heilpraktiker zu berücksichtigen.[1]

[1] So ist die Untersuchung auf Geschlechtskrankheiten oder Leiden der Geschlechtsorgane sowie deren Behandlung nur Ärzten gestattet.

Aus naturheilkundlicher Sicht fördert Gewebemittel 1 Caulophyllum cp das weibliche Prinzip im Sinne der physiologischen Feuchtigkeit und des physiologischen Turgors. Da in der traditionellen Heilkunde auch das Gehirn und seine Funktion als Drüsentätigkeit erachtet wurde, setzte Krauß Gewebemittel 1 Caulophyllum cp auch bei Störungen der Gehirnfunktion ein. Bis heute wird ihm eine zentral-vegetative Wirkung zugeschrieben.

Auch wenn Gewebemittel 1 Caulophyllum cp häufig als Frauenmittel der JKH bezeichnet wird, ist es im Hinblick auf Zell- und Gewebsveränderungen gleichermaßen für Männer geeignet.

Augendiagnostische Hinweise:
Lakunen, besonders in den Drüsensektoren; endokrin-vegetative Konstitution, Defektzeichen [Hemm 1998]. Aufhellungen und Abdunkelungen der Krausenzone, Drüsenzeichen, Maßliebcheniris, Krypten, Skrofulosezeichen, Neurasthenikerring, Radiärfurchen. Neuropathisch-neurolymphatische Konstitution, carbo-nitrogenoide Konstitution.

Gegenanzeigen: H 2, s. S. 160

Gewebemittel 1 Caulophyllum cp wird vorwiegend eingesetzt bei

- Zell- und Gewebsveränderungen
- Frauenleiden (z. B. in der Pubertät, Schwangerschaft und im Klimakterium).

Gewebemittel 2 Equisetum cp **(Schleimhaut und seröse Häute; Blasenmittel)**

Das Gewebemittel 2 Equisetum cp (G2) enthält neben dem Gewebemittel-Grundkomplex spagirische Zubereitungen von

Equisetum arvense Ackerschachtelhalm	Erkrankungen der Harnwege, Diuretikum
Petroselinum sativum Petersilie	Erkrankungen der Harnblase, Erkrankungen der Leber, Diuretikum

Das Gewebemittel 2 Equisetum cp ist benannt nach *Equisetum arvense*, dem Ackerschachtelhalm. Ähnlich wie der Ackerschachtelhalm in der Homöopathie und Phytotherapie wird auch Gewebemittel 2 Equisetum cp bei Harnwegserkrankungen eingesetzt. Im Grunde kann man sagen, dass Gewebemittel 2 Equisetum cp vor allem auf den Wasserhaushalt und alle damit in Verbindung stehenden Organe wirkt. Aus naturheilkundlicher Sicht wird es daher auch als „Feuchtigkeitsregler“ bezeichnet. Es kann immer dann eingesetzt werden, wenn eine Ausscheidung über eine Flüssigkeit gewünscht wird, aber auch, wenn die Flüssigkeit im Gewebe (z. B. Feuchtigkeit der Schleimhäute) reguliert werden soll („Mesenchymregulator", Stützfunktion). Es beeinflusst damit auch den Tonus und die Elastizität des Gewebes. In diesem Sinne ist Gewebemittel 2 Equisetum cp auch das Mittel der Wahl bei der „trüben Schwellung" und das Hauptmittel bei der hydrogenoiden Konstitution. Hinweisend auf Schwellungszustände können z. B. Schwellungszeichen im Auge aber auch ein Pulsus languidus, mollis oder lenis sein.

Die **Zielorgane** von Gewebemittel 2 Equisetum cp sind nach Krauß:

- Harnblase
- Nieren und ableitende Harnwege
- seröse Häute
- Schleimhäute, insbesondere des Darms und der ableitenden Harnwege
- Leber und Gallenblase

Dementsprechend sind die **Anwendungsgebiete** von Gewebemittel 2 Equisetum cp:

- chronische Katarrhe, insbesondere der Harnblase
- Ödeme, Aszites (bei letzterem in Kombination mit Stoffwechselmittel 5 Berberis cp), auch kardiale Ödeme, Beinödeme, sulzige und gallertartige Ablagerungen in Geweben und Gelenken
- Exsudate, z. B. bei Pleuritis exsudativa
- venöse Stauungen: Varikose, Hämorrhoidalleiden (vor allem mit Adermittel 2 Hamamelis cp)
- Darmpolypen, entzündliche Prozesse im Darm
- Obstipation (infolge unzureichender Sekretion)
- Bronchialkatarrhe mit zähem Schleim (siehe auch Brustmittel 2 Phellandrium cp, S. 87f.)
- Entzündung der Gallenblase (s. auch Stoffwechselmittel 2 Lycopodium cp, S. 51ff.)
- trockene, juckende Ekzeme, wenn die Ursache im Darm (Schleimhaut) liegt

Neben der Gewebe regenerierenden Wirkung des Grundkomplexes kommt beim Gewebemittel 2 Equisetum cp eine spezifische Wirkung bei Entzündungen der Harnblase und der ableitenden Harnwege hinzu. Mit der Bezeichnung „Blasenmittel" weist man zusätzlich noch auf die Wirkung bei Entzündungen der Gallenblase hin.

Gewebemittel 2 Equisetum cp fördert den Abtransport von Flüssigkeit aus dem Gewebe und ist daher bei „falschen" Flüssigkeitsansammlungen im Gewebe bis hin zur trüben Schwellung angezeigt.

Die Wirkung von Gewebemittel 2 Equisetum cp auf die Schleimhäute kann bei Katarrhen der ableitenden Harnwege, des Darms, aber auch der Bronchien genutzt werden. Bei Bronchialkatarrhen mit zähem Schleim wirkt es besonders wohltuend mit Brustmittel 1 Adiantum cp. Dementsprechend löst auch Brustmittel 8 Glechoma cp, das beide Komponenten enthält, den Schleim und erleichtert so das Abhusten.

Bei hartnäckigen Verstopfungen kann Gewebemittel 2 Equisetum cp durch Anregung der Sekretion den Stuhlgang normalisieren.

Insgesamt korrespondiert Gewebemittel 2 Equisetum cp in seiner Wirkung eng mit Stoffwechselmittel 2 Lycopodium cp und kann auch gut mit diesem kombiniert oder im Wechsel gegeben werden. Es gilt neben Stoffwechselmittel 5 Berberis cp als eines der wichtigsten Ausscheidungsmittel der JKH.

Augendiagnostische Hinweise:
Schwellungszeichen, Wolken, Tophi. Hydrogenoide Konstitution [Hemm 1998]. Tophi, Wolken oder Rarifikation in der fünften und sechsten Region.

Gegenanzeigen: H 2, s. S. 160

Gewebemittel 2 Equisetum cp wird vorwiegend eingesetzt

- bei Katarrhen der ableitenden Harnwege, insbesondere der Blase
- zur Regulierung des Wasserhaushaltes
- zur Förderung der Diurese.

Gewebemittel 3 Mezereum cp (Haut, Drüsen, Darm)

Das Gewebemittel 3 Mezereum cp (G3) enthält neben dem Gewebemittel-Grundkomplex spagirische Zubereitungen von

Daphne mezereum Seidelbast	Hauterkrankungen, juckende und brennende Hautausschläge, Ekzeme, Geschwüre, Störungen peripherer Nerven, Neuralgie, Ischialgie
Sempervivum tectorum Echte Hauswurz	knotige Verhärtungen der Haut, der Brust und Zunge, Warzen

Gewebemittel 3 Mezereum cp, das in seiner Wirkung gut mit Stoffwechselmittel 3 Scrophularia cp korrespondiert, steht besonders in Beziehung zur Haut und dem Unterhautzellgewebe. Es wirkt regenerierend bei chronischen entzündlichen, juckenden oder brennenden Hautveränderungen, z. B. auch Verbrennungen, Erfrierungen und Verätzungen. Darüber hinaus ist es angezeigt bei chronischen Entzündungen und Katarrhen des Darms.

Die **Zielorgane** von Gewebemittel 3 Mezereum cp sind nach Krauß:

- Haut und Unterhautzellgewebe
- Drüsen (auch Schilddrüse)
- Darm (insbesondere Schleimhaut)
- Schleimhäute, Knorpel

Die **Anwendungsgebiete** von Gewebemittel 3 Mezereum cp sind:

- Geschwüre, Eiterungen, Gangrän
- entzündliche und allergische Dermatosen, z. B. Psoriasis, Neurodermitis; eventuell mit Konstitutionsmittel 1 Thuja cp und Lymphmittel 2 Abrotanum cp bei Psoriasis vulgaris
- chronische Entzündungen und Katarrhe (insbesondere der Haut und des Darms), z. B. Colitis ulcerosa, Morbus Crohn (zusammen mit Stoffwechselmittel 3 Scrophularia cp und Lymphmittel 2 Abrotanum cp)
- chronische Durchfälle
- Kropf
- Knorpelwucherungen
- Arthrose (z. B. im Wechsel mit Gewebemittel 11 Rhus toxicodendron cp und Rhododendron cp-Fluid)
- Kapillarschädigungen, Teleangiektasien, „Säufernase"
- Herpes-zoster-Neuralgie

Augendiagnostische Hinweise:
Helle und dunkle Zeichen in der sechsten Region, Thyreosenpigment (Schnabel), Atmungslinie, exsudative Diathese, Schilddrüsenzeichen, pluriglanduläre Insuffizienz [Hemm 1998].

Gegenanzeigen: H 2, s. S. 160

Gewebemittel 3 Mezereum cp wird vorwiegend eingesetzt bei

- entzündlichen und allergischen Dermatosen.

Gewebemittel 4 Symphytum cp
(Knochen, Zähne, Haare, Nägel)

Das Gewebemittel 4 Symphytum cp (G4) enthält neben dem Gewebemittel-Grundkomplex eine spagirische Zubereitung von

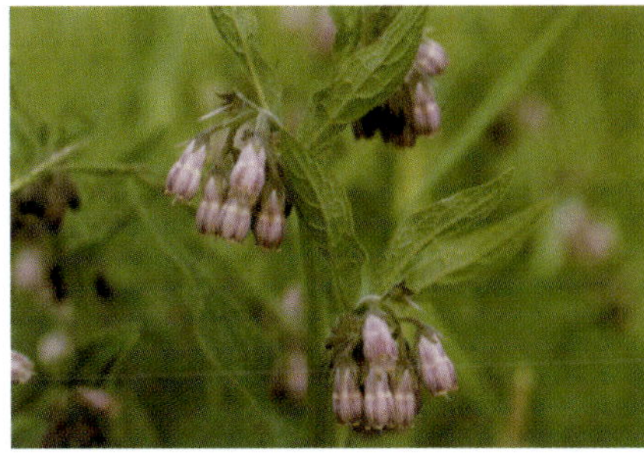

Abb. 14: Symphytum officinale

Symphytum officinale Beinwell	Knochenhautverletzungen, Knochenhautentzündungen, Förderung der Kallusbildung, Blutergüsse, Wundheilmittel

Der Name **Bein**well ist kennzeichnend für die Wirkung von Gewebemittel 4 Symphytum cp, da es vor allem auf die Knochen und andere Festigungselemente im Organismus wirkt. Es heilt Verletzungen der Knochenhaut, fördert den Knochenaufbau und kann dazu beitragen, die Knochensubstanz zu festigen.

Die **Zielorgane** von Gewebemittel 4 Symphytum cp sind nach Krauß:

- Knochen und Knorpel
- Haare
- Nägel
- Zähne
- Schleimhäute

Dementsprechend sind die **Anwendungsgebiete** von Gewebemittel 4 Symphytum cp:

- Knochenbrüche
- Osteoporose (zusammen mit Lymphmittel 2 Abrotanum cp)
- Rachitis, Skrofulose
- Wirbelsäulenerkrankungen (z. B. Spondylarthrose, Bandscheibenschäden)
- Gelenkveränderungen, z. B. bei Gicht; gut zu kombinieren mit Stoffwechselmittel 6 Solidago cp (bei festen Ablagerungen) oder Stoffwechselmittel 2 Lycopodium cp (bei kolloidalen Ablagerungen)
- Verletzungen der Knochenhaut
- brüchige Haare und Nägel (häufig zusammen mit Adermittel 3 Hydrastis cp)
- Zahnungsmittel bei Kindern (auch in Kombination mit Viscum album cp-Fluid S, Calcium fluoratum D4 und Calcium phosphoricum D12 biochemisch), Kariesprophylaxe

- chronische Entzündungen und Katarrhe, wie z. B. Sinusitis oder Ohrfluss bei hartnäckiger Otitis
- hartnäckiger Fluor albus; besonders gut in Kombination mit Gewebemittel 1 Caulophyllum cp (im Wechsel mit Gewebemittel 4 Symphytum cp) und Konstitutionsmittel 1 Thuja cp; biochemisch können Calcium carbonicum D4 oder Calcium phosphoricum D6 ergänzt werden; anfängliche Verstärkung ist möglich
- chronische Otitis media
- chronische Schleimhauterkrankungen

Gewebemittel 4 Symphytum cp ist also in erster Linie ein Mittel zur Festigung und Strukturverbesserung. Besonders erfolgreich wird es bei Knochenbrüchen eingesetzt, da es die Kallusbildung fördert. Im Gegensatz zu vielen anderen Gewebemitteln besitzt Gewebemittel 4 Symphytum cp kein spezifisches Gegenstück unter den Stoffwechselmitteln. Es lässt sich aber sehr gut mit biochemischen Mitteln, vor allem Calcium phosphoricum D6 kombinieren, das ebenfalls den Knochenaufbau unterstützt. Gewebemittel 3 Mezereum cp hat zwar auch einen Bezug zu Knochen, doch beeinflusst es eher die Knochenernährung und den Knorpel, während Gewebemittel 4 Symphytum cp vor allem die Knochenstruktur festigt.

Weniger bekannt ist die Wirkung von Gewebemittel 4 Symphytum cp auf die Schleimhäute, die insbesondere bei der Behandlung von hartnäckigen Katarrhen und Schleimhautflüssen zum Tragen kommt. Hier hat sich besonders die Kombination mit Kalium chloratum biochemisch oder Kalium bichromicum D6 bewährt. Gewebemittel 4 Symphytum cp wird in solchen Fällen eingesetzt, in denen sich das Sekret nicht mehr richtig löst. Im akuten Stadium z. B. eines Ohrflusses wäre dagegen Gewebemittel 13 Ailanthus cp (s. S. 124f.) und Fieber- und Nervenmittel 1 Aconitum cp D10 (s. S. 95ff.) angezeigt.

Augendiagnostische Hinweise:
Osteoporose-Knötchen, Skrofulosezeichen, Flusszeichen, Tophi, Wolken. Lymphatische Konstitution.

Gegenanzeigen: H 2, s. S. 160

Gewebemittel 4 Symphytum cp wird vorwiegend eingesetzt bei

- Knochen-, Gelenk- und Bindegewebserkrankungen, u. a. der Nägel und Haare.

Gewebemittel 5 Conium cp (Haut, Leber)

Das Gewebemittel 5 Conium cp (G5) enthält neben dem Gewebemittel-Grundkomplex eine spagirische Zubereitung von

Phytolacca decandra Kermesbeere	Drüsenverhärtungen, Geschwüre, Rheuma

Gewebemittel 5 Conium cp ist nach Gewebemittel 1 Caulophyllum cp das Gewebemittel mit dem breitesten Einsatzgebiet. Heute wird es zwar vorwiegend bei Entzündungen und Verhärtungen von Drüsengewebe sowie ulzerösen Entzündungen der Haut und Schleimhäute eingesetzt, doch lassen sich weit mehr Anwendungen nennen.

Die **Zielorgane** von Gewebemittel 5 Conium cp sind nach Krauß:

- Leber, Milz, Pankreas und andere Drüsen
- Haut
- Venen, Pfortader
- Muskeln und Gelenke
- Lunge

Dementsprechend gelten als **Anwendungsgebiete** von Gewebemittel 5 Conium cp:

- Lebererkrankungen oder Leberstörungen mit Gewebsveränderungen (z. B. Leberzirrhose, Leberfibrose, Schrumpfleber, Präkanzerosen von Leber und Pankreas)
- Hauterkrankungen: Geschwüre, Geschwülste (bis zum Krebs), Verhärtungen (z. B. Hühneraugen), Entzündungen, Ekzeme usw.
- chronische, eitrige Ausschläge
- Varikose, Hämorrhoidalleiden (vor allem mit Adermittel 2 Hamamelis cp), Thrombose, Embolie
- Drüsenverhärtungen und -entzündungen, z. B. Kropf, seit längerem bestehende Prostatahypertrophie; verhärtete Lymphknoten (Hierbei auch an Gewebemittel 1 Caulophyllum cp denken!)
- chronische Entzündungen
- chronische und eitrige Bronchialkatarrhe, unterstützend bei Lungenfibrose (hier in Kombination mit einem geeigneten Brustmittel)
- chronischer Muskel- und Gelenkrheumatismus

Bei verschiedenen Erkrankungen, insbesondere bei Dermatosen, kann Gewebemittel 5 Conium cp zusätzlich äußerlich in Form von Umschlägen verabreicht werden. In dieser Hinsicht ist bei chronischem **Muskel- und Gelenkrheumatismus** auch an die Pesendorfer-Salbe® (s. auch Gewebemittel 11 Rhus toxicodendron cp, S. 121ff.) zu denken, die ebenfalls Gewebemittel 5 Conium cp enthält.

Bei einem **Hämorrhoidalleiden** kann man die orale Einnahme von Gewebemittel 5 Conium cp noch durch die lokale Anwendung unterstützen. Dazu verwendet man am besten Capsella cp-Hämorrhoidal-Zäpfchen bei blutenden und Populus cp-Hämorrhoidal-Zäpfchen bei nicht blutenden Hämorrhoiden. In beiden ist Gewebemittel 5 Conium cp neben Adermittel 2 Hamamelis cp (venöses System) und dem entsprechenden Fluid enthalten.

Insgesamt ergänzt sich Gewebemittel 5 Conium cp sehr gut mit Stoffwechselmittel 5 Berberis cp, wobei das Stoffwechselmittel mehr auf die Stoffwechselfunktionen und das Gewebemittel mehr auf die Zell- und Gewebestruktur wirkt.

Aus naturheilkundlicher Sicht wirkt Gewebemittel 5 Conium cp vor allem gegen Kristallose im weitesten Sinne und Verhärtungen. Paracelsus spricht bei solchen Verhärtungen von Tartarus. Danach fördert Gewebemittel 5 Conium cp den venösen und lymphatischen Rückfluss, reinigt das Gewebe und bewirkt so eine funktionelle Kräftigung des Bindegewebes.

Augendiagnostische Hinweise:

Verdickte, verquollene, geschlängelte Reizradiären. Krypten, Büschel, Transversalen. Carbo-nitrogenoide Konstitution, Zeichen der lymphatisch-hypoplastischen Konstitution [Hemm 1998]. Mesenchymal-hypoplastische Konstitution, phlegmatisch-venöse Konstitution.

Gegenanzeigen: H 2, s. S. 160

Gewebemittel 5 Conium cp wird vorwiegend eingesetzt bei

- rheumatoiden Muskel- und Gelenkerkrankungen
- Dermatosen
- chronischen Entzündungen
- Verhärtungen des Bindegewebes und der Drüsen.

Gewebemittel 6 Vincetoxicum cp (Nieren, Gicht)

Das Gewebemittel 6 Vincetoxicum cp (G6) enthält neben dem Gewebemittel-Grundkomplex spagirische Zubereitungen von

Arnica montana Arnika, Bergwohlverleih	Herz- und Kreislaufschwäche, Blut- und Gefäßerkrankungen, Arteriosklerose, Rheumatismus, Wundheilmittel
Ledum palustre Sumpfporst	harnsaure Diathese, hydrogenoide Konstitution, gichtig-rheumatische Hautaffektionen, Neigung zu Blutungen

Gewebemittel 6 Vincetoxicum cp ist nach *Vincetoxicum officinale (syn. hirundinaria)*, der Schwalbenwurz, benannt, welche Bestandteil des Gewebemittel-Grundkomplexes ist. Gewebemittel 6 Vincetoxicum cp ist neben Stoffwechselmittel 6 Solidago cp als das wichtigste Nierenmittel der JKH anzusehen. Bei Nierenerkrankungen werden diese beiden Mittel auch oft gemeinsam oder im Wechsel gegeben. Die Wirkung von Gewebemittel 6 Vincetoxicum cp richtet sich dabei vor allem auf die Struktur des Nierengewebes, so dass es insbesondere bei schwereren akuten sowie chronischen Nierenerkrankungen eingesetzt wird, bei denen bereits das Nierengewebe betroffen ist. Grundsätzlich sollte Gewebemittel 6 Vincetoxicum cp bei jedem Nierenschaden eingesetzt werden!

Sekundär wirkt Gewebemittel 6 Vincetoxicum cp auch auf die ableitenden Harnwege, doch ist hier (insbesondere bei Erkrankungen der Blase) eher an Gewebemittel 2 Equisetum cp zu denken. Gegebenenfalls kann man Gewebemittel 2 Equisetum cp und Gewebemittel 6 Vincetoxicum cp bei Harnwegsinfektionen auch im Wechsel geben, um z. B. das Aufsteigen der Infektion zu verhindern.

Anwendungsgebiete von Gewebemittel 6 Vincetoxicum cp sind:

- Nierenerkrankungen: Nephritis, Nierengrieß, Nierensteine, Nephrose (vor allem in Kombination mit Stoffwechselmittel 6 Solidago cp)
- renale Anämie
- Nierenlymphatismus
- Arteriosklerose
- gestörter Harnstoffwechsel, Hyperurikämie, Gicht, harnsaure Diathese (siehe auch Stoffwechselmittel 5 Berberis cp, S. 56ff. und Stoffwechselmittel 6 Solidago cp S. 59ff.)
- Hypercholesterinämie (Therapie über mehrere Monate nötig)
- grauer Star, infolge von Nierenleiden oder harnsaurer Diathese (mit Stoffwechselmittel 12 Euphrasia cp, s. auch S. 68ff.)
- Arthritis deformans

Gewebemittel 6 Vincetoxicum cp ist besonders bei Gewebeveränderungen angezeigt, die auf harnsauren oder kalkigen Ablagerungen (Störungen im Mineralhaushalt) beruhen. Bei der harnsauren Diathese wird es insbesondere dann eingesetzt, wenn diese in Verbindung mit einer Schädigung der Niere steht. Einerseits kann durch eine geschädigte Niere weniger Harnsäure ausgeschieden werden, andererseits führt eine erhöhte Harnsäurekonzentration oftmals zu Steinbildungen und Entzündungen in den Nierentubuli oder den ableitenden Harnwegen.

Auch anderen Folgen eines Nierenschadens, wie der renalen Anämie (Erythropoetinmangel), kann mit Gewebemittel 6 Vincetoxicum cp entgegengewirkt werden. Die Nierenschwäche kann sich dabei durch einen schmalen, harten Puls äußern (Drahtpuls).

Augendiagnostische Hinweise:

Abdunkelungen und Krypten im Nierensektor. Carbo-nitrogenoide Konstitution. Tophi und Plaques, Keulenfasern. Zeichen der lymphatisch-hypoplastischen Konstitution [Hemm 1998]. Zeichen, die Substanz- und Strukturverlust im Nierensektor anzeigen; Nierenbrücken, nephrogen-lymphatische Konstitution.

Gegenanzeigen: H 2, s. S. 160

> Gewebemittel 6 Vincetoxicum cp wird vorwiegend eingesetzt bei
>
> - Nierenerkrankungen
> - Gicht
> - Arteriosklerose, mesenchymaler Verschlackung.

Gewebemittel 7 Millefolium cp **(G5 + Ad2, Venen (-wände))**

Gewebemittel 7 Millefolium cp (G7) vereinigt Adermittel 2 Hamamelis cp und Gewebemittel 5 Conium cp, zwei Mittel mit besonderen Bezug zum Venensystem. Es ist daher ideal für zahlreiche Erkrankungen des venösen Systems, insbesondere solche, bei denen die Venenwände betroffen sind. Benannt ist Gewebemittel 7 Millefolium cp nach der Schafgarbe, *Achillea millefolium*, die Bestandteil von Adermittel 2 Hamamelis cp ist.

Als **Anwendungsgebiete** von Gewebemittel 7 Millefolium cp sind zu nennen:

- chronische Gewebsveränderungen infolge venöser Stauungen (z. B. Ulcus cruris), Pfortaderstau
- Venenleiden:
  Krampfadern, Hämorrhoidalleiden, postthrombotisches Syndrom, Venenentzündungen, verdickte und verhärtete Venen, Kopfschmerz durch Hämorrhoidalleiden
- venöse Insuffizienz
- rechtes Herz (Rechtsherzinsuffizienz)
- Fußschweiß aufgrund von Stauungen
- chronisch entzündliche oder eitrige Wunden und Geschwüre
- entzündliche Geschwülste und Verhärtungen (z. B. Hühneraugen, Furunkel)

Gewebemittel 7 Millefolium cp ist also ein wichtiges Mittel bei allen venösen Stauungen und sonstigen Erkrankungen des venösen Systems. Aus naturheilkundlicher Sicht ist es das Mittel der Pfortader und im weiteren Sinne jeder Stauung unpaarer Bauchorgane (Milz, Leber, Magen).

Die Wirkung von Gewebemittel 7 Millefolium cp auf das venöse System kann gut durch die innerliche oder äußerliche Anwendung von Populus cp-Fluid oder Populus cp-Salbe S ergänzt werden.

Augendiagnostische Hinweise:
Alle Formen der ektasierten Krausenzone; einfache und vaskularisierte Transversalen, Stauungstransversalen; verdickte und verquollene Reizradiären, dunkle Wolken, Dunkellinien. Carbo-nitrogenoide Konstitution [Hemm 1998]. Ausgesackte Krause und Gallelöcher im unteren Drittel der Iris. Phlegmatisch-venöse Konstitution.

Gegenanzeigen: H 2, s. S. 160

Gewebemittel 7 Millefolium cp wird vorwiegend eingesetzt bei

- venösen Stauungen und deren Folgen (z. B. chronische Entzündungen, Ulcus cruris).

Gewebemittel 8 Chelidonium cp S (G10 + St2 / Leber, Galle)

Gewebemittel 8 Chelidonium cp S (G8) ist zusammengesetzt aus Gewebemittel 10 Podophyllum cp (s. S. 119ff.) und Stoffwechselmittel 2 Lycopodium cp (s. S. 51ff.). Es ist ein wichtiges Mittel bei Erkrankungen der Drüsen und Schleimhäute des Verdauungssystems und wirkt auf den ganzen Oberbauch.

Die **Zielorgane** und **-systeme** von Gewebemittel 8 Chelidonium cp S sind nach Krauß:

- Drüsen und Schleimhäute des Verdauungsapparates, insbesondere
  - Leber und Gallenblase
  - Pankreas
  - Darm (insbesondere Mast- und Dickdarm)
- Pfortader
- Milz

Als **Anwendungsgebiete** von Gewebemittel 8 Chelidonium cp S sind zu nennen:

- Erkrankungen der Leber und der Galle, z. B.
  - chronische Obstipation infolge von Leber- und Gallestörungen bzw. mangelnder Peristaltik; Koprostase
  - Gallensteine
  - Gelbsucht (mit Stoffwechselmittel 5 Berberis cp)
- ergänzend bei Diabetes und anderen Stoffwechselkrankheiten
- Krebs der Bauchorgane
- nach Laxanzienabusus

Aus naturheilkundlicher Sicht unterstützt Gewebemittel 8 Chelidonium cp S das Zusammenspiel der Drüsen im Oberbauch (Galle, Bauchspeicheldrüse, Magen und Duodenum) und trägt zu einer abdominellen Entstauung bei. Nach dieser Betrachtung basiert die verminderte Darmperistaltik und -sekretion auf einem Mangel an Pneuma und Feuerelement, der durch Gewebemittel 8 Chelidonium cp S ausgeglichen wird.

Augendiagnostische Hinweise:
Neuritisfasern, V-Linien. Zick-Zack-Radiären in den Sektoren des Wirkungsgebietes. Leber- und Milz-Dreieck, Steinstraßen [Hemm 1998]. Zeichen gestörter Funktion in den Sektoren von Leber/Galle, Milz, Magen, Bauchspeicheldrüse. Carbo-nitrogenoide Konstitution, phlegmatisch-venöse Konstitution, biliöse Konstitution.

Gegenanzeigen: H 2, s. S. 160

Gewebemittel 8 Chelidonium cp S wird vorwiegend eingesetzt bei

- Erkrankungen des Leber- und Gallesystems, insbesondere mit chronischer Obstipation
- Förderung des Zusammenspiels der Oberbauchdrüsen.

Gewebemittel 9 Pulsatilla cp (G5 + St1 + Ad3)

Gewebemittel 9 Pulsatilla cp (G9) ist aus dem Gewebemittel 5 Conium cp, dem Stoffwechselmittel 1 Cochlearia cp und dem Adermittel 3 Hydrastis cp zusammengesetzt. Die Anwendung ist sehr ähnlich wie beim Gewebemittel 8 Chelidonium cp S, doch wird Gewebemittel 9 Pulsatilla cp bei schwereren Krankheitsformen bevorzugt, da es durch Stoffwechselmittel 1 Cochlearia cp und Adermittel 3 Hydrastis cp noch zur Kräftigung und zum Aufbau beiträgt.

Die **Zielorgane** und **-systeme** von Gewebemittel 9 Pulsatilla cp sind nach Krauß:

- Magen
- Lymphsystem
- Drüsen, insbesondere Leber
- Milz

Die **Anwendungsgebiete** von Gewebemittel 9 Pulsatilla cp sind:

- schwere Magenleiden: Magengeschwür, begleitend bei Magenkrebs
- Ernährungs- und Stoffwechselstörungen (z. B. begleitend bei Diabetes)

Aus humoralpathologischer Sicht ist Gewebemittel 9 Pulsatilla cp bei schweren Dyskrasien angezeigt („Wächter der Krasis"). Hierzu gehören insbesondere solche Veränderungen des Blutes, die auf Störungen im Verdauungssystem (Abdominalverschleimung) zurückgeführt werden können. Zudem verbessert Gewebemittel 5 Conium cp das Blut über seine Milzwirkung.

Augendiagnostische Hinweise:
Dunkle Krausenzone, Lymphstraßen, Tophi und Wolken, Krypten, Verdunkelungen, Pigmentierungen in der humoralen Region. Carbo-nitrogenoide Konstitution [Hemm 1998]. Phlegmatisch-venöse Konstitution.

Gegenanzeigen: H 2, s. S. 160

Gewebemittel 9 Pulsatilla cp wird vorwiegend eingesetzt bei

- Ernährungs- und Stoffwechselstörungen als Folge von funktionellen Störungen des Magen-Darm-Trakts, der Leber und des Lymphsystems.

Gewebemittel 10 Podophyllum cp
(nervöse Störungen im Magen-Darm-Bereich; Leber)

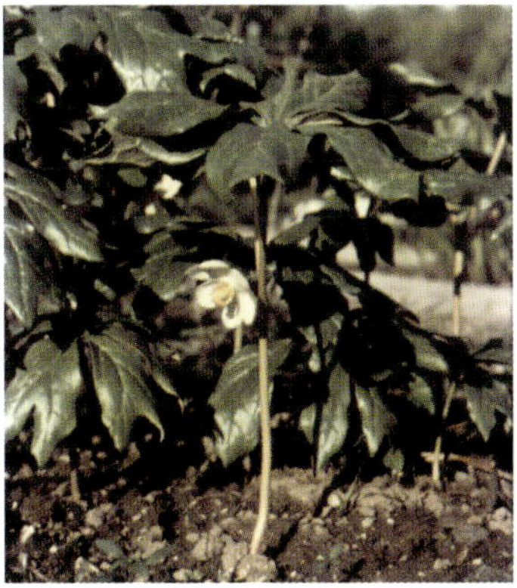

Abb. 15: Podophyllum peltatum

Das Gewebemittel 10 Podophyllum cp (G10) enthält neben dem Gewebemittel-Grundkomplex spagirische Zubereitungen von

Podophyllum peltatum Entenfuß	Leber- und Gallenleiden, Gelbsucht, Durchfälle mit Krämpfen
Cnicus benedictus Kardobenediktenkraut	Leber- und Gallenerkrankungen, Magen-Darm-Beschwerden, vegetativ-nervöse Beschwerden
Chelidonium majus Schöllkraut	Leber- und Gallenerkrankungen, Magen-Darm-Beschwerden, vegetativ-nervöse Beschwerden, spasmolytische Wirkung

Unter den Gewebemitteln stellt die Nummer 10 insofern eine Ausnahme dar, als sie besonders auf Nerven wirkt. Wegen seines Bezugs zu den Darmnerven wird Gewebemittel 10 Podophyllum cp vorrangig bei nervösen Störungen des Magen-Darm-Kanals eingesetzt.

Die **Zielorgane** von Gewebemittel 10 Podophyllum cp sind nach Krauß:

- Darm (insbesondere Dick-, Mast- und Blinddarm; Darmnerven)
- Leber(parenchym)
- Gallenblase
- Milz
- Magen

Als **Anwendungsgebiete** von Gewebemittel 10 Podophyllum cp gelten:

- neurovegetative Störungen im Magen-Darm-Bereich
- chronische Obstipation
- Warzen und Polypen der Darm-, After- und Harnröhrenschleimhäute
- Leberschwellung, begleitend auch bei Hepatitis und Leberkrebs, Leberabszess; Gelbsucht, Erhöhung der Transaminasen
- Zahnungsdurchfälle
- Gallenblasenentzündung
- Milzschwellung und -verhärtung

Gewebemittel 10 Podophyllum cp wirkt bei Leberleiden und Erkrankungen des Gallengangsystems, wie z. B. Gallenstauungen. Aus naturheilkundlicher Sicht gilt Gewebemittel 10 Podophyllum cp vor allem als Stärkungsmittel für die Leber („Leberroborans"). Es wird daher auch als wesentliches Mittel zur Unterstützung des Leberparenchyms eingesetzt.

Darüber hinaus fördert Gewebemittel 10 Podophyllum cp die Produktion und die Abgabe der Gallenflüssigkeit und beeinflusst damit die Peristaltik des Darms. Es reguliert die nervös gesteuerte Sekretion der Verdauungssäfte und hat somit Einfluss bei allen nervösen Störungen des Magen-Darm-Kanals. Hierbei wird es auch gerne mit Stoffwechselmittel 10 Centaurium cp kombiniert, das den Magen-Darm-Stoffwechsel reguliert, während Gewebemittel 10 Podophyllum cp mehr das Darmgewebe beeinflusst. In Kombination mit Viscum album cp-Fluid S werden Gewebemittel 10 Podophyllum cp und Stoffwechselmittel 10 Centaurium cp für die Nerven des Verdauungstraktes eingesetzt. Die Kombination dieser beiden Mittel mit Populus cp-Fluid (Entzündungen) hat sich bei Morbus Crohn und einer Kolitis bewährt.

Ebenso ist bei einigen Darmstörungen die Kombination mit Darmmittel 1 Allium cp angezeigt, das wiederum mehr von Seiten der Darmflora wirkt. Bei chronischer Obstipation ist oft die Kombination mit Stoffwechselmittel 2 Lycopodium cp hilfreich, die man auch als Gewebemittel 8 Chelidonium cp S (s. S. 117f.) verordnen kann.

Da die Milz eine wichtige Bedeutung für das Blut und die Körperflüssigkeiten besitzt (z. B. Abbau überalterter Blutzellen), wird Gewebemittel 10 Podophyllum cp bei Milzerkrankungen oft durch ein Adermittel ergänzt. Besonders wichtig ist die Milzunterstützung von Gewebemittel 10 Podophyllum cp auch bei der Chemotherapie, da hierbei die Blutmauserung beeinträchtigt wird. Um das Befinden des Patienten bei der Chemotherapie zu verbessern, sollten begleitend und nach der Chemotherapie folgende Mittel kombiniert werden: Gewebemittel 10 Podophyllum cp (Milz, Blutmauserung), Populus cp-Fluid (Lymphe, Entgiftung) und Stoffwechselmittel 1 Cochlearia cp (allgemeine Entgiftung).

Augendiagnostische Hinweise:
Verdickte, verquollene, geschlängelte Reizradiären, Zick-Zack-Radiären in den entsprechenden Sektoren. V-Linien, Krypten in der Krausenzone [Hemm 1998]. Carbonitrogenoide Konstitution, neuropathisch-neurolymphatische Konstitution.

Gegenanzeigen: H 2, H 5, s. S. 160

Gewebemittel 10 Podophyllum cp wird vorwiegend eingesetzt bei

- nervösen Störungen des Magen-Darm-Kanals
- konsensuellen Reaktionen von Leber und Milz.

Gewebemittel 11 Rhus toxicodendron cp
(G5 + St5 + Ad2 + Lf1 / Rheuma, Diathesen)

Aufgrund seiner breiten Wirkungsweise bezeichnet Krauß Gewebemittel 11 Rhus toxicodendron cp auch als ein Polychrest unter den JSO-Komplex-Mitteln. Sein wichtigstes Anwendungsgebiet ist jedoch der rheumatische Formenkreis. Dabei ergänzen sich die Bestandteile von Gewebemittel 11 Rhus toxicodendron cp wie folgt:

Gewebemittel 5 Conium cp	Schleimhäute, Gewebe regenerierend
Stoffwechselmittel 5 Berberis cp	Entgiftung, besonders über die Leber; harnsaure Diathese
Adermittel 2 Hamamelis cp	Entzündung, Entgiftung über das venöse System
Lymphmittel 1 Echinacea cp	Entgiftung über die Lymphe, Immunmodulation

Wichtige **Zielorgane** von Gewebemittel 11 Rhus toxicodendron cp sind nach Krauß:

- Leber, Galle
- Venen- und Lymphsystem
- Muskeln, Gelenke
- Haut und Schleimhäute

Als **Anwendungsgebiete** von Gewebemittel 11 Rhus toxicodendron cp sind zu nennen:

- Muskel- und Gelenkrheumatismus
- Stoffwechselerkrankungen, z. B. Gicht, harnsaure Diathese, Lithiasis
- Arthritis deformans, rheumatoide Arthritis
- Verhärtungen aller Art, z. B. Hühneraugen
- chronische Eiterungen (Abszesse, Sinusitis)
- (chronische) Hautausschläge, Furunkel, Karbunkel bei exsudativer Diathese; hartnäckige Geschwüre, Neurodermitis
- allergische Diathese, Allergien
- Säureregulator (s. auch Säureausscheidung S. 236f.)
- Parodontose (Gewebemittel 11 Rhus toxicodendron cp über einen längeren Zeitraum zur Prophylaxe mit 3-mal täglich 10 Globuli geben – insbesondere bei Verlauf in Schüben)

Gewebemittel 11 Rhus toxicodendron cp ist sicherlich das wichtigste Rheumamittel der JKH. Äußerlich wird es durch die Anwendung der Pesendorfer-Salbe® unterstützt, die neben Gewebemittel 11 Rhus toxicodendron cp noch Populus cp-Fluid enthält, das zusätzlich gegen die Entzündung wirkt. In den akuten Phasen des Rheumas bzw. der Gicht sollte Gewebemittel 11 Rhus toxicodendron cp mit Fieber- und Nervenmittel 1 Aconitum cp D10 kombiniert werden.

Aus naturheilkundlicher Sicht wird Gewebemittel 11 Rhus toxicodendron cp vor allem als Säureregulator betrachtet. Es ist daher in erster Linie bei der harnsauren Diathese einzusetzen (u. a. bei Muskelkater, Ausscheidungsgastritis). In diesen Bereich fallen auch chronische Dermatosen, die sich auf der Basis einer exsudativen Diathese entwickeln.

Augendiagnostische Hinweise:
Exsudative Diathese, harnsaure Diathese, Tophi in der Region der aktiven Schleimhaut, Rheumaflocken, Pfefferkornpigmente in der humoralen Region [Hemm 1998]. Exsudativ-allergische Diathese, allergische Diathese, dyskratische Diathese, katarrhalisch-rheumatische Konstitution.

Gegenanzeigen: H 2, H 4, s. S. 160

Gewebemittel 11 Rhus toxicodendron cp wird vorwiegend eingesetzt bei

- Muskel- und Gelenkrheumatismus, Gicht
- (chronischen) Dermatosen
- zur Säureregulation
- Diathesen (harnsaure, exsudative, allergische, dyskratische Diathese).

Gewebemittel 12 Sanguinaria cp
(G1 + Ad1 + Atropa belladonna / Entzündungen)

Das Gewebemittel 12 Sanguinaria cp (G12) enthält neben dem Gewebemittel 1 Caulophyllum cp und dem Adermittel 1 Avena cp eine spagirische Zubereitung von

Atropa belladonna Tollkirsche	akute Entzündungen des Mund- und Rachenraums, der Ohren, Augen; Fieber, Schmerzen, Krampfzustände

Entsprechend seiner Zusammensetzung wird Gewebemittel 12 Sanguinaria cp bei akuten entzündlichen Erkrankungsformen der Schleimhäute und Drüsen eingesetzt. Hinweisend auf Gewebemittel 12 Sanguinaria cp kann dabei ein Pulsus exundans der chinesischen Pulsdiagnose oder ein Pulsus magnus sein. Aufgrund des Gehaltes von Gewebemittel 1 Caulophyllum cp ist es besonders wirksam bei Entzündungen im Bereich der weiblichen Unterleibsorgane.

Die **Zielorgane** und **-systeme** von Gewebemittel 12 Sanguinaria cp sind nach Krauß:

- arterielles System (s. Adermittel 1 Avena cp, S. 77ff.)
- Schleimhäute und Drüsen
- weibliche Geschlechtsorgane (s. Gewebemittel 1 Caulophyllum cp, S. 105ff.)

Als **Anwendungsgebiete** von Gewebemittel 12 Sanguinaria cp gelten:

- Entzündungen, insbesondere der Drüsen und Schleimhäute, Hirnhautreizung
- arterielles System (Apoplexprophylaxe), Kongestionen (auch klimakterische)
- Karbunkel, Furunkel im ersten entzündlichen Stadium (später an Gewebemittel 7 Millefolium cp denken!)
- Erkrankungen der weiblichen Unterleibsorgane, z. B. Metritis, Endometriose, Adnexitis (vor allem im Wechsel mit Gewebemittel 1 Caulophyllum cp)
- Bei Uterusblutungen hat sich die Kombination von Gewebemittel 12 Sanguinaria cp mit Capsella cp-Fluid bewährt. Dazu gibt man 5 Globuli Gewebemittel 12 Sanguinaria cp mit einem Tropfen Capsella cp-Fluid in ein Glas Wasser und lässt diese Lösung über den Tag verteilt teelöffelweise einnehmen.

Augendiagnostische Hinweise:
Kongestionsfurchen mit und ohne ektasierter Krausenzone [Hemm, 1998].

Gegenanzeigen: H 2, s. S. 160

Gewebemittel 12 Sanguinaria cp wird vorwiegend eingesetzt bei

- Entzündungen und Kongestionen.

Gewebemittel 13 Ailanthus cp
(Rachen, Mandeln, Kehlkopf)

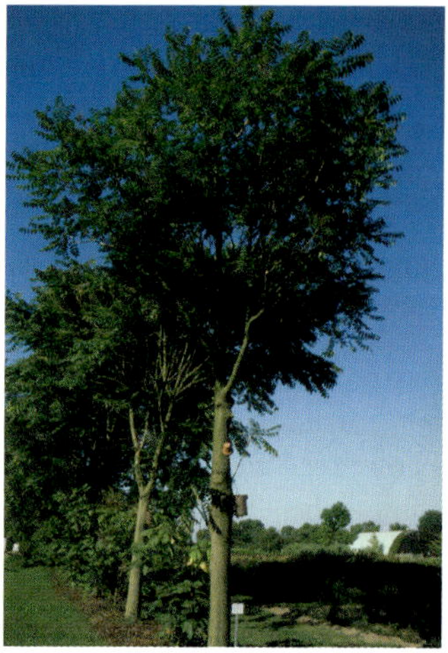

Abb. 16: Ailanthus glandulosa

Das Gewebemittel 13 Ailanthus cp (G13) enthält neben dem Gewebemittel-Grundkomplex spagirische Zubereitungen von

Ailanthus glandulosa Götterbaum	Entzündungen des Rachenraums, Lymphdrüsenschwellungen, Diphtherie, Scharlach, septische Zustände
Atropa belladonna Tollkirsche	akute Entzündungen des Mund- und Rachenraums, der Ohren und Augen; Fieber, Schmerzen, Krampfzustände

Die **Zielorgane** von Gewebemittel 13 Ailanthus cp sind nach Krauß:

- Rachen (Waldeyerscher Rachenring)
- Drüsen
- Schleimhäute

Als **Anwendungsgebiete** von Gewebemittel 13 Ailanthus cp sind zu nennen:

- Entzündungen und Katarrhe von Rachen, Mandeln, Kehlkopf; z. B. Tonsillitis, Laryngitis und Pharyngitis, Rachengeschwüre; begleitend auch bei Diphtherie, Krupp, Pseudokrupp, Abszess

- Heiserkeit
- Räusperzwang
- Nasennebenhöhlenentzündungen

Gewebemittel 13 Ailanthus cp ist vor allem bei katarrhalischen und entzündlichen Erkrankungen des Rachens, der Tonsillen und des Kehlkopfes indiziert. Bei Tonsillitis und Pseudokrupp hat sich dabei besonders die Kombination von Gewebemittel 13 Ailanthus cp mit Lymphmittel 1 Echinacea bewährt (s. auch Gewebemittel 14 Belladonna cp). Bei trockenem Husten kann zudem Brustmittel 3 Drosera cp (s. S. 88f.) ergänzt werden.

Zur weiteren Unterstützung kann man auch noch mit Fluiden gurgeln lassen (ca. 20 Tropfen auf $^1/_4$ l Wasser):

- bei akuter Entzündung mit Capsella cp-Fluid (s. S. 141ff.)
- bei eitrigen Belägen mit Populus cp-Fluid (s. S. 145ff.)

Wenn bei einem Patienten immer wieder katarrhalische Infekte auftreten, sollte auch an die Behandlung einer lymphatischen Diathese mittels Lymphmittel 1 Echinacea cp (s. S. 72f.) und Konstitutionsmittel 1 Thuja cp (s. S. 132ff.) gedacht werden.

Aus naturheilkundlicher Sicht bietet Gewebemittel 13 Ailanthus cp bei Infektionen im HNO-Bereich den Vorteil, dass es die Abwehr an- und nicht „aufregt".

Gegenanzeigen: H 2, s. S. 160

> Gewebemittel 13 Ailanthus cp wird vorwiegend eingesetzt bei
>
> - Entzündungen und Katarrhen von Rachen, Mandeln und Kehlkopf.

Gewebemittel 14 Belladonna cp (G13 + Ad3 + Fb1)

Gewebemittel 14 Belladonna cp (G14) hat im Wesentlichen einen sehr ähnlichen Wirkungskreis wie Gewebemittel 13 Ailanthus cp. Allerdings wird es wie das namensgebende *Atropa belladonna* in der Homöopathie vor allem bei Entzündungen von Rachen und Kehlkopf **mit Fieber** eingesetzt. Für diesen Aspekt der Wirkung ist vor allem das Fieber- und Nervenmittel 1 Aconitum cp verantwortlich. Gewebemittel 14 Belladonna cp wird gegenüber Gewebemittel 13 Ailanthus cp immer dann bevorzugt, wenn die Entzündungen besonders stark ausgeprägt sind, so z. B. bei Eiterungen oder hochgradiger Heiserkeit. Bei akuter Mandelentzündung empfiehlt Fritzner-Wesche [1975] die Kombination mit Lymphmittel 1 Echinacea cp.

Als **Anwendungsgebiete** von Gewebemittel 14 Belladonna cp gelten daher:

- Entzündungen von Rachen, Mandeln und Kehlkopf, mit
  - Eiterungen oder
  - Fieber
- hochgradige Heiserkeit, Schluckbeschwerden
- absteigende Katarrhe
- Nasennebenhöhlenentzündung

Gegenanzeigen: H 2, s. S. 160

> Gewebemittel 14 Belladonna cp wird vorwiegend eingesetzt bei
>
> - fieberhaften und eitrigen Entzündungen von Rachen, Mandeln und Kehlkopf.

Gewebemittel 15 Condurango cp (Magen, Brüche)

Das Gewebemittel 15 Condurango cp (G15) enthält neben dem Gewebemittel-Grundkomplex spagirische Zubereitungen von

Marsdenia condurango Condurangorinde	Magenleiden, Appetitlosigkeit, Kachexie, Dyskrasie
Strychnos nux-vomica Brechnuss	Entzündungen von Magen und Darm, Durchfall, Krampfneigung, nervöse Leiden

Die **Zielorgane** von Gewebemittel 15 Condurango cp sind nach Krauß:

- Magen
- Nabel
- Bauchfell

Als **Anwendungsgebiete** von Gewebemittel 15 Condurango cp sind zu nennen:

- chronische Magenerkrankungen, z. B. Gastritis (evtl. mit Stoffwechselmittel 10 Centaurium cp), chronischer Reizmagen, Refluxbeschwerden, Ulcus ventriculi, Magenerweiterung, Magensenkung, Helicobacter (Campylobacter) pylori
- Ulcus duodeni, Darmgeschwüre
- frische Hernien und Nabelbrüche; Neigung zu Eingeweidebrüchen
- Senkungen der Bauchorgane
- in einigen Fällen auch bei Pankreasstörungen

Gewebemittel 15 Condurango cp ist bei allen Schädigungen der Magenschleimhaut angezeigt. In der Wirkung ergänzt es sich gut mit Stoffwechselmittel 1 Cochlearia cp.

Bei chronischen Magengeschwüren ist z. B. folgende Rezeptur hilfreich:

> Gewebemittel 15 Condurango cp
> + Stoffwechselmittel 1 Cochlearia cp
> + Adermittel 3 Hydrastis cp
>
> } Gewebemittel 16 Nux vomica cp
>
> + Lymphmittel 1 Echinacea cp
> + Konstitutionsmittel 1 Thuja cp
> + Populus cp-Fluid
>
> Die Einnahme sollte 3-mal täglich 15 Minuten vor dem Essen erfolgen.

Aus naturheilkundlicher Sicht wirkt Gewebemittel 15 Condurango cp in erster Linie gegen Magentrocknung und -verhärtung. Demnach wird es bei chronischen Magenerkrankungen mit Neigung zu Atrophie und Verhärtung, aber auch bei Gewebsatonie eingesetzt.

Bei frischen Hernien kann Gewebemittel 15 Condurango cp zur Festigung des elastischen Bindegewebes beitragen. Äußerlich sollte die Behandlung unbedingt durch einen Bruchverband mit Rhododendron cp-Salbe S ergänzt werden. Zur äußerlichen Anwendung kann man außerdem eine Salbe mit Gewebemittel 15 Condurango cp (20 Globuli auf 10 g Salbe) herstellen lassen.

Augendiagnostische Hinweise:
Verformungen des Sphinkter pupillae, ektasierte Krausenzone [Hemm, 1998]. Iriszeichen in der zweiten kleinen Region, Substanzzeichen in der Krausenzone und humoralen Region.

Gegenanzeigen: H 2, s. S. 160

> Gewebemittel 15 Condurango cp wird vorwiegend eingesetzt bei
>
> - chronischen Magenerkrankungen
> - Erschlaffungszuständen des Magens.

Gewebemittel 16 Nux vomica cp (G15 + St1 + Ad3)

Gemäß seiner Zusammensetzung ähnelt Gewebemittel 16 Nux vomica cp auch in seiner Wirkung dem Gewebemittel 15 Condurango cp. Gewebemittel 16 Nux vomica cp wird vorwiegend bei stark ausgeprägten Magenbeschwerden eingesetzt, insbesondere dann, wenn es infolge der Erkrankung schon zu Anämie oder Kachexie gekommen ist.

Hier wirkt es kräftigend durch Adermittel 3 Hydrastis cp und appetitanregend durch Stoffwechselmittel 1 Cochlearia cp.

Die **Zielorgane** von Gewebemittel 16 Nux vomica cp sind nach Krauß:

- Magen (Schleimhaut, Drüsen, Magenwand)
- Nabel
- Bauchfell

Als **Anwendungsgebiete** von Gewebemittel 16 Nux vomica cp gelten:

- chronische (und akute) Magenerkrankungen
- Übelkeit
- schwere Magenerkrankungen (z. B. chronische Gastritis, Ulkus) mit Blutarmut, Kachexie und Stoffwechselstörungen; Magenkrebs
- Auch wenn das typische Einsatzgebiet von Gewebemittel 16 Nux vomica cp eher die chronischen Magenerkrankungen sind, hat es sich auch bei akuten Beschwerden bewährt. So kann man z. B. beim „Kater" alle 10 Minuten 5 Globuli verabreichen.

Gegenanzeigen: H 2, s. S. 160

Gewebemittel 16 Nux vomica cp wird vorwiegend eingesetzt bei

- chronischen Magenbeschwerden und als
- „Managermittel".

Gewebemittel 17 Rhus aromatica cp (Blasenschließmuskel)

Das Gewebemittel 17 Rhus aromatica cp (G17) enthält neben dem Gewebemittel-Grundkomplex spagirische Zubereitungen von

Populus tremula Zitterpappel	chronischer Bronchialkatarrh, Enuresis, Prostata-Beschwerden, Blut- und Lymphstauung im kleinen Becken
Rhus aromatica Gewürzsumach	Blasenmuskelschwäche, Bettnässen

Gewebemittel 17 Rhus aromatica cp wird bei Blasenentleerungsstörungen eingesetzt. Je nachdem, ob die Blasenentleerung gefördert oder gehemmt werden soll, wird Gewebemittel 17 Rhus aromatica cp in der D4 oder der D10 verabreicht.

In der Potenz **D4** wird es angewendet bei Harnverhaltung. Hier kann die Wirkung durch Einreibungen in der Blasengegend mit Sambucus cp-Salbe S unterstützt werden.

In der Potenz **D10** ist es vor allem bei Harndrang und Bettnässen angezeigt. In dieser Potenz sollte Gewebemittel 17 Rhus aromatica cp niedrig dosiert werden (z. B. 3-mal täglich 2–3 Globuli im Mund zergehen lassen). Besonders bewährt hat sich bei Enuresis die Kombination mit Ferrum phosphoricum D12 biochemisch.

Gewebemittel 17 Rhus aromatica cp **D4** wird vorwiegend eingesetzt bei

- Blasenentleerungsstörungen und Harnverhaltung.

Gewebemittel 17 Rhus aromatica cp **D10** wird vorwiegend eingesetzt bei

- Harninkontinenz, Enuresis, Reizblase, Blasenhalshypertrophie.

6.2.8 Die Konstitutionsmittel

Die Konstitutionsmittel sind Umstimmungsmittel, die vor allem zur Unterstützung bei chronischen und rezidivierenden Leiden eingesetzt werden. Mit ihrer Hilfe kann man also sehr grundlegend therapieren und schon die Neigung zu bestimmten Erkrankungen beeinflussen.

Alle Konstitutionsmittel enthalten einen gemeinsamen Grundkomplex, der gleichzeitig dem Konstitutionsmittel 1 Thuja cp entspricht. In ihm sind spagirische Aufbereitungen aus folgenden Pflanzen enthalten:

Althaea officinalis Echter Eibisch	Blasen- und Darmkatarrhe, Reizmilderung, Schleimlösung
Betula alba *syn. Betula pendula* Birke	Hautausschläge, Diuretikum, Anregung der Schweißproduktion
Clematis recta Waldrebe	Haut- und Schleimhauterkrankungen, Drüsenschwellungen
Eucalyptus globulus Eukalyptusbaum, Fieberbaum	Katarrhe der Atemwege, Erkrankungen der Nieren- und Harnwege, Magen- und Darmkatarrh
Myrtus communis Myrte	Schleimhauterkrankungen, chronischer Lungen- und Bronchialkatarrh
Populus tremula Zitterpappel	Blasenerkrankungen, chronischer Blasenkatarrh
Rosa canina Hundsrose, Hagerose, Hagebutte	Blasen- und Nierenleiden, Harngrieß, Steinleiden
Sarsaparilla von versch. Smilax-Arten stammend, bes. *Smilax utilis*	juckende Hautausschläge, Anregung von Harn-, Stuhl- und Schweißsekretion, Blutreinigung
Solanum dulcamara Bittersüßer Nachtschatten	Hautausschläge, Nesselsucht, Lymphdrüsenschwellungen, Blasen- und Darmkatarrh
Steffensia elongata Piper angustifolium	Blasen- und Harnröhrenkatarrh

Thuja occidentalis Lebensbaum	chronische Geschwüre an Haut und Schleimhäuten, Drüsenschwellungen, Harnwegsentzündungen
Tilia europaea Linde	Anregung der Harn- und Schweißsekretion
Veronica officinalis Echter Ehrenpreis	Leber-, Gallen-, Magen- und Darmerkrankungen, Stomachikum
Viburnum opulus Gemeiner Schneeball	Krämpfe, Dysmenorrhö
Vinca minor Immergrün	Ekzeme, Tonikum, Diuretikum, Styptikum

Insgesamt stehen fünf Konstitutionsmittel zur Verfügung. Unter diesen kann Konstitutionsmittel 1 Thuja cp als Grundmittel betrachtet werden. Bei den Konstitutionsmitteln 2 bis 5 handelt es sich dagegen um bewährte Kombinationen aus Konstitutionsmittel 1 Thuja cp mit anderen JSO-Komplex-Mitteln.

Die Bezeichnung „Konstitutionsmittel" sollte keineswegs den Eindruck vermitteln, dass nur diese JSO-Komplex-Mittel die Konstitution beeinflussen. Wie bereits beschrieben (s. S. 35) werden auch die anderen JSO-Komplex-Mittel bestimmten Konstitutionen zugeordnet. Die Konstitutionsmittel werden dabei unabhängig von der vorliegenden Konstitution zur Umstimmung ergänzt. Früher wurden sie auch als „Vererbungsmittel" bezeichnet, wodurch ihr Bezug zu hereditären Belastungen betont wurde.

Durch dauernde Einwirkung starker Schädigungen, besonders schwere Erkrankungen, starke psychische oder physische Belastungen, Umwelteinflüsse oder Mangelernährung kann die Konstitution eines Menschen verschlechtert werden. Auch anlagebedingte Schwächen und damit verbundene Störungen der Abwehrmechanismen können sich in lang andauernden und/oder häufig rezidivierenden Infekten sowie chronischen Stoffwechselstörungen äußern. Bei der Behandlung wirkt sich eine vegetative Umstimmung des Organismus und eine Anregung des Immunsystems mit gleichzeitiger Ausscheidung toxischer Stoffe sowie eine Belebung des Stoffwechsels sehr günstig aus. Die Bestandteile des Konstitutionsmittels ergänzen sich hinsichtlich dieser Wirkung. So kann durch den Grundkomplex z. B. das Lymphsystem beeinflusst, die Abwehr gestärkt, die Durchblutung gefördert, die Entschlackung forciert und eine vegetative Gesamtumschaltung und Änderung der Reaktionslage erreicht werden.

Hauptanwendungsgebiete der Konstitutionsmittel sind Erkrankungen der Drüsen, der Schleimhäute und der Haut. Dabei werden die Konstitutionsmittel in der Regel niedriger als die anderen Globulimittel dosiert. Üblicherweise verabreicht man 1- bis 3-mal täglich 5 Globuli. Wenn man z. B. bei chronisch Kranken verschiedene Mittel

3-mal täglich verabreicht, gibt man von dem Konstitutionsmittel nur einmal abends 5–7 Globuli dazu. In Ausnahmefällen kann jedoch auch eine höhere Dosierung (bis zu 3-mal täglich 10 Globuli) erforderlich sein. Dies gilt z. B. wenn ein Konstitutionsmittel als Hauptmittel gewählt wird (z. B. bei Neurodermitis möglich).

Konstitutionsmittel werden vorwiegend eingesetzt zur

- Umstimmung des Organismus, z. B. bei Stoffwechselerkrankungen und deren Folgen, u. a. auch bei chronischen Dermatosen und nach Impfungen.

Konstitutionsmittel 1 Thuja cp

Namensgebend für Konstitutionsmittel 1 Thuja cp (K1) ist der Lebensbaum, *Thuja occidentalis.* Konstitutionsmittel 1 Thuja cp ist das grundlegende Umstimmungsmittel der JKH. Wie die anderen Konstitutionsmittel wird es vor allem bei hartnäckigen, chronischen Erkrankungen eingesetzt. Hierzu gehören auch all die Erkrankungen, deren Neigung erblich bedingt ist, wie z. B. familiär bedingte Stoffwechselerkrankungen, Neigung zu Krebs und die erhöhte Anfälligkeit bestimmter Organe. An Konstitutionsmittel 1 Thuja cp sollte aber auch bei scheinbar lokal begrenzten Krankheiten gedacht werden, die in Wirklichkeit auf einer Allgemeinstörung beruhen. Dabei wird Konstitutionsmittel 1 Thuja cp immer mit anderen JSO-Komplex-Mitteln kombiniert!

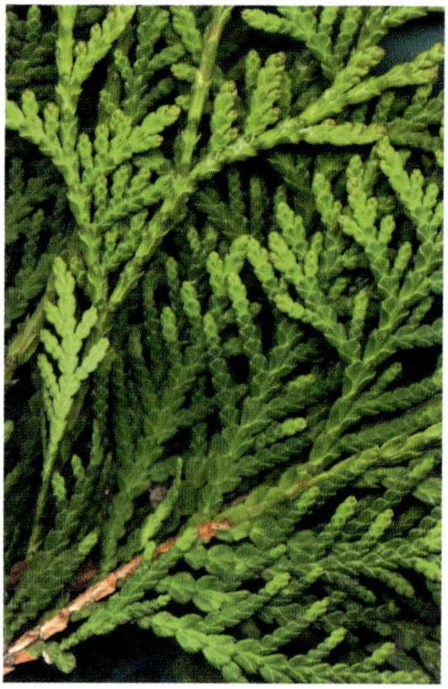

Abb. 17: Thuja occidentalis

Die **Zielorgane** und **-systeme** von Konstitutionsmittel 1 Thuja cp sind nach Krauß:

- Blut und Lymphe
- Drüsen und Schleimhäute
- Stoffwechsel
- Knochen, Muskel, Knorpel

Als **Anwendungsgebiete** von Konstitutionsmittel 1 Thuja cp gelten:

- chronische und anlagebedingte (vererbte) Erkrankungen, besonders wenn diese auf Störungen des Stoffwechsels, des Blutes oder der Lymphe beruhen

- Neigung zu Schleimhauterkrankungen
- Skrofulose, Lymphatismus
- Rachitis
- allgemein zur Verbesserung der Konstitution
- Dyskrasie
- chronische Blasenkatarrhe, chronische Hautausschläge
- Erkrankungen der Drüsen und Schleimhäute (z. B. Katarrhe der oberen Atemwege)
- Reaktionsmittel

Aus naturheilkundlicher Sicht ist Konstitutionsmittel 1 Thuja cp das „Basismittel" zur Therapie von ererbten oder erworbenen (z. B. Toxine, Impfungen) Schwächen einer „Organkonstitution" sowie chronischer Erkrankungen. Die Rezeptur wird dabei stets durch weitere JSO-Komplex-Mittel ergänzt, die auf das hauptsächlich betroffene Organ wirken! Da das Konstitutionsmittel 1 Thuja cp bevorzugt bei chronischen Erkrankungen eingesetzt wird, kann es besonders gut mit dem passenden Gewebemittel kombiniert werden, z. B.

Drüsen	Gewebemittel 1 Caulophyllum cp oder Gewebemittel 5 Conium cp
Blase	Gewebemittel 2 Equisetum cp
Niere	Gewebemittel 6 Vincetoxicum cp
Darm	Gewebemittel 10 Podophyllum cp oder Gewebemittel 2 Equisetum cp
Außerdem sind folgende Kombinationen zu empfehlen:	
chronisch	Adermittel 3 Hydrastis cp
Haut/Schleimhaut	Stoffwechselmittel 5 Berberis cp Lymphmittel (bei Polypen)

Einige dieser Kombinationen finden sich auch in den Konstitutionsmitteln 2 bis 5 wieder.

Augendiagnostische Hinweise:
Zeichen der Skrofulose. Zeichen der lymphatischen, lymphatisch-hyperplastischen, hydrogenoiden und sykotischen Konstitution. Zeichen der exsudativen Diathese. Dyskratische Diathese. Dunkle und helle Wolken, Tophi, Verfärbungen der humoralen Region, Rarefizierungen, Krypten [Hemm 1998]. Konstitutionsmittel 1 Thuja cp gilt als Basismittel bei Lumenphänomenen (Zeichen nosodischer Belastung).

Konstitutionsmittel 1 Thuja cp wird vorwiegend eingesetzt

- als Zusatzmittel bei chronischen Erkrankungen aufgrund von Stoffwechselstörungen, z. B. chronischen Dermatosen.

Konstitutionsmittel 2 Steffensia cp (K1 + St2 + G17 / Blase)

Durch seine Bestandteile Stoffwechselmittel 2 Lycopodium cp (Blase) und Gewebemittel 17 Rhus aromatica cp (Blasenschließmuskel) wird Konstitutionsmittel 2 Steffensia cp (K2) gewissermaßen zum Konstitutionsmittel für die Blase. Nach Krauß wirkt es dabei vor allem auf Harnblase und Harnröhre, wobei insbesondere deren Schleimhäute unterstützt werden. Durch diese Kombination wird Konstitutionsmittel 2 Steffensia cp zum Mittel der Wahl bei vielen chronischen Harn- und Blasenleiden, wie z. B. dem chronischen Blasenkatarrh. Konstitutionsmittel 2 Steffensia cp kann zudem als Ausscheidungsmittel über die Blase und als Mittel bei Nierenlymphatismus eingesetzt werden.

Gegenanzeigen: H 2, s. S. 160

Konstitutionsmittel 2 Steffensia cp wird vorwiegend eingesetzt bei

- chronischen Harnröhren- und Blasenleiden.

Konstitutionsmittel 3 Phytolacca cp
(K1 + Ad2 + G5 / Drüsen, Schleimhäute, Haut)

Die **Zielorgane** von Konstitutionsmittel 3 Phytolacca cp (K3) sind nach Krauß in erster Linie Drüsen und Schleimhäute. Dementsprechend wird Konstitutionsmittel 3 Phytolacca cp vor allem bei chronisch-entzündlichen Drüsen-, Haut- und Schleimhauterkrankungen eingesetzt. Hierzu gehört z. B. auch die chronische Varikosis mit Neigung zu Entzündungen.

Wenn die Entzündung zurückgeht, kann man häufig von Konstitutionsmittel 3 Phytolacca cp zu Gewebemittel 7 Millefolium cp wechseln, welches die Bestandteile Adermittel 2 Hamamelis cp und Gewebemittel 5 Conium cp ohne Konstitutionsmittel 1 Thuja cp enthält.

Augendiagnostische Hinweise:
Zeichen in der aktiven und passiven Schleimhautregion. Sykotische Konstitution, lymphatisch-hypoplastische Konstitution. Ektasierte Krausenzone [Hemm, 1998].

Gegenanzeigen: H 2, s. S. 160

Konstitutionsmittel 3 Phytolacca cp wird vorwiegend eingesetzt bei

- chronisch-entzündlichen Erkrankungen der Haut, der Schleimhäute und der Drüsen
- Rheumatismus als Folge von Infekten z. B. des Halses (Waldeyer-Rachenring).

Konstitutionsmittel 4 Clematis cp (K1 + Ad2 + W1 / Haut)

Konstitutionsmittel 4 Clematis cp (K4) wird ähnlich wie Konstitutionsmittel 3 Phytolacca cp vorwiegend bei chronischen Hauterkrankungen eingesetzt. Dabei ist Konstitutionsmittel 4 Clematis cp bei solchen Hauterkrankungen angezeigt, die zu Eiterungen und zur Geschwürbildung neigen. Hier wirkt es auch gegen akute Entzündungsvorgänge (sykotischer Natur). Zur Behandlung von Hauterkrankungen und Geschwüren bietet sich oft auch die äußerliche Anwendung an, bei der Konstitutionsmittel 4 Clematis cp mit Populus cp-Fluid (gegen Entzündungen) und Sambucus cp-Fluid (u. a. gegen Juckreiz) kombiniert werden kann.

Konstitutionsmittel 4 Clematis cp wird vorwiegend eingesetzt bei

- chronischen Haut- und Schleimhauterkrankungen, Eiterungen und Geschwüren.

Konstitutionsmittel 5 Vinca minor cp (K1 + Ad3 + St5 + G3 / Haut)

In seinem Wirkungsbereich weist Konstitutionsmittel 5 Vinca minor cp (K5) ebenfalls Ähnlichkeiten mit Konstitutionsmittel 3 Phytolacca cp auf. Aufgrund seiner Zusammensetzung wird Konstitutionsmittel 5 Vinca minor cp vor allem bei chronischen Hautausschlägen und Flechten eingesetzt.

Konstitutionsmittel 5 Vinca minor cp wird sowohl innerlich als auch äußerlich in Form von Salben und Umschlägen angewendet, wobei die äußerliche Anwendung in der Regel bevorzugt wird.

Bei **Psoriasis vulgaris** kann man Konstitutionsmittel 5 innerlich zusammen mit Lymphmittel 1 Echinacea cp und Sambucus cp-Fluid verabreichen. Bei **Neurodermitis** wird die Kombination mit Lymphmittel 1 Echinacea cp und Darmmittel 1 Allium cp empfohlen. Der Erwachsene nimmt 3-mal täglich 10 Globuli, innerlich; bei Kindern dosiert man entsprechend niedriger, z. B. 3-mal 3 Globuli bei Zwei- bis Dreijährigen. Die angegebene Rezeptur kann zudem durch Stoffwechselmittel 3 Scrophularia cp (Haut) und Populus cp-Fluid (Entzündungen) ergänzt werden.

Sollte die Wirkung von Konstitutionsmittel 5 Vinca minor cp bei Neurodermitis zu stark erscheinen, kann man seine Bestandteile auch einzeln verabreichen. In diesem Fall hat man dann die Möglichkeit, Konstitutionsmittel 1 Thuja cp niedriger zu dosieren oder es durch Lymphmittel 1 Echinacea cp zu ersetzen.

Augendiagnostische Hinweise:
Psorische Konstitution, dunkle sechste Region, Ekzemflocken [Hemm, 1998].

Gegenanzeigen: H 2, s. S. 160

Konstitutionsmittel 5 Vinca minor cp wird vorwiegend eingesetzt bei

- chronischen Hautausschlägen, z. B. Ekzemen
- harnsaurer Diathese, exsudativ-allergischer Diathese.

6.3 Die Fluide

Die fünf Fluide nehmen unter den JSO-Komplex-Mitteln eine gewisse Sonderstellung ein. Durch ihre flüssige Form wird die äußerliche Anwendung erleichtert (z. B. als Einreibungen, Umschläge), die bei den Fluiden wegen ihrer guten Wirkung über die Haut eine besonders große Rolle spielt. Zur lokalen und äußerlichen Anwendung stehen darüber hinaus Salben zur Verfügung.

Grundsätzlich werden die Fluide zur Regulation von **nervösen Störungen** bzw. zur **Kreislaufregulation** eingesetzt, wobei sie fast immer mit Globulimitteln der JKH kombiniert werden. Insgesamt wirken die Fluide dabei mehr feinstofflich („Kraftwechsel") als die Globulimittel („Stoffwechsel"). Durch die Regulation der energetischen Situation schaffen die Fluide die Voraussetzung für einen intakten Stoffumsatz („Der Kraftwechsel kommt vor dem Stoffwechsel.").

Die Vorläufer der heutigen Fluide sind fünf elektrohomöopathische Mittel, die Mattei aufgrund ihrer schnellen und beeindruckenden Wirkung „Elektrizitätsmittel" nannte. In Indien und Pakistan, wo elektrohomöopathische Mittel sehr verbreitet sind, ist diese Bezeichnung bis heute üblich. Zur besseren Unterscheidung wurden die Fluide von Mattei nach Farben benannt, in denen sie zwischenzeitlich sogar gefärbt waren. Auch wenn die Fluid-Lösungen der JKH an sich farblos sind, spiegeln sich die alten Farbbezeichnungen noch heute in der Verpackung wieder und lassen sich wie folgt zuordnen:

Capsella cp-Fluid	blaues Fluid
Populus cp-Fluid	grünes Fluid
Sambucus cp-Fluid	gelbes Fluid
Rhododendron cp-Fluid	rotes Fluid
Viscum album cp-Fluid S	weißes Fluid

Die Farben sind dabei entsprechend der Wirkung (z. B. rot: anregend) ausgewählt. Krauß verweist in diesem Zusammenhang auf die Farblehre des Amerikaners Babbit [1878].

Wichtig für das Verständnis der Fluidwirkung ist das **Polaritätsprinzip**, welches sich überall in der Natur wiederfindet. Es begegnet uns in den kleinsten Bausteinen (Polarität der Atomstruktur) bis zum ganzen Organismus. Besonders deutlich wird die Polarität beim Nervensystem, dessen Aktivität von entgegengesetzten Ladungen abhängt und das in sich polar aufgebaut ist (Antagonismus von Sympathikus und Parasympathikus, erregende und hemmende Synapsen usw.).

Nach dem Polaritätsprinzip kann man Krankheiten auch als Störung des Gleichgewichts zwischen entgegengesetzten Funktionen auffassen. So lassen sich Entzündungen und Krämpfe als „positive" Zustände verstehen, bei denen zu viel Energie bzw. Kraft vorliegt. Eine Degeneration entspricht nach dieser Betrachtung dagegen einem „negativen" Zustand. Hier liegt also eine Anhäufung des negativen Kraftprinzips bzw. ein Energiemangel vor. Weitere Beispiele sind in der folgenden Tabelle zusammengefasst:

„negative" Zustände	**„positive" Zustände**
• Neuralgien	• Krämpfe
• Lähmungen	• Koliken
• Schwächezustände, Rekonvaleszenz	• kongestive und fieberhafte Erkrankungen
• Blutverteilungsstörungen	• akute Entzündungen
• Mangeldurchblutungen	• Anschoppungen
• Atrophien, Unterernährung einzelner Gewebe	• Geschwüre, (Wucherungen)
• nervöse Erschlaffung und damit verbundene Erkrankungen	

Mit den Fluiden kann man solche Regulationsstörungen im Organismus ausgleichen. Da den meisten Erkrankungen eine regulative Dystonie zugrunde liegt, werden die Fluide bei fast jeder Therapie ergänzend oder als Hauptmittel eingesetzt. Sie haben dabei entweder eine anregende, belebende oder eine hemmende, beruhigende Wirkung, wobei die Wirkung wie beim Capsella cp-Fluid stark von der Dosierung abhängen kann.

Aus naturheilkundlicher Sicht ist das Gleichgewicht von Sensibilität (Reizaufnahme; Yin) und Irritabilität (Reizbeantwortung; Yang) von besonderer Bedeutung. Träger dieses Gleichgewichts ist das vegetative System[1], bei dessen Störung es zur „vegetativen Dystonie" kommt. Die Pulsation der Pupille ist dabei ein wichtiges Zeichen, das den aktuellen Zustand des vegetativen Systems (hier Parasympathikus – Sympathikus) er-

[1] Unter dem vegetativen System soll an dieser Stelle das nervöse und das endokrine vegetative System verstanden werden (also nicht nur das vegetative Nervensystem, auf das sich die Schulmedizin mit dem Ausdruck „Vegetativum" bezieht).

schließt. Weitere Hinweise liefert die Pulsdiagnose. So zeigt z. B. ein Pulsus brevis eine verminderte Erregbarkeit / Irritabilität an.

In welcher Weise die einzelnen Fluide hierbei gezielt eingesetzt werden können, wird aus der folgenden Tabelle ersichtlich:

negativ (–)	**positiv (+)**
Sensibilität	
Sambucus cp-Fluid	*Rhododendron cp-Fluid*
• Sensibilität erhöht • Roborans nervosum → Spasmolyse • wirkt auf den Parasympathikus	• Sensibilität erniedrigt • Tonikum nervosum → Tonussteigerung • wirkt auf den Sympathikus
Kraftvermittler	
+/– *Viscum album cp-Fluid S* • Ausgleich	
Irritabilität	
Populus cp-Fluid	*Capsella cp-Fluid*
• venöses (und lymphatisches) System Venen-Tonus • entsorgender Aspekt	• arterielles System Arterien-Tonus • Hämostyptikum

Danach kann man Sambucus cp-Fluid und Rhododendron cp-Fluid sowie Populus cp-Fluid und Capsella cp-Fluid als gegensätzliche Paare auffassen. Im Gegensatz zu diesen vier Fluiden gilt das Viscum album cp-Fluid S als neutral. Es wird daher vor allem zum Ausgleich eingesetzt. Bei der gemeinsamen Gabe verschiedener Fluide sollte man darauf achten, dass nicht Fluide entgegengesetzter Polarität kombiniert werden, da sonst die Wirkung abgeschwächt wird. Wie man mit den Fluiden gezielt die Sensibilität und Irritabilität regulieren kann, soll an einem Beispiel veranschaulicht werden:

Bei verminderter Sensibilität kommt es zur Nervenschwäche und zu verminderter Lebenskraft. Diese zeigt sich beim Gefäßsystem z. B. als weicher, leicht unterdrückbarer, langsamer Puls (mollis, debilis, rarus).[1] Bei der Augendiagnose können Radiärfur-

[1] Bei reizbarer Schwäche ist der Puls zuweilen auch beschleunigt.

chen (Astheniefurchen) hinweisend sein [Broy, 1992]. Es liegt also in gewisser Weise ein schlaffer, negativer Zustand vor. Das Fluid der Wahl ist hier das Rhododendron cp-Fluid, da es positiv (und damit ausgleichend) auf die Sensibilität wirkt.

Im Fall einer akuten Erkrankung besteht häufig eine erhöhte Reizempfindlichkeit, die durch den hemmenden, beruhigenden Einfluss von Fluiden gemindert werden kann. Bei chronischen Erkrankungen ist dagegen oft eine verminderte Reizempfindlichkeit gegeben, so dass durch den anregenden Einfluss von Fluiden die Reaktionsbereitschaft des Körpers erhöht werden kann.

Im Folgenden werden einige augendiagnostische Hinweise für den Einsatz der Fluide im Hinblick auf Sensibilität und Irritabilität aufgeführt:

Sambucus cp-Fluid

Zeichen für die erhöhte Sensibilität

- Aufhellungen
- Großpupille
- enge Krausenzone
- Reizradiären
- Zick-Zack-Radiären
- Neuroblitze

Rhododendron cp-Fluid

Zeichen für die erniedrigte Sensibilität

- Abdunkelungen, Dunkellinien
- Kleinpupille
- weite Krausenzone
- Radiärfurchen
- Solarstrahlen
- Keilzeichen

Capsella cp-Fluid

Irritabilität erhöht oder erniedrigt (je nach Dosierung)

- Pupillensaumverdickung:
  einfacher hypertrophischer Pupillensaum
  „Nachtwächterring“
- Reizradiären:
  einfache Reizradiären
  Zick-Zack-Radiären
- Aktualisierungszeichen
  Silberfaden
- Kongestionsfurchen

Populus cp-Fluid

Irritabilität erniedrigt

- Transversalen:
  einfache oder aufsteigende Transversale
  klassische Stauungstransversale
  Gabeltransversale
  Sacktransversale
  stark verzweigte Transversalen
- Partielle Krausenausbuchtung nach unten
- Schwellungszeichen
- Tophi

Die energetische Lehre, auf der Krauß und Mattei aufbauen, stammt von Karl von Reichenbach [verschiedene Werke um 1850, Ausgabe von 1955]. Dieser sprach von dem so genannten „Od“, der Lebenskraft (s. auch Kapitel 4.4), die in allem wohnt und die nach polaren Gesetzen wirkt. Am gesunden Menschen fand von Reichenbach positive und negative Zonen, die er entsprechend den Körperachsen wie folgt zuordnete:

negativ (–)	**positiv** (+)
oben / zum Kopf hin	unten / zu den Füßen hin
rechte Körperhälfte	linke Körperhälfte
hinten	vorne

Die Ergebnisse von Reichenbachs wurden später durch zwei französische Ärzte (Charazain und Dècle, 1886) bei Untersuchungen mit Magneten und Elektroden bestätigt und erweitert. Zeitweise wurden die Fluide äußerlich entsprechend dieser Ergebnisse angewendet, wobei immer das Fluid der entgegengesetzten Polarität zum Ausgleich eingesetzt wurde. Die lokale Anwendung der Fluide ist heute noch von Bedeutung bei der Anwendung an Akupunkturpunkten, Reflexzonen oder den Head-Zonen. Nähere Hinweise hierzu finden sich in Kapitel 7.3.2. Weitere Beschreibungen der Fluidwirkung im Hinblick auf das Od finden sich in den Grundgesetzen von Krauß [14. Auflage, 1997] sowie bei Rentsch [1998].

Gegenanzeigen: H 6, s. S. 160, gilt aufgrund des Alkoholgehaltes für alle Fluide.

Die Fluide werden vorwiegend eingesetzt bei

- (nervösen) Regulationsstörungen
- zur Unterstützung bei fast allen Erkrankungen.

Capsella cp-Fluid
(Arterien-Tonus, Blutungen)

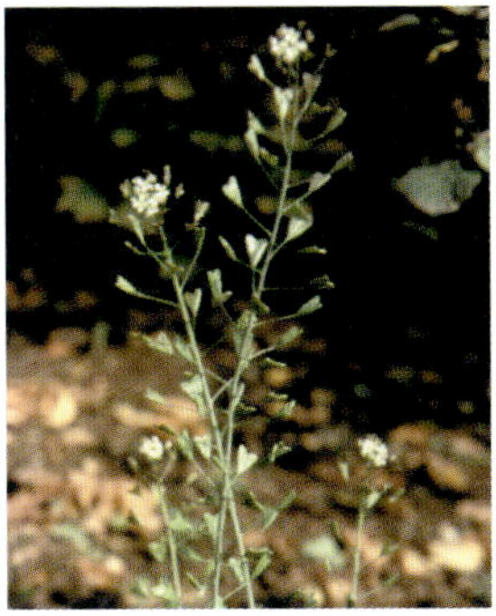

Abb. 18: Capsella bursa-pastoris

Im Capsella cp-Fluid sind spagirische Aufbereitungen aus folgenden Pflanzen enthalten:

Capsella bursa-pastoris Hirtentäschel	Blutdruckstörungen, blutstillende Wirkung auf äußere und innere Blutungen, Entzündungen
Cinchona calisaya Königschinarinde	Störungen des Blut- und Gefäßsystems, Leber- und Milzstörungen, Nervensystem
Ervum lens Linse	Wassersucht, Leberstörungen
Pinus maritima Strandkiefer	entzündliche Zustände der Atmungsorgane, blutreinigend
Pinus nigra Schwarzkiefer	Bradykardie, Tachykardie, entzündliche Zustände der Atmungsorgane, Adstringens
Salvia officinalis Garten- oder Edelsalbei	Nervenschwäche, Entzündungen im Rachenraum
Salvia sclarea Muskatellersalbei	Krämpfe, Menorrhagien, Nervensystem

Schon der namensgebende Bestandteil, *Capsella bursa-pastoris*, das Hirtentäschelkraut, deutet auf die Wirkung von Capsella cp-Fluid bei Blutungen hin. Tatsächlich ist das **Zielorgan** bzw. **-system** von Capsella cp-Fluid nach Krauß das arterielle System. In dieser Hinsicht ist Capsella cp-Fluid also dem Adermittel 1 Avena cp ähnlich, wobei sich die Wirkung von Capsella cp-Fluid mehr auf die Gefäßnerven und -muskeln und damit den Arterien-Tonus richtet.

Capsella cp-Fluid kann sowohl innerlich als auch äußerlich für Umschläge (ein Esslöffel in einem Liter Wasser), z. B. bei Entzündungen, angewendet werden. Dabei ist jedoch stets auf die Dosierung zu achten:

Zur **schwachen Dosierung** verdünnt man üblicherweise 1–3 Tropfen Capsella cp-Fluid in $^1/_8$ l Wasser und lässt dieses über den Tag verteilt trinken. In schwachen Dosen beruhigt Capsella cp-Fluid die Herztätigkeit und wird vorwiegend bei Blutungen und akuten Entzündungen eingesetzt. Hierzu gehören z. B. Nasen-, Hämorrhoidal- und Menstruationsblutungen (Hypermenorrhö). Bei akuten Blutungen lässt man von der verdünnten Lösung (1–3 Tropfen auf $^1/_8$ l Wasser) alle 5–15 Minuten schluckweise bis zum Eintritt einer Besserung einnehmen. Bei weniger akuten Zuständen kann die Einnahme in größeren Abständen erfolgen. Dabei sollte wie immer die Lösung vor dem Schlucken einige Zeit im Mund behalten werden. Generell gilt bei Blutungen die Faustregel, dass die Verdünnung umso höher sein muss, je stärker die Blutung ist. Bei stärkeren Blutungen kann man gute Erfolge erzielen, wenn man einen (!) Tropfen Capsella cp-Fluid in einem Liter Wasser löst!

Bei akuten, aktiven Blutungen ist die Kombination mit Adermittel 1 Avena cp D10 zu empfehlen, während bei Sickerblutungen (passiv) und blutenden Hämorrhoiden Adermittel 2 Hamamelis cp zu bevorzugen ist (jeweils 3 Globuli mit 3 Tropfen Capsella cp-Fluid in $^1/_8$ l Wasser lösen). Daher sollte bei blutenden und entzündeten Hämorrhoiden unbedingt auch an die Capsella cp-Hämorrhoidal-Salbe und -Zäpfchen gedacht werden, in denen die Wirkung von Capsella cp-Fluid noch durch Adermittel 2 Hamamelis cp (venöses System) und Gewebemittel 5 Conium cp (hier zur Kräftigung des Bindegewebes und zur Förderung des venösen Abflusses) unterstützt wird.

Zur Therapie des ersten Entzündungsstadiums lässt man 5–10 Tropfen Capsella cp-Fluid in $^1/_2$ l Wasser über den Tag verteilt trinken. Während Capsella cp-Fluid vor allem das Mittel für die akuten Entzündungen ist, kommt Populus cp-Fluid bevorzugt bei chronischen Entzündungen zum Einsatz. Bei Entzündungen im Mundraum kann man die beiden Mittel auch im Wechsel gurgeln lassen.

In **hohen Dosen** (üblich sind 3-mal täglich 5 Tropfen) regt Capsella cp-Fluid dagegen die Herztätigkeit an. Unverdünnt kann es so den Herzschlag beschleunigen und kräftigen (z. B. bei Myokardschwäche), das arterielle Gefäßsystem tonisieren und somit hypotone Regulationsstörungen ausgleichen. In dieser Form kommt es vor allem bei Herzschwäche und Durchblutungsstörungen zum Einsatz. Bei Herz- und Kreislaufschwäche sowie Blutdruckregulationsstörungen werden üblicherweise 3-mal täglich 5 Tropfen von Capsella cp-Fluid eingenommen. Bei akuter Kreislaufschwäche (Kollaps) empfiehlt sich zusätzlich die einmalige Verabreichung von 20 Tropfen. Zur Anregung der Herzaktivität kann Capsella cp-Fluid darüber hinaus äußerlich in der Herzgegend eingerieben werden.

Äußerlich wird Capsella cp-Fluid auch bei Blutungen 1:1 verdünnt in Form von Kompressen oder Tamponaden verabreicht.

Als **Anwendungsgebiete** von Capsella cp-Fluid gelten:

- Regulation der Herztätigkeit und des Kreislaufs
  (unverdünnt: anregend / verdünnt: beruhigend)
  - Hypotonie; 3- bis 4-mal täglich 5 Tropfen in einem Esslöffel Wasser oder auf die Zunge geben
  - **Kreislaufschwäche**; 3- bis 4-mal täglich 5 Tropfen, Capsella cp-Fluid zusätzlich äußerlich auf Herz und Oberbauch einreiben
    bei Kollaps: einmal 20 Tropfen
  - (essentielle) Hypertonie; verdünnt 5 Tropfen in $^1/_2$ l Wasser über den Tag verteilt trinken oder morgens 1–3 Tropfen unverdünnt einnehmen, besonders gut in Kombination mit Adermittel 1 Avena cp D10
  - Hyperämie und lokale arterielle Kongestionen (verdünnt)

- **Blutungen**; verdünnt: innerlich 3 Tropfen Capsella cp-Fluid in $^1/_4$ l Wasser schluckweise trinken; 1:1 verdünnt auch als Tamponade oder Kompresse, z. B. bei Nasenbluten
  u. a. frische Hämorrhoidalblutungen, Hypermenorrhö
- Verlustanämie; 3- bis 5-mal täglich 5 Tropfen auf ein Esslöffel Wasser, äußerlich in Herz- und Oberbauchgegend; dazu 3-mal täglich 10–15 Globuli Lymphmittel 2 Abrotanum cp
- **(akute) Entzündungen**, insbesondere (blutige) Schleimhautkatarrhe; verdünnt, z. B. bei Angina 15 Tropfen mit 10–15 Globuli Gewebemittel 14 Belladonna cp (oder Gewebemittel 13 Ailanthus cp) in $^1/_4$ l abgekochtem lauwarmen Wasser gelöst gurgeln; eventuell auch im Wechsel mit Populus cp-Fluid
- Prellungen, Quetschungen, Blutergüsse; Capsella cp-Salbe S oder 1 Esslöffel Capsella cp-Fluid in 1 l Wasser verdünnt als Umschläge anwenden
- klimakterische Beschwerden (starke Blutungen, Wallungen, Schweißausbrüche); schwache Dosierung: 1–3 Tropfen in $^1/_8$ l Wasser gelöst über den Tag verteilt trinken; vor allem mit Gewebemittel 1 Caulophyllum cp, Adermittel 1 Avena cp D10 und Fieber- und Nervenmittel 1 Aconitum cp D10

Augendiagnostische Hinweise:

Zeichen der gestörten Irritabilität: Pupillensaumverdickung, einfacher hypertrophischer Pupillensaum, „Nachtwächterring"; Reizradiären, einfache Reizradiären, Zick-Zack-Radiären; Aktualisierungszeichen, Silberfaden; Kongestionsfurchen.

Gegenanzeigen: H 1, H 6, s. S. 160

Unverdünnt wird Capsella cp-Fluid vorwiegend eingesetzt zur

- Tonisierung des arteriellen Systems (Herz- und Kreislaufschwäche, Hypotonie).

Übliche Dosierung: 3-mal täglich 5 Tropfen

Verdünnt wird Capsella cp-Fluid vorwiegend eingesetzt bei

- Blutungen
- akuten Entzündungen.

Übliche Dosierung: 1–3 Tropfen in $^1/_4$–1 l Wasser verdünnt über den Tag verteilt schluckweise trinken

Populus cp-Fluid (Venen-Tonus, chronische Entzündungen)

Im Populus cp-Fluid sind spagirische Aufbereitungen aus folgenden Pflanzen enthalten:

Althaea officinalis Echter Eibisch	Reizmilderung, Blasen- und Steinleiden, Darmkatarrh
Conium maculatum Gefleckter Schierling, Mäusekraut, Schwindelkraut	Haut- und Schleimhauterkrankungen, Drüsenschwellungen
Ervum lens Linse	Wassersucht, Geschwüre, Leber- und Gallenerkrankungen
Hamamelis virginiana Virginischer Zauberstrauch	Venenerkrankungen, Krampfadern, Blutungen, Drüsenerkrankungen
Phytolacca decandra *syn. Phytolacca americana* Kermesbeere	Geschwüre, Drüsenverhärtungen, Rheuma, Mandelentzündungen
Populus alba Silberpappel	Hämorrhoidalbeschwerden, Blasenleiden, Gicht
Populus tremula Zitterpappel	Blasenkatarrh
Sambucus nigra Schwarzer Holunder	Anregung der Schweißsekretion

Durch seine Wirkung auf das venöse System (Venen-Tonus) wird Populus cp-Fluid in gewisser Weise zum Gegenpol von Capsella cp-Fluid. Dementsprechend werden diesen Fluiden auch entgegengesetzte Polaritäten zugeordnet (Capsella cp-Fluid: Plus; Populus cp-Fluid: Minus). Im Gegensatz zu Capsella cp-Fluid muss beim Populus cp-Fluid jedoch nicht so sehr auf die Dosierung geachtet werden, weil der venöse und lymphatische Abfluss nicht zu stark gefördert werden kann. Beim Populus cp-Fluid wird daher in der Regel eher höher dosiert (z. B. 5-mal täglich 10 Tropfen).

Populus cp-Fluid wirkt in seiner Gesamtheit entzündungshemmend und beeinflusst gezielt venöse und lymphatische Stauungszustände sowie chronische Entzündungen der Haut und Schleimhäute. Grundsätzlich kann Populus cp-Fluid bei allen Stauungen und Stockungen eingesetzt werden.

Als **Anwendungsgebiete** von Populus cp-Fluid gelten:

- **venöse Stauungen** (Varikose, nicht blutende Hämorrhoiden)
- venöse Blutungen
- stauungsbedingte Verhärtungen, Ödeme, vergrößerte Lymphknoten etc., Hühneraugen und Warzen (betupfen mit Populus cp-Fluid)
- **chronische und eitrige Entzündungen** der Haut und Schleimhäute;
  z. B. der Darmschleimhäute, hartnäckige Rachenkatarrhe, (eitrige) Angina, Sinusitis, Zystitis
- (chronische) Eiterungen, Geschwüre (insbesondere Ulcus cruris), Abszesse, eitrige Akne, Fisteln (äußerlich als Fluid oder Salbe anwenden; innerlich sollte Gewebemittel 7 Millefolium cp ergänzt werden)
  Aphthen (unverdünnt mit Wattestäbchen betupfen)
- chronisch nässende Ekzeme (3-mal täglich 5 Tropfen zusammen mit Gewebemittel 3 Mezereum cp)
- chronische Entzündungen der Gallen- und Harnblase (Plexus solaris mit Populus cp-Fluid einreiben)
- Infektionen
- Parodontose (vor allem mit Gewebemittel 11 Rhus toxicodendron cp), Stomatitis, Gingivitis (1 Esslöffel in 1/4 l Wasser verdünnt für Spülungen verwenden oder Wattebausch mit unverdünntem Fluid auf die betroffenen Stellen legen und nach 2–3 Stunden wiederholen)
- Gicht, chronische rheumatoide Beschwerden
- Reaktionsmittel

Im Wesentlichen kann man sagen, dass Populus cp-Fluid auf die „absteigende" Lymphe (s. Kapitel 4.2) nach Krauß wirkt. So fördert es den Abtransport über Lymphe und Venen sowie die Ausscheidung von Schlacken und trägt somit auch zur Entgiftung bei. Dies ist sicher ein wesentlicher Grund für die große Bedeutung von Populus cp-Fluid bei zahlreichen Erkrankungen.

Ähnlich wie Sulfur in der Homöopathie kann Populus cp-Fluid in der Spagirik als **Reaktionsmittel** eingesetzt werden. Es ist also gerade dann hilfreich, wenn ein reaktionsarmes Leiden vorliegt, bei dem die Therapie keine Fortschritte macht.

Populus cp-Fluid kann bei allen Stauungen und deren Folgen eingesetzt werden. Bei nicht blutenden und entzündlichen Hämorrhoiden greift man in der Regel zu Populus cp-Hämorrhoidal-Salbe oder -Zäpfchen, die neben Populus cp-Fluid noch Adermittel 2 Hamamelis cp und Gewebemittel 5 Conium cp enthalten.

Bei Gelenkrheumatismus sollten 3-mal täglich 5 Tropfen innerlich angewendet werden. Die Therapie wird durch die Einnahme von Gewebemittel 11 Rhus toxicodendron cp (Rheuma) und Fieber- und Nervenmittel 1 Aconitum cp D10 (Entzündung) unterstützt.

Bei zahlreichen Entzündungen (z. B. Parotitis) kann Populus cp-Salbe S zusätzlich äußerlich eingerieben werden.

Beim Ulcus cruris wird eine Lösung aus 1 Esslöffel Populus cp-Fluid und 20 Globuli Gewebemittel 7 Millefolium cp in $^1/_4$ l Wasser nach Reinigung des Geschwürs als Kompresse direkt in die Wunde gelegt. Diese Behandlung wird fortgesetzt bis die Granulation einsetzt, dann schließt sich eine innerliche Behandlung an.

Bei Halsentzündungen gibt man 10 Tropfen Populus cp-Fluid in $^1/_4$ l Wasser verdünnt über den Tag verteilt schluckweise zu trinken. Mit einer Lösung von 30 Tropfen Populus cp-Fluid in $^1/_4$ l Wasser sollte bei der Angina mehrmals täglich gegurgelt und Halswickel angelegt werden. Bei einer Sinusitis kann man diese Lösung zum Spülen der Nase (durch die Nase aufsaugen) benutzen. Hier sollte die Stirnhöhlenregion zudem über Nacht mit Populus cp-Salbe S eingerieben werden. Bei beiden Erkrankungen wird Lymphmittel 1 Echinacea cp zur Stärkung der Abwehr innerlich ergänzt.

Im Allgemeinen genügen vom Populus cp-Fluid 3- bis 5-mal täglich 5–10 Tropfen auf die Zunge zur innerlichen Therapie. Populus cp-Fluid kann auch äußerlich für Bäder oder Umschläge (1 Esslöffel auf $^1/_4$ Liter Wasser) oder als Einreibung (unverdünnt oder 1:1 mit Wasser verdünnt) angewendet werden. Die Populus cp-Salbe S wird vorwiegend bei Krampfadern, Geschwüren, chronischen Gelenkentzündungen und Gewebsveränderungen eingesetzt. So fördert z. B. die Auflage eines Salbenläppchens mit Populus cp-Salbe S eine rasche Reifung und spontane Öffnung des Abszesses sowie eine narbenlose Abheilung.

Augendiagnostische Hinweise:

Zentrale Heterochromie. Psorische Konstitution [Hemm, 1998]. Zeichen der erniedrigten Irritabilität: Transversalen (einfache oder aufsteigende Transversalen, klassische Stauungstransversalen, Gabeltransversalen, Sacktransversalen, stark verzweigte Transversalen), partielle Krausenausbuchtung nach unten, Schwellungszeichen, Tophi.

Gegenanzeigen: H 6, s. S. 160

Populus cp-Fluid wird vorwiegend eingesetzt bei

- venösen Stauungszuständen
- chronischen Entzündungen.

Rhododendron cp-Fluid (Tonikum, Roborans, Antineuralgikum)

Im Rhododendron cp-Fluid sind spagirische Aufbereitungen aus folgenden Pflanzen enthalten:

Aconitum napellus Blauer Eisenhut	nervöse Störungen, Herz- und Kreislaufstörungen, neuralgische und rheumatische Schmerzen
Rhododendron ferrugineum Rostfarbene Alpenrose	Störungen des Nervensystems, Muskel- und Gelenkrheuma, Gicht, Neuralgien, Ischialgie
Rosa canina Hundsrose	Blasen- und Nierenleiden, Harngrieß, Steinleiden
Rosmarinus officinalis Rosmarin	Tonikum, Durchblutungsstörungen, chronische Gelenkentzündungen
Vitis vinifera Weinrebe	Diuretikum, innere Blutungen

Aus naturheilkundlicher Sicht stärkt Rhododendron cp-Fluid vor allem die Sensibilität bzw. Nervenkraft. Rhododendron cp-Fluid wirkt daher stark anregend: 5–10 Tropfen auf die Zunge wirken wie 1–2 Tassen Bohnenkaffee. Ideal ist Rhododendron cp-Fluid daher nach der Mittagspause, um die Konzentration zu erhalten (besonders in Verbindung mit Kalium phosphoricum D6 biochemisch). Aufgrund dieser Wirkung ist bei Rhododendron cp-Fluid ähnlich wie bei Capsella cp-Fluid die Dosierung zu beachten. Rhododendron cp-Fluid ist gewissermaßen ein schnelllebiges Mittel: Die Wirkung ist prompt, aber auch flüchtig, so dass häufige Gaben nötig sind. Für die hohe Dosierung verabreicht man z. B. 3- bis 7-mal täglich 2–5 Tropfen pur oder in Wasser. Bei Patienten, die zu nervöser Überreizung oder Hypertonie neigen, sollte Rhododendron cp-Fluid niedriger dosiert werden, da es sonst zu Überreaktionen kommen kann. Um die Empfindlichkeit des Patienten gegenüber Rhododendron cp-Fluid zu testen, kann man es zunächst auch nur äußerlich einreiben (z. B. 3 Tropfen in die Fußsohle). Vor dem Schlafengehen sollte Rhododendron cp-Fluid aufgrund seiner anregenden Wirkung grundsätzlich nicht eingenommen werden.

Rhododendron cp-Fluid kann auch äußerlich für Einreibungen oder Umschläge angewendet werden.

Als **Anwendungsgebiete** von Rhododendron cp-Fluid gelten:

- (schlaffe) Lähmungen und Atrophien, z. B. als Verletzungsfolge, Apoplex, Kinderlähmung (Einreibungen und Massagen mit Rhododendron cp-Salbe S oder Rhododendron cp-Fluid, z. B. mit 5 Tropfen an gelähmten Extremitäten nach Apoplex), insbesondere wenn die Lähmungen die rechte Körperhälfte betreffen

- chronische reaktionsarme Muskel- und Gelenkerkrankungen
- Neuralgien
- Sehnenscheidenentzündung (äußerlich als Salbe)
- Fersensporn (äußerliche Anwendung, z. B. als Salbe; Einlage mit entsprechender Aussparung verwenden)
- Entsäuerung (Harnsäure ausscheidend) (1–2 Tropfen in einem Glas Wasser verdünnt über den Tag verteilt trinken)
- atonische Obstipation (den Bauch im Uhrzeigersinn mit Rhododendron cp-Fluid einreiben)
- depressive Verstimmungen (zusammen mit Fieber- und Nervenmittel 1 Aconitum cp und Viscum album cp-Fluid S)
- Überreizungszustände / Allergien (verdünnt!)
- Unterreizungszustände (unverdünnt)
- Schwächezustände (1 Tropfen in die Fußsohle einreiben), Abgespanntheit, Ermüdungserscheinungen, Folgen von Überanstrengung, auch Konzentrationsschwäche (Tonikum)
- Rekonvaleszenz (s. auch Adermittel 3 Hydrastis cp und Lymphmittel 2 Abrotanum cp)
- Wachstumsförderung (Einreibung am Plexus solaris)
- Schilddrüsenunterfunktion mit Antriebsschwäche (unverdünnt)

In **hoher Dosierung** wird Rhododendron cp-Fluid als Tonikum und Roborans der JKH eingesetzt. Hier hat es auch einen wichtigen Platz in der **Rekonvaleszenz**. Doch auch während akuter und chronischer Krankheiten kann es durch Anregung der Widerstandskraft die Überwindung der Krankheit erleichtern. Neben dem Populus cp-Fluid haben wir also mit dem Rhododendron cp-Fluid ein weiteres Reaktionsmittel der JKH zur Verfügung.

In hoher Dosierung wirkt Rhododendron cp-Fluid erfrischend und anregend, insbesondere auf die motorischen und sensitiven Nerven. Hier wirkt es quasi als Sympathikuserreger. Dementsprechend wird es bei vielen nervösen Schwächen als Tonicum nervosum eingesetzt.

Rhododendron cp-Fluid wird zudem eine entsäuernde, insbesondere Harnsäure ausscheidende Wirkung zugeschrieben. Daher gehören Gelenkerkrankungen zu seinen wichtigen Einsatzgebieten. Bei **Gicht** wird es meist zusammen mit Gewebemittel 11 Rhus toxicodendron cp (Rheuma) und Stoffwechselmittel 5 Berberis cp (Leber, Harnsäure) innerlich gegeben. Dabei und beim akuten **Muskelrheumatismus** kann äußerlich Viscum album cp-Fluid S gegen die Schmerzen ergänzt werden.

Die abwechselnde Gabe von Rhododendron cp-Fluid und Viscum album cp-Fluid S (äußerlich und innerlich) hat sich auch bei **Neuralgien**, insbesondere der Trigeminus-

Neuralgie bewährt. Auch bei Neuralgien sollte Gewebemittel 11 Rhus toxicodendron cp, dazu aber auch noch Fieber- und Nervenmittel 1 Aconitum cp D10, ergänzt werden. Die beiden Globulimittel werden dabei 2-stündlich im Wechsel eingenommen. Eine andere Möglichkeit ist, Rhododendron cp-Fluid (10 Tropfen) mit Fieber- und Nervenmittel 1 Aconitum cp D10 (10 Globuli) und Stoffwechselmittel 3 Scrophularia cp (10 Globuli) zu kombinieren. Die Mittel werden dabei in einem Glas Wasser gelöst und über den Tag verteilt getrunken.

Bei schlaffen **Lähmungen**, wie sie z. B. nach Apoplex auftreten können, wird Rhododendron cp-Fluid oder -Salbe S mehrmals täglich an den betroffenen Stellen eingerieben und massiert. Innerlich wird die Therapie durch die 3-mal tägliche Gabe von 5 Tropfen Rhododendron cp-Fluid und je 5 Globuli Gewebemittel 1 Caulophyllum cp (geschädigtes Gewebe) und Fieber- und Nervenmittel 1 Aconitum cp D4 (Nerven) ergänzt. Die Anwendung von Rhododendron cp-Fluid kann dabei auch im Wechsel mit Sambucus cp-Fluid erfolgen, durch das man eine ausgleichende Beruhigung erreicht.

Der anregende und antreibende Einfluss von Rhododendron cp-Fluid wird auch zur Steigerung des Antriebs und des Lebensmutes bei **depressiven Verstimmungen** eingesetzt. Hier muss jedoch in jedem Fall vorsichtig vorgegangen werden. Zur Ergänzung eignen sich Fieber- und Nervenmittel 1 Aconitum cp und Viscum album cp-Fluid S. Bei Neigung zu depressiven Verstimmungen empfiehlt sich folgendes Vorgehen:

Rhododendron cp-Fluid	morgens in die Fußsohle einreiben
Fieber- und Nervenmittel 1 Aconitum cp	mittags und abends innerlich
Viscum album cp-Fluid S	abends in die Fußsohle einreiben

Bei hormonell bedingten depressiven Verstimmungen (prämenstruelles Syndrom, Klimakterium) kommt noch Gewebemittel 1 Caulophyllum cp hinzu.

In **verdünnter Form** wird Rhododendron cp-Fluid zur Dämpfung von Überreizungszuständen eingesetzt, mit denen wir es z. B. bei Allergien zu tun haben. Bei einem Pulsus exundans der chinesischen Pulsdiagnose kann man z. B. 1–2 Tropfen Rhododendron cp-Fluid in einem Glas Wasser lösen und dies löffelweise über den Tag verteilt einnehmen lassen. Aus naturheilkundlicher Sicht kommt Rhododendron cp-Fluid in dieser Dosierung bei zu viel elementarem Feuer (z. B. Entzündungen, Hypertonie) zum Einsatz.

Augendiagnostische Hinweise:

Dunkle Wolken, Krypten, Säurezeichen [Hemm 1998]. Harnsaure Diathese, hydrogenoide Konstitution. Zeichen der erniedrigten Sensibilität: Abdunkelungen, Dunkellinien; Kleinpupille; weite Krausenzone, Radiärfurchen, Solarstrahlen, Keilzeichen.

Gegenanzeigen: H 6, s. S. 160

Unverdünnt wird Rhododendron cp-Fluid vorwiegend eingesetzt bei

- entzündlichen und degenerativen Muskel- und Gelenkerkrankungen
- Neuralgien und Paresen.

Übliche Dosierung:	3-mal täglich 5 Tropfen

Verdünnt wird Rhododendron cp-Fluid vorwiegend eingesetzt

- bei Allergien
- zur Entsäuerung.

Übliche Dosierung:	3 Tropfen in $^{1}/_{8}$ l Wasser verdünnt über den Tag verteilt schluckweise trinken

Sambucus cp-Fluid (Spasmolyse)

Im Sambucus cp-Fluid sind spagirische Aufbereitungen aus folgenden Pflanzen enthalten:

Allium cepa Speise- oder Küchenzwiebel	Erkrankungen der Schleimhäute von Kehlkopf und Bronchien, Krampfhusten, Erkrankungen des Darm-Traktes, Neuralgien
Chelidonium majus Schöllkraut	vegetativ-nervöse Beschwerden, Leber- und Gallenerkrankungen, spasmolytische Wirkung
Podophyllum peltatum Entenfuß	Durchfälle mit Krämpfen, Leber- und Gallenerkrankungen
Ruta graveolens Gartenraute	Blutzirkulationsstörungen, venöse Stauungen, Mattigkeit
Sambucus nigra Schwarzer Holunder	fieberhafte Erkältungskrankheiten, Krupp

Sambucus cp-Fluid stellt gewissermaßen das Gegenstück zu Rhododendron cp-Fluid dar. Es senkt die gesteigerte Sensibilität und wird daher vor allem zur Spasmolyse eingesetzt. Sambucus cp-Fluid beruhigt und entspannt das gesamte Nervensystem und wirkt insbesondere entkrampfend auf die vegetativ gesteuerten Organe. Von großer therapeutischer Bedeutung ist außerdem seine Juckreiz stillende Wirkung.

Als **Anwendungsgebiete** von Sambucus cp-Fluid gelten:

- Spasmen der glatten Muskulatur und Koliken innerer Organe, insbesondere des Magen-Darm-Traktes, der Atem-, Harn- und Gallenwege (innerlich 3-mal täglich 5 Tropfen); z. B. bei spastischer Obstipation und Dysmenorrhö
- Schluckauf
- spastische Diathese
- (psychische) Erregungszustände, Epilepsie
- Einschlafstörungen (5 Tropfen mit 1 Esslöffel Wasser verdünnt vor dem Schlafengehen nehmen; zusätzlich äußerlich an Stirn, Schläfen und Nacken einreiben)
- nervöser Bluthochdruck
- Juckreiz, juckende Ekzeme, z. B. Urtikaria, Psoriasis (auch äußerlich als Fluid oder Salbe)
- Allergien
- Reizhusten, Keuchhusten (10 Tropfen Sambucus cp-Fluid mit 15 Globuli Brustmittel 3 Drosera cp in 1/8 l Wasser lösen und schluckweise zwischen den Anfällen trinken lassen), Asthma bronchiale
- Wurmerkrankungen (in Kombination mit Darmmittel 1 Allium cp und Darmmittel 2 Tanacetum cp, s. S. 100ff. und S. 241f.; jeweils 5 Tropfen vor den Mahlzeiten)

Üblicherweise werden von Sambucus cp-Fluid 3-mal täglich 5 Tropfen eingenommen. Insbesondere bei Koliken kann jedoch auch eine höhere Dosierung (öfters 10 Tropfen) angezeigt sein. Bei **Koliken** und **Krämpfen** kann Sambucus cp-Fluid auch an den entsprechenden Head-Zonen angewendet werden. Insbesondere bei sensiblen Patienten kann man Sambucus cp-Fluid oder Sambucus cp-Salbe S zur Entkrampfung auch einreiben (z. B. auf dem Bauch bei Krämpfen des Magen-Darm-Traktes). Bei Koliken und Krämpfen kann Sambucus cp-Fluid darüber hinaus mit Stoffwechselmittel 10 Centaurium cp oder Fieber- und Nervenmittel 1 Aconitum cp D10 kombiniert werden. Dazu werden jeweils 5–10 Globuli bzw. Tropfen in 1/4 l Wasser gelöst und über den Tag verteilt getrunken.

Bei Bauchkrämpfen bei Kindern empfiehlt es sich, Sambucus cp-Fluid am Plexus solaris einzureiben. Dazu gibt man 20 Globuli Lymphmittel 2 Abrotanum cp innerlich.

Bei Spasmen im Zusammenhang mit einer **Zystitis** verordnet man die zweistündliche Einnahme von 5 Tropfen Sambucus cp-Fluid mit 4 Globuli Stoffwechselmittel 4 Sarsaparilla cp. Bei extrem verkrampften Patienten sollte Sambucus cp-Fluid mit Stoffwechselmittel 10 Centaurium cp (innerlich) kombiniert werden.

Soweit eine äußerliche Anwendung möglich ist, haben sich folgende Umschläge zur Linderung bei **juckenden Hauterkrankungen** bewährt:

20–40 Tropfen Sambucus cp-Fluid
+ 20 Globuli Fieber- und Nervenmittel 2 Cinchona cp
in $^{1}/_{4}$ l Wasser lösen und zu Umschlägen anwenden.

Außerdem kann Sambucus cp-Fluid oder Sambucus cp-Salbe S bei Pruritus mehrmals täglich eingerieben werden. Bei juckenden Dermatosen kann alternativ auch die Nettiderma®-Salbe eingesetzt werden, die unter anderem Sambucus cp-Fluid enthält.

Augendiagnostische Hinweise:
Zeichen der erhöhten Sensibilität: Aufhellungen, Großpupille, enge Krausenzone, Reizradiären, Zick-Zack-Radiären, Neuroblitze.

Gegenanzeigen: H 5, H 6, s. S. 160

Sambucus cp-Fluid wird vorwiegend eingesetzt bei

- Krämpfen und Koliken
- Juckreiz.

Viscum album cp-Fluid S (Ausgleich / Neurosen, Schmerzen)

Im Viscum album cp-Fluid S sind spagirische Aufbereitungen aus folgenden Pflanzen enthalten:

Achillea millefolium Schafgarbe	Spasmolyse
Agaricus muscarius Fliegenpilz, Fliegenblätterpilz	zentralnervöse Störungen, Herzbeschwerden
Arnica montana Bergwohlverleih	Herz- und Kreislaufstörungen, Übermüdungserscheinungen
Avena sativa Hafer	nervöse Schwächezustände, nervöses Herzklopfen, Appetit- und Schlaflosigkeit

Cimicifuga racemosa Frauenwurzel	zentralnervöse Störungen, Migräne
Genista scoparia Besenginster	erhöhte Reizbarkeit des zentralen und vegetativen Nervensystems, Herzrhythmusstörungen, Tonikum
Menyanthes trifoliata Fieberklee	nervöse Störungen, allgemeine Schwäche, Neuralgien, Kopfschmerzen
Ruta graveolens Gartenraute	Blutzirkulationsstörungen, Mattigkeit, Augenleiden durch Überanstrengung
Sanguinaria canadensis Kanadische Blutwurzel	klimakterische Störungen, Blutzirkulationsstörungen
Viscum album Mistel	Schwindel, Migräne, blutdrucksenkend

Krauß stuft Viscum album cp-Fluid S hinsichtlich seiner Polarität als neutral ein. Daher kann es mit jedem anderen Fluid kombiniert werden. Dementsprechend wird Viscum album cp-Fluid S auch in erster Linie zum (nervösen) Ausgleich eingesetzt. Es ist daher bei allen Störungen angezeigt, die mit einer gesteigerten Erregung bzw. Erschlaffung des Nervensystems verbunden sind. Auch wenn Viscum album cp-Fluid S kein ausgeprägtes Zweiphasenmittel wie z. B. Capsella cp-Fluid ist, kann man unterschiedliche Wirkungen entsprechend der Dosierung beobachten: In kräftigen Dosen wirkt Viscum album cp-Fluid S anregend, in schwachen Dosen dagegen beruhigend. Durch die insgesamt ausgleichende Wirkung von Viscum album cp-Fluid S muss die Dosierung nicht so streng wie z. B. beim Capsella cp-Fluid oder Adermittel 1 Avena cp eingehalten werden.

In **hoher Dosierung** (üblicherweise 3- bis 5-mal täglich 10–20 Tropfen) wird Viscum album cp-Fluid S vor allem bei allen Schwächezuständen und nervöser Erschöpfung infolge von Überanstrengung eingesetzt. Die Tropfen werden pur oder in einem Esslöffel Wasser eingenommen.

Bei Schmerzen gibt man innerlich etwa $^1/_4$-stündlich 2–5 Tropfen in einem Teelöffel Wasser. Zusätzlich wird Viscum album cp-Fluid S äußerlich unverdünnt an Stirn, Genick, Magengrube und am Schmerzort sowie am Plexus solaris und auf den Fußsohlen eingerieben.

In **niedriger Dosierung** (ca. 5 Tropfen in einem Glas Wasser über den Tag verteilt schluckweise trinken) kommt Viscum album cp-Fluid S zur Beruhigung bei Erregungszuständen, Überreizungszuständen, nervösen Schlafstörungen und Organneurosen (Herz, Magen, Gallenwege, Gefäßneurosen wie Migräne und kalten Händen) zum Einsatz.

Als **Anwendungsgebiete** von Viscum album cp-Fluid S gelten:

- nervöse Erschöpfung, Überarbeitung, Neurasthenie mit Schwäche (3-mal täglich 10–20 Tropfen innerlich)
- Schmerzen (zur lokalen Anwendung: äußerlich als Fluid oder Salbe), Neuralgien (äußerlich an Stirn, Genick und auf schmerzenden Stellen), Kopfschmerzen, Migräne, Menstruationsbeschwerden, Brustschmerzen während der Periode (dabei äußerlich als Salbe oder Umschlag)
- leichte Verbrennungen
- nervöse Erregungszustände, z. B. Organneurosen, Schlafstörungen (verdünnt: ca. 5–10 Tropfen in einem Glas Wasser über den Tag verteilt trinken, bei Organneurosen durch 10 Globuli Fieber- und Nervenmittel 1 Aconitum cp D10 und entsprechende Organmittel ergänzen), Neurasthenie mit erhöhter Erregbarkeit
- Angstzustände
- Folgen von Schlafmangel
- zur Desensibilisierung bei Allergien und Asthma nervosum

Nervöse Erschöpfungs-, Reiz- und Erregungszustände haben ihre Ursache häufig in vegetativen Regulationsstörungen. Sie treten oft infolge psychischer Belastungen, vor allem bei Stress oder Konfliktsituationen, auf. Damit einher gehen häufig psychogene funktionelle Störungen, die vor allem an Organen auftreten, die vom vegetativen Nervensystem gesteuert werden. Darunter sind z. B. Herzneurosen mit Symptomen wie Herzklopfen, Herzstolpern oder Blutdruckanstieg zu nennen. Viscum album cp-Fluid S ist das Hauptmittel der JKH bei Zuständen infolge Überanstrengung (geistig, körperlich), besonders wenn nervöse Symptome hervorstechen. Auch bei Folgen von Schlafmangel und nervösen Erregungszuständen wird es verwendet.

Bei **Erschöpfungszuständen** mit erhöhter Reizbarkeit wird Viscum album cp-Fluid S in unverdünnter Form, 3-mal täglich 10–20 Tropfen, gegeben.

Auch wenn Viscum album cp-Fluid S grundsätzlich bei allen Patienten eingesetzt werden kann, wird ihm doch ein besonderer Bezug zum Nervensystem der Frau nachgesagt. So hat sich Viscum album cp-Fluid S auch bei nervösen Störungen bewährt, die mit dem Klimakterium verbunden sind. Bei solchen Beschwerden kann Viscum album cp-Fluid S auch mit Gewebemittel 1 Caulophyllum cp (hormonelle Störungen) gegeben werden. Bei Menstruationsbeschwerden (z. B. Brustschmerzen während der Periode) kann Viscum album cp-Fluid S zudem erfolgreich als Schmerzmittel eingesetzt werden. In hoher Dosierung wird Viscum album cp-Fluid S auch gegen die Erschöpfung nach einer Entbindung verabreicht.

Bei **nervösen Erregungszuständen**, u. a. bei Schlafstörungen, wird Viscum album cp-Fluid S in verdünnter Form (5 Tropfen in $^{1}/_{8}$ l Wasser) schluckweise über den Tag verteilt getrunken. Bei Schlafstörungen erfolgt die Einnahme eine Stunde vor dem Schlafengehen, wobei zusätzlich die Fußsohlen vor dem Schlafen mit Viscum album cp-Fluid S bestrichen werden.

Bei **Angst**, z. B. vor Operationen und Zukunftsängsten, wird ein Tropfen Viscum album cp-Fluid S an den Akupunkturpunkt Herz 3 (Mave minus) eingerieben.

Bei einer **Herzneurose** kann Viscum album cp-Fluid S mit Adermittel 1 Avena cp D10 und Fieber- und Nervenmittel 1 Aconitum cp D10 kombiniert werden. Dazu werden etwa 10 Globuli bzw. Tropfen in 1/4 l Wasser gelöst und über den Tag verteilt getrunken. Zudem kann man Viscum album cp-Fluid S noch extern in der Herzgegend einreiben bzw. einmassieren.

Auch bei **Schmerzen** hat sich die äußerliche Anwendung von Viscum album cp-Fluid S bewährt. Dazu werden schmerzende Stellen direkt mit Viscum album cp-Fluid S oder Viscum album cp-Salbe S eingerieben (z. B. Stirn, Schläfe, Magen, Narben etc.). Insbesondere bei nervös- oder spannungsbedingten Kopfschmerzen kann man leicht Linderung verschaffen. Bei akuten Kopfschmerzen sollte man eine Lösung aus geeigneten JSO-Komplex-Mitteln (z. B. 10–20 Tropfen Viscum album cp-Fluid S, 10–20 Globuli Stoffwechselmittel 10 Centaurium cp und 2–5 Globuli Gewebemittel 12 Sanguinaria cp) herstellen und alle 10 Minuten einen Schluck davon trinken lassen. Bei Verbrennungen 1. und 2. Grades kann man zur Schmerzstillung Kompressen mit 1:5 verdünntem Viscum album cp-Fluid S anlegen.

Viscum album cp-Fluid S spielt aufgrund seiner ausgleichenden Wirkung auch eine wichtige Rolle in der **Asthmatherapie**. Zur oralen Einnahme hat sich dabei die Kombination mit Brustmittel 4 Ipecacuanha cp (oder Brustmittel 3 Drosera cp bei Kindern) und Konstitutionsmittel 1 Thuja cp bewährt. Zusätzlich sollte man die Brust mit Viscum album cp-Salbe S einreiben.

Aus naturheilkundlicher Sicht gilt Viscum album cp-Fluid S als Vermittler der „Allkraft“ und der Ordnung. Es fördert die Aufnahme des „Ods“ nach Reichenbach, kräftigt den Sympathikus im naturheilkundlichen Sinne (Lebensnerv) und aktiviert so die Lebenskraft.

Als Rhythmusgeber kann man Viscum album cp-Fluid S auch im Wechsel mit Rhododendron cp-Fluid einsetzen. Dafür wird morgens Rhododendron cp-Fluid (Anregung) und abends Viscum album cp-Fluid S (Ausgleich) an der Fußsohle eingerieben.

Augendiagnostische Hinweise:

Radiärfurchen, Neuronennetze, Neurohäkchen, Neuritisfasern, oxygenoide Konstitution, spasmophile Diathese, Zick-Zack-Krause, Bandkrause [Hemm 1998].

Gegenanzeigen: H 6, s. S. 160

Viscum album cp-Fluid S wird vorwiegend eingesetzt bei

• Schmerzen	
• nervöser Erschöpfung	unverdünnt: 3- bis 5-mal täglich 10–20 Tropfen
• zur Beruhigung	verdünnt: ca. 3–5 Tropfen in einem Glas Wasser über den Tag verteilt schluckweise trinken.

7 Praxisteil / Therapeutische Richtlinien

7.1 Indikationen und Kontraindikationen

Die JSO-Komplex-Mittel sind sehr gut verträglich und können bei allen Altersgruppen auch über einen längeren Zeitraum eingesetzt werden. Auch für die Behandlung von Kindern, trockenen Alkoholikern und anderen Personen, die Alkohol meiden sollen, sind die Globulimittel sehr gut geeignet.

Erfolge bringt die Therapie mit der JKH gleichermaßen bei akuten und chronischen Erkrankungen. Insbesondere bei chronischen Fällen, die schon mancher Therapie widerstanden haben, können die JSO-Komplex-Mittel die langersehnte Wende bringen. Da die JKH als Reiz- und Regulationstherapie vor allem durch Stärkung der Selbstheilungskräfte wirkt, sind die Grenzen der JKH dort, wo vitale Mechanismen zerstört sind, wo ein Reiz keine Antwort mehr findet. Hier müssen entsprechend andere Behandlungsmethoden in den Vordergrund treten. Doch auch in solchen Fällen, wie z. B. bei bösartigen Erkrankungen, kann die JKH noch unterstützend und regulierend eingesetzt werden. Gerade in solchen Fällen ist darauf zu achten, dass Erkrankungen nicht verschleppt und notwendige schulmedizinische Behandlungen eingehalten werden.

Eine homöopathische Erstverschlimmerung im Sinne einer übersteigerten Reaktion kann auftreten, wurde jedoch aufgrund ihrer sanften Wirkung für JSO-Komplex-Mittel nur in seltenen Fällen beschrieben. Entsprechende Hinweise sind unter den Beschreibungen zu den einzelnen Mitteln zu finden. Dennoch ist jeder Benutzer aufgefordert, die Beipackzettel der verwendeten Präparate zu lesen, um in eigener Verantwortung zu prüfen, ob die dort angegebene Empfehlung für Dosierungen oder die Beachtung von Kontraindikationen gegenüber der Angabe in diesem Buch abweicht.

Bei den JSO-Komplex-Mitteln besteht aufgrund des hohen Verdünnungsgrades kein toxisches Risiko. Aus arzneimittelrechtlichen Gründen sind bei einigen Mitteln spezielle Hinweise zu berücksichtigen, auf die als H 1–H 6 unter den einzelnen Mittelbeschreibungen verwiesen wird und die im Folgenden aufgeführt werden. Diese

Hinweise beziehen sich auf die Globuli und die Fluid-Lösungen. In einzelnen Fällen müssen bei anderen Darreichungsformen (z. B. Salben) andere Hinweise beachtet werden.

H 1 Überempfindlichkeit gegen Chinin	Diese Gegenanzeige bezieht sich auf *Cinchona calisaya*, das Bestandteil von Capsella cp-Fluid ist.
H 2 Überempfindlichkeit gegen Giftsumachgewächse	*Rhus toxicodendron* ist in den USA beheimatet. Die Pflanze kann starke Kontaktallergien auslösen. Daher besteht für Potenzen kleiner als D7 eine Gegenanzeige. Diese Gegenanzeige bezieht sich auf verschiedene Brustmittel (2; 5 bis 9), die Gewebemittel 1 bis 16 sowie die Konstitutionsmittel 2, 3 und 5.
H 3 Überempfindlichkeit gegen Rainfarn und andere Korbblütler	Diese Gegenanzeige bezieht sich auf *Tanacetum vulgare* (Rainfarn) für Potenzen kleiner als D7. Diese Pflanze ist enthalten in Darmmittel 2 Tanacetum cp.
H 4 Bei Schilddrüsenüberfunktion sollten einige Präparate nicht ohne ärztlichen Rat angewendet werden.	Dieser Hinweis gilt für JSO-Komplex-Mittel, die *Fucus vesiculosus* enthalten. *Fucus vesiculosus* (Blasentang) ist eine Meeresalge und speichert Jod. Da Jod die Schilddrüse aktiviert, ist auch die Nebenwirkung „Eine Schilddrüsenüberfunktion kann verstärkt werden" aufgenommen. *Fucus vesiculosus* ist Bestandteil von Lymphmittel 1 Echinacea cp, Lymphmittel 2 Abrotanum cp und Gewebemittel 11 Rhus toxicodendron cp.
H 5 Schwangerschaft und Stillzeit	Präparate, die *Podophyllum peltatum* in den Potenzen D4 bis D6 enthalten, sollten während der Schwangerschaft und Stillzeit nicht angewendet werden. Dies gilt für das Gewebemittel 10 Podophyllum cp und Sambucus cp-Fluid.
H 6 Hinweis auf Alkohol	Die Fluide haben einen Alkoholgehalt von 37 Vol.-%. Da nicht alle Wirkstoffe der Pflanzen wasserlöslich sind, ist Alkohol (Ethanol) als Lösungsmittel in der Medizin manchmal unverzichtbar. Darüber hinaus zeigt der geringe Ethanolgehalt von Arzneimitteln verschiedene günstige Wirkungen. Hierzu gehören eine Verbesserung der Resorption, die Anregung des Appetits, eine Sedierung oder auch eine Stimulierung. Der Hinweis auf den

Alkoholgehalt der Fluide ist jedoch wichtig für Patientengruppen, die jeden Kontakt mit Alkohol vermeiden sollen. Hierzu gehören z. B. Alkoholiker, Epileptiker, Leberkranke und psychiatrische Patienten, vor allem wenn sie einschlägige Präparate einnehmen müssen. Aufgrund des Alkoholgehaltes wird zudem empfohlen, die Fluide bei Kindern unter 12 Jahren nicht anzuwenden. Alternativ können hier die Fluide äußerlich als Lösung oder Salbe eingesetzt werden.

Bei einer Tagesdosis von 3-mal 5 Tropfen werden etwa 280 mg Alkohol zugeführt. Dies entspricht nicht einmal dem Alkoholgehalt von einem halben Glas Apfelsaft (100 ml).

Für **Diabetiker** gilt bei der Verabreichung der Globulimittel folgender Hinweis: Der Zuckergehalt von 80 Streukügelchen beträgt etwa 1 g (0,08 BE). Etwa 1000 Streukügelchen entsprechen damit 1 BE.

7.2 Auswahl der Mittel / Zusammenstellung der Rezepte

So wie die JSO-Komplex-Mittel nach histologischen, anatomischen und physiologischen Gesichtspunkten zusammengesetzt sind, werden sie auch entsprechend dieser Kriterien zu einem Rezept zusammengestellt. Bei der Auswahl der JSO-Komplex-Mittel sind daher vor allem drei Fragen zu klären:

Wer?	→ Konstitution
Wo?	→ Lokalisation
Wie?	→ Art der Krankheit (individuelle Beschwerden, Krankheitserscheinungen)

Zur Beantwortung dieser Fragen sind grundsätzlich alle Diagnosearten geeignet (körperliche Untersuchung, Pathophysiognomie, Augendiagnose, Testverfahren wie EAV, Kinesiologie usw.). Die klinische Diagnose muss hier also nicht ausschlaggebend sein. So können z. B. Tophi bei der Augendiagnose auf ein akutes Geschehen hinweisen, das klinisch nicht in den Vordergrund tritt, aber dennoch behandlungswürdig ist. Die Berücksichtigung solcher „verdeckten" Schwächen ist es ja gerade, welche eine ganzheitliche Therapie und die Arbeit des Naturheilkundlers ausmacht.

Für die Auswahl der Mittelreihe ist neben der Konstitution vor allem wichtig, welche Organe vorwiegend von der Erkrankung betroffen sind. Dabei können folgende Fragen zu Hilfe genommen werden:

1. Liegt eine Stoffwechselstörung bzw. eine Funktionsstörung eines Organs vor? → Stoffwechselmittel
2. Liegt auch eine „Gewebsläsion" (strukturelle Störung) des betreffenden Organs vor (chronische Erkrankung)? → Gewebemittel
3. Soll das lymphatische System unterstützt werden? → Lymphmittel
4. Wird ein Mittel zur besseren arteriellen bzw. venösen Durchblutung benötigt? → Adermittel
5. Sind die Atemwege betroffen? → Brustmittel
6. Liegt eine nervöse Störung vor? → Fieber- und Nervenmittel, Fluide
7. Sollen Stoffwechselgifte (über den Darm) ausgeleitet werden oder das Darmmilieu reguliert werden? → Darmmittel
8. Ist eine allgemeine Umstimmung nötig? → Konstitutionsmittel

Natürlich gibt es auch Patienten, bei denen viele verschiedene Störungen gleichzeitig auftreten. Soweit man diese nicht auf eine gemeinsame Ursache zurückführen kann, sind für die Mittelwahl zunächst die Hauptbeschwerden entscheidend.

Nehmen wir z. B. einen Patienten des lymphatischen Grundtyps mit allergischer Diathese, der unter einer Neurodermitis leidet. Entsprechend der Konstitution (s. Kapitel 5) und der lymphatischen Grundlage der Erkrankung denken wir vor allem an die Lymph- und Stoffwechselmittelreihen.

Ist nun die Frage nach den wichtigsten Mittelreihen geklärt, kann die Rezeptur nach folgenden Regeln zusammengestellt werden:

- Aus den in Frage kommenden Mittelreihen wird das Hauptmittel entsprechend dem primär zu stärkenden Organ (bzw. seiner Funktion) ausgewählt. Welche Mittel z. B. für die verschiedenen Verdauungsorgane angezeigt sind, ist in der Übersicht in Kapitel 8.3 dargestellt.
- Sollte die Entscheidung zwischen verschiedenen Mitteln einer Reihe unklar sein, kann man auch auf das Mittel mit der allgemeinsten Wirkung (z. B. Stoffwechselmittel 1 Cochlearia cp, Gewebemittel 1 Caulophyllum cp) zurückgreifen.
- Da die Mittel einer Reihe einen gemeinsamen Grundkomplex besitzen, wird in der Regel nur ein Mittel einer Reihe eingesetzt. Möchte man dennoch mit verschiedenen Mitteln einer Reihe arbeiten, so sollten diese zeitlich getrennt (z. B. tageszeitlicher oder täglicher Wechsel) oder in verschiedenen Darreichungsformen gegeben werden. Krauß beschreibt z. B., dass sich die Fieber- und Nervenmittel in ihrer Wirkung sehr gut ergänzen, wobei Fieber- und Nervenmittel 1 Aconitum cp vor allem innerlich und Fieber- und Nervenmittel 2 Cinchona cp äußerlich angewendet wird.

Für den Neurodermitis-Patienten lässt sich Folgendes sagen:
Das Hauptmittel sollte aus den Lymph- oder Stoffwechselmitteln gewählt werden. Von Bedeutung sind hier vor allem das Lymphmittel 1 Echinacea cp zur Unterstützung des lymphatischen Systems und das Stoffwechselmittel 3 Scrophularia cp, das einen besonderen Bezug zur Haut und zur Lymphe hat. Diese beiden Mittel sollten in einem Rezept kombiniert werden.

In der Regel werden wir aber darüber hinaus noch zu ergänzenden Mitteln greifen, für deren Wahl neben der Lokalisation die Art und das Erscheinungsbild der Erkrankung entscheidend ist. Die folgende Tabelle dient allgemein als Hilfestellung bei der Auswahl der Ergänzungsmittel.

Krankheitserscheinungen	**Mittel**
akute Entzündung	Adermittel 1 Avena cp D10 Fieber- und Nervenmittel 1 Aconitum cp D10 Capsella cp-Fluid (1–3 Tropfen in $^1/_8$ l Wasser)
chronische Entzündung	Adermittel 2 Hamamelis cp Lymphmittel 1 Echinacea cp Populus cp-Fluid
juckend	Sambucus cp-Fluid oder -Salbe S Nettinerv® S Nettiderma®-Salbe
eitrig	Populus cp-Fluid oder -Salbe S Darmmittel 2 Tanacetum cp
blutend	Capsella cp-Fluid (1–3 Tropfen in $^1/_8$ l Wasser)
fieberhaft	Fieber- und Nervenmittel 1 Aconitum cp (meist als D10)
infektiös	Darmmittel
Abwehrschwäche	Lymphmittel Darmmittel Populus cp-Fluid
chronische Zustände	Konstitutionsmittel Gewebemittel Lymphmittel Darmmittel 2 Tanacetum cp Populus cp-Fluid
anlagebedingt	Konstitutionsmittel (allgemeine Umstimmung)

Krankheitserscheinungen	Mittel
nervös bedingt	Fieber- und Nervenmittel 1 Aconitum cp Stoffwechselmittel 10 Centaurium cp Fluide
Krampfbereitschaft	Stoffwechselmittel 10 Centaurium cp Sambucus cp-Fluid
Schmerzen (Neuralgien)	Viscum album cp-Fluid S Rhododendron cp-Fluid Fieber- und Nervenmittel 1 Aconitum cp D10
Neurasthenie	Viscum album cp-Fluid S Fieber- und Nervenmittel 1 Aconitum cp
allgemeine Schwäche (Rekonvaleszenz)	Adermittel 3 Hydrastis cp Lymphmittel 2 Abrotanum cp Stoffwechselmittel 1 Cochlearia cp Stoffwechselmittel 8 Veronica cp (= St1 + Ad3) Rhododendron cp-Fluid
Darmmilieu / Dysbakterie	Darmmittel, akut: Darmmittel 1 Allium cp chronisch: Darmmittel 2 Tanacetum cp
mangelhafte Organdurchblutung	Adermittel 1 Avena cp D4 Capsella cp-Fluid (3-mal täglich 5 Tropfen)
venös bedingt	Adermittel 2 Hamamelis cp Gewebemittel 5 Conium cp (Gewebemittel 7 Millefolium cp = G5 + Ad2) Populus cp-Fluid
histologische Veränderungen	Gewebemittel
(→ Verhärtung, Ulzera, Verdickung)	(→ Gewebemittel 5 Conium cp)

Zur Auswahl der ergänzenden Mittel kommen wir noch einmal auf unseren Neurodermitis-Patienten zurück. Die Neurodermitis ist eine chronische Erkrankung, die mit Entzündungen und Juckreiz einhergeht.

Aufgrund des **chronischen** Charakters könnte man z. B. ein Konstitutionsmittel oder ein Gewebemittel wählen. Unter den Gewebemitteln kommt vor allem das Gewebemittel 3 Mezereum cp (Haut) in Frage. Unter den Konstitutionsmitteln können wir das Konstitutionsmittel 1 Thuja cp (allgemeine Umstimmung) oder das Konstitutionsmittel 5 Vinca minor cp (chronische Hauterkrankungen, Ekzeme) wählen.

Für die **chronische Entzündung** eignet sich Lymphmittel 1 Echinacea cp. Da dieses schon in unserer Rezeptur enthalten ist, können wir auf weitere Entzündungsmittel verzichten.

Das wichtigste JSO-Komplex-Mittel für den **Juckreiz** ist Sambucus cp-Fluid.

In Betracht kommt darüber hinaus noch Stoffwechselmittel 5 Berberis cp (zur Unterstützung der Leber als Hauptentgiftungsorgan), Adermittel 3 Hydrastis cp (zur Verbesserung der Blutzusammensetzung) und Darmmittel 1 Allium cp (Entgiftung über den Darm, Bezug zur Abwehr und zur Bauchlymphe). Mögliche Bestandteile der Rezeptur sind:

Hauptmittel	**mögliche Ergänzungen**
Stoffwechselmittel 3 Scrophularia cp	Gewebemittel 3 Mezereum cp
Lymphmittel 1 Echinacea cp	Konstitutionsmittel 1 Thuja cp
Konstitutionsmittel 5 Vinca minor cp	Sambucus cp-Fluid
	Stoffwechselmittel 5 Berberis cp
	Adermittel 3 Hydrastis cp
	Darmmittel 1 Allium cp

Sehen wir uns die Mittel nun der Reihe nach an.

Stoffwechselmittel 3 Scrophularia cp	fördert die „absteigende" Lymphe nach Krauß. Es verbessert die Entgiftung und Entstauung im Lymphapparat. So ist es auch ein wertvolles Mittel bei Ausschlägen und chronischen Ekzemen, insbesondere dann, wenn sie wie die Neurodermitis mit einer exsudativen Diathese einhergehen.
Lymphmittel 1 Echinacea cp	wirkt bei der Neurodermitis der Entzündung entgegen und fördert zusätzlich die Entgiftung über die Lymphe bei oder nach Infekten.
Gewebemittel 3 Mezereum cp	Da bei der Neurodermitis auch die Gewebestruktur betroffen ist (trockene, schuppende Haut), erscheint der Einsatz von Gewebemittel 3 Mezereum cp ausgesprochen sinnvoll. Es ergänzt zudem sehr gut die Wirkung von Stoffwechselmittel 3 Scrophularia cp, indem es den Hautstoffwechsel normalisiert und sollte unbedingt mit in das Rezept aufgenommen werden.

Konstitutionsmittel	Zur allgemeinen Umstimmung, insbesondere bei hereditärer Belastung, kann ein Konstitutionsmittel ergänzt werden. Konstitutionsmittel 5 Vinca minor cp, das neben Konstitutionsmittel 1 Thuja cp noch Adermittel 3 Hydrastis cp, Gewebemittel 3 Mezereum cp und Stoffwechselmittel 5 Berberis cp enthält, ist aufgrund seiner Zusammensetzung sicher ein wichtiges Neurodermitis-Mittel. Es kann hier durchaus als Hauptmittel zum Einsatz kommen. Möchte man die Zusammensetzung flexibel gestalten und eine variable Dosierung ermöglichen, greift man zu Konstitutionsmittel 1 Thuja cp.
Sambucus cp-Fluid	Als Mittel gegen Juckreiz kommt Sambucus cp-Fluid vor allem in akuten Phasen und Juckkrisen zum Einsatz. Es kann dabei innerlich oder äußerlich (auch als Salbe) eingesetzt werden.
Stoffwechselmittel 5 Berberis cp	Da Hauterkrankungen häufig ein Ausscheidungsproblem darstellen, sollte Stoffwechselmittel 5 Berberis cp zur Unterstützung der Leber als Hauptentgiftungsorgan mit berücksichtigt werden. Um zu vermeiden, dass zwei Stoffwechselmittel gemeinsam verabreicht werden, sollte Stoffwechselmittel 5 Berberis cp jedoch nicht oder nur vorübergehend statt Stoffwechselmittel 3 Scrophularia cp gegeben werden.
Adermittel 3 Hydrastis cp	Falls nicht schon Konstitutionsmittel 5 Vinca minor cp Bestandteil der Rezeptur ist, kann Adermittel 3 Hydrastis cp zur Verbesserung der Blutzusammensetzung gegeben werden.

Eine mögliche Rezeptur wäre demnach:

Lymphmittel 1 Echinacea cp
Stoffwechselmittel 3 Scrophularia cp
Gewebemittel 3 Mezereum cp
Adermittel 3 Hydrastis cp
Sambucus cp-Fluid (zur Ergänzung bei Juckkrisen)

Da der chronische Aspekt schon durch Gewebemittel 3 Mezereum cp und die konstitutionelle Komponente durch Lymphmittel 1 Echinacea cp und Stoffwechselmittel 3 Scrophularia cp abgedeckt ist, kann auf Konstitutionsmittel 1 Thuja cp verzichtet werden.

Ebenso gut könnte man aber auch zu folgendem Rezept kommen:

Konstitutionsmittel 5 Vinca minor cp
Lymphmittel 1 Echinacea cp
Darmmittel 1 Allium cp
Sambucus cp-Fluid (zur Ergänzung bei Juckkrisen)

Schon an diesem Beispiel wird offensichtlich, dass es durchaus verschiedene Möglichkeiten bei der gleichen Erkrankung geben kann, die auf unterschiedlichen Wegen zum gleichen Erfolg führen können. Wichtig für den Therapieerfolg ist jedoch, dass die wesentlichen Merkmale des Patienten und seiner Erkrankung erkannt und in der Rezeptur berücksichtigt werden.

Hinweis zur Rezeptierung:

Die Erfahrung hat gezeigt, dass Apotheker immer wieder Schwierigkeiten mit den Rezepten zur JKH haben. Die Mittel sollten daher auf dem Rezept immer ausgeschrieben werden, also z. B.: **JSO Stoffwechselmittel 1 Cochlearia cp** statt St1 Cochlearia cp! Sollten dennoch Schwierigkeiten mit der Bestellung in den Apotheken auftreten, kann man darauf hinweisen, dass die Mittel in der original Lauer-Taxe unter „JSOJKH“ (jeweils mit J!) zu finden sind.

Hinweise für den Patienten:

Dem Patienten wird die Wirkung der JSO-Komplex-Mittel am besten verständlich, wenn man ihm erklärt, dass diese Mittel die Selbstheilungskräfte des gesamten Organismus anregen und die Ordnung wieder herstellen.

Zur Erhöhung der Compliance, sollte der Patient unbedingt über die Deklarierung der Mittel auf dem Beipackzettel und ihrer Wirkung aufgeklärt werden. Schließlich gibt es immer wieder kritische Patienten, die die Mittel erst gar nicht einnehmen, wenn die Deklaration nicht zu ihren Symptomen passt. Ist der Patient aufgeklärt, nimmt er seine Globuli dagegen gern und wird auch bald ihre Wirkung spüren.

7.3 Anwendungsformen

Grundsätzlich können alle Globulimittel sowohl äußerlich als auch innerlich eingesetzt werden, wobei je nach Mittel und Indikation bestimmte Anwendungsformen zu bevorzugen sind.

Es folgen allgemeine Hinweise zu den verschiedenen Anwendungen. Spezielle Informationen zu bestimmten Mitteln finden sich unter den entsprechenden Mittelbeschreibungen (Kapitel 6).

7.3.1 Innerliche Anwendung

Für die innerliche Anwendung sollten alle JSO-Komplex-Mittel etwa 15 Minuten vor den Mahlzeiten eingenommen und einige Zeit im Mund behalten werden. Dies gilt sowohl für die Globulimittel als auch für die Fluide. Durch die Einnahme der JSO-Komplex-Mittel in zeitlichem Abstand zu den Mahlzeiten wird eine optimale Aufnahme der Mittel bzw. ihrer Reize ermöglicht, da die Mundschleimhaut frei von Reizstoffen aus Speisen und Getränken ist. So können die Wirkstoffe schnell und zuverlässig durch die Mundschleimhaut aufgenommen werden. Auch der Kontakt mit vegetativen und sensorischen Nerven kann so bereits in der Mundhöhle erfolgen.

Alle JSO-Komplex-Mittel können je nach Behandlungsziel pur (Globuli oder Fluid-Tropfen) oder in Wasser verdünnt eingenommen werden. Steht hierfür kein gutes Leitungswasser zur Verfügung, sind stille Mineralwässer (für Säuglingsnahrung geeignet) oder abgekochtes Wasser zu bevorzugen. Die Lösungen sollten in Glas- oder Porzellangefäßen hergestellt werden. Zum Umrühren wird bevorzugt ein Kunststofflöffel oder Glasstäbchen und kein Metalllöffel verwendet. Aus Gründen der Haltbarkeit sollte eine so hergestellte Lösung innerhalb eines Tages verbraucht und am nächsten Tag eine neue Lösung hergestellt werden.

Enthält eine Rezeptur mehr als ein JSO-Komplex-Mittel, so können diese wahlweise gemeinsam oder kurz hintereinander eingenommen werden. Bei ans Haus gefesselten Patienten oder bei akuten Erkrankungen hat es sich bewährt, die Tagesmenge aller notwendigen JSO-Komplex-Mittel in $^1/_8$–$^1/_4$ l Wasser (eventuell vorher abkochen) aufzulösen und tagsüber schluckweise trinken zu lassen.

7.3.2 Äußerliche Anwendung

Auch wenn vom Hersteller, abgesehen von den Fluid-Salben, nur eine innerliche Anwendung vorgesehen ist, können alle JSO-Komplex-Mittel auch äußerlich angewendet werden. Bei einigen Präparaten, z. B. den Fluiden, stand früher sogar die äußerliche Anwendung im Vordergrund. Je nach Indikation werden sie unverdünnt (als Lösung oder Salbe) oder in Wasser verdünnt eingesetzt. Für die äußerliche Anwendung der Globulimittel löst man ca. 20–30 Globuli in einem Liter Wasser. Diese Lösungen lassen sich z. B. für Umschläge, Wickel oder Bäder nutzen. Für Gurgelungen wird die gleiche Globulimenge in $^1/_4$ l Wasser gelöst. Durch die äußerliche Anwendung kann man die Wirkung der innerlich angewendeten Mittel unterstützen.

Zur Behandlung bestimmter Organe können die Fluide (als Lösung oder Salbe) auch an den **Head-Zonen** eingerieben werden. Da diese Hautareale aus dem selben spinalen Segment wie bestimmte Organe innerviert werden, können über die Haut auch die Organe beeinflusst werden.

Wie die Fußreflexzonentherapie gezeigt hat, stellt die Fußsohle ein wichtiges therapeutisches Reflexfeld dar. Besonders gute Erfolge erzielt man daher, wenn man die Fußsohle mit Fluiden einreibt. Die wichtigsten Anwendungen sind dabei die von Rhododendron cp-Fluid zur (morgendlichen) Anregung und die von Viscum album cp-Fluid S zum Ausgleich bzw. zur Beruhigung. Zur „Neutralisation" der morgendlichen Gabe von Rhododendron cp-Fluid kann man abends auch sein Gegenstück Sambucus cp-Fluid an der Fußsohle einreiben.

Früher war darüber hinaus auch die Schröpfkopf-artige Anwendung der Fluide an bestimmten Nervenpunkten verbreitet. Dazu hielt man das geöffnete Fläschchen für ca. 10 Sekunden so an die Haut, dass das Fluid mit der Haut in Kontakt kam.

Für die Anwendung bei Hämorrhoiden stehen neben den entsprechenden Salben auch noch Populus cp-Hämorrhoidal-Zäpfchen (bei nicht blutenden Hämorrhoiden) und Capsella cp-Hämorrhoidal-Zäpfchen (bei blutenden Hämorrhoiden) zur Verfügung.

7.3.3 Inhalation

Globulimittel kann man grundsätzlich auch in Wasser gelöst zur Inhalation einsetzen. Diese Anwendung kommt natürlich vorwiegend für die Brustmittel in Frage. Die Dosierung braucht nicht geändert werden, da der Verdünnung durch das Wasser (nicht Potenzierung) auf der einen Seite, die intensivierte Resorption unmittelbar am Ort des Geschehens gegenübersteht.

Auch die Fluid-Lösungen kann man mit heißem Wasser verdünnt zur Inhalation einsetzen. Zu den Anwendungsgebieten gehören z. B. die von Sambucus cp-Fluid bzw. Viscum album cp-Fluid S bei Asthma, Keuchhusten und spastischer Bronchitis.

7.4 Dosierung

Im Folgenden sind nur allgemein übliche Dosierungen aufgeführt. Soweit die Dosierung einzelner Mittel davon abweicht, finden sich solche Hinweise in Kapitel 6 bei den entsprechenden Mittelbeschreibungen. Daneben sollte die Dosierung natürlich entsprechend der Empfindlichkeit des Patienten individuell angepasst werden.

Eine Dosis-Wirkungs-Beziehung im eigentlichen (pharmakologischen) Sinne ist bei den JSO-Komplex-Mitteln nicht gültig. Vielmehr richtet sich die Dosierung nach den Gesetzen der Reizlehre und der Homöopathie. Für die JKH ist hier in erster Linie das Arndt-Schulz-Gesetz von Bedeutung, welches vor allem aus der Homöopathie bekannt ist und die Wirkungsumkehr eines Mittels in Abhängigkeit von der Dosierung beschreibt. Es besagt, dass jedes Medikament in kleinen Dosen eine stimulierende, in größeren eine inhibierende und in sehr großen Dosen eine zerstörende Wirkung hat. Bei mittlerer Dosis hemmt es oder zeigt keine Wirkung.

Das Gesetz beschreibt also eine biphasische Arzneimittelwirkung in Abhängigkeit von der Dosis. Lux, ein Pflegesohn Krauß‘ und Verfasser des ersten Rezeptierbuchs zur JKH, war der Auffassung, dass starke Dosen anregen und schwache Dosen beruhigen. Da heute die meisten Krankheiten mit einer Schwäche (z. B. bestimmter Organe) verbunden sind, werden die JSO-Komplex-Mittel überwiegend in der **D4** eingesetzt. In dieser Potenz wirken die JSO-Komplex-Mittel in erster Linie unterstützend und kräftigend. Bei einigen Mitteln ist jedoch auch die umgekehrte Wirkung von großer therapeutischer Bedeutung. Diese Mittel (Adermittel 1 Avena cp, Fieber- und Nervenmittel 1 Aconitum cp und Gewebemittel 17 Rhus aromatica cp) werden bei bestimmten Indikationen in der **D10** eingesetzt. Die Wirkungsumkehr ist darüber hinaus bei einigen Fluiden (Capsella cp-Fluid und Rhododendron cp-Fluid) und Stoffwechselmittel 10 Centaurium cp (z. B. im Hinblick auf das Schwitzen) zu beachten. Insbesondere bei Adermittel 1 Avena cp, Fieber- und Nervenmittel 1 Aconitum cp, Gewebemittel 17 Rhus aromatica cp und Capsella cp-Fluid ist die Potenz (Globuli) bzw. Verdünnung (Fluid) unbedingt einzuhalten, da sonst eine unerwünschte akute Verschlimmerung auftreten kann (z. B. stärkere Blutung bei Capsella cp-Fluid).

Da jede mit Umrühren verbundene Wasserverdünnung auch einen gewissen Potenzierungscharakter hat, können dort, wo eine höhere Potenz eingesetzt werden soll, diese aber nicht zur Verfügung steht, wenige Globuli in Wasser gelöst und schluckweise verabreicht werden.

Prinzipiell lässt sich für alle JSO-Komplex-Mittel sagen:

- „Positive“ Krankheiten erfordern schwache Dosen (bzw. hohe Potenzen).
  (akute Entzündungen, fieberhafte Zustände, nervöse Reizerscheinungen usw., s. auch S. 138)

- „Negative" Krankheiten erfordern starke Dosen (bzw. niedrige Potenzen). (Lähmungen, Schwächungen, Hemmungszustände, Gewebserschlaffungen, chronische und degenerative Krankheiten usw.)

Da die Globuli meist in der D4 verordnet werden, welche zugleich die niedrigste herstellbare Potenz ist, spricht man von der D4 auch als der Grundstärke. Falls keine spezielle Potenz angegeben ist, ist also immer die D4 gemeint (z. B. Adermittel 1 Avena cp entspricht Adermittel 1 Avena cp D4 bzw. Adermittel 1 Avena cp in der Grundstärke).

Aufgrund therapeutischer Erfahrungen wurden die Dosierungshinweise im Laufe der Zeit angepasst. Als allgemeine Richtlinie ist heute folgende **Standarddosierung** für Erwachsene zu empfehlen:

Globulimittel:

D4	3-mal täglich 10 Globuli nüchtern, etwa 15 Minuten vor dem Essen langsam im Mund zergehen lassen. In **akuten** Fällen werden die Globuli pur oder verdünnt in kurzen Abständen verabreicht: Alle $^1/_2$ bis 1 Stunde 5 Globuli oder ca. 10 Globuli in $^1/_8$ l Wasser lösen und alle 15–60 Minuten davon schluckweise trinken. In der D4 sind alle Globulimittel der JKH erhältlich.
D10	3-mal täglich 5 Globuli langsam im Mund zergehen lassen oder 3–5 Globuli in $^1/_8$ Liter Wasser auflösen und über den Tag verteilt schluckweise trinken[1]. In der D10 sind Adermittel 1 Avena cp, Gewebemittel 17 Rhus aromatica cp und Fieber- und Nervenmittel 1 Aconitum cp im Handel.

[1] Bei der Dosierung kann man sich neben der Empfindlichkeit des Patienten und der Ausprägung der Krankheitserscheinungen auch an praktischen Gesichtspunkten orientieren. Werden z. B. noch andere Mittel verdünnt gegeben, ist die gemeinsame Gabe in Wasser sinnvoll. Für den Patienten, der viel unterwegs ist, bietet sich dagegen die direkte Einnahme der Globuli an.

Fluide:	
Lösung	3-mal täglich 5 Tropfen einnehmen und vorzugsweise vor dem Schlucken einige Zeit im Mund behalten. Bei einigen Fluiden (insbesondere Capsella cp-Fluid, Rhododendron cp-Fluid und Viscum album cp-Fluid S) ist unbedingt auf die z. T. abweichende individuelle Dosierung zu achten.
Salben	Mehrmals täglich an den betroffenen Stellen auftragen. Die Salbe wird dabei vorzugsweise leicht einmassiert oder ein Salbenverband angelegt.

Für die innere Einnahme bestimmte Lösungen können in Tupperwaregefäßen oder für Kinder in Glasflaschen („Emil“) vorbereitet und so bequem transportiert und über den Tag verteilt eingenommen werden.

Lösungen zur äußerlichen Anwendung:	
Globuli	10–20 Globuli in $^1/_2$ l Wasser gelöst
Fluide	10–20 Tropfen in $^1/_2$ l Wasser gelöst

Wie bereits erwähnt, können die Dosierungen nur als allgemeine Richtgröße dienen, die entsprechend der individuellen Empfindlichkeit angepasst werden müssen. Nach Krauß muss die Größe der Arzneimittelgabe insbesondere auf die Sensibilität des Patienten, die geographischen Lage und das Klima abgestimmt werden.

Krauß [Auflage von 1997] gibt dazu folgende Hinweise:

schwache Dosen

- sensible Naturen[1]
- Polnähe / nordische Länder
- Höhenlage

starke Dosen

- robuste Naturen[2]
- Äquatornähe / (sub-)tropische Länder

Dementsprechend verabreicht man bei **Kindern** eher geringe Dosen. Bei Säuglingen bis zu 1 Jahr sollte man z. B. 3-mal täglich 2 Globuli zwischen Lippe und Kiefer legen.

[1] Hierzu zählt Krauß vor allem Kinder.

[2] Hierzu zählen unter anderem Raucher und Trinker, deren vegetatives Nervensystem durch solche Belastungen abgestumpft ist.

In akuten Fällen werden 3-mal täglich 5 Globuli in Wasser gelöst vom Löffel gegeben. Alternativ gibt man stündlich 2 Globuli.

Um eine niedrigere Dosierung zu wählen, kann man wenige Globuli verabreichen und diese bei Bedarf auch in Wasser verdünnen, wie dies z. B. bei der D10 üblich ist. Die so hergestellte Lösung lässt man in der Regel über den Tag verteilt schluckweise trinken.

Bei **älteren Patienten** und **chronisch Kranken** mit geschwächter Reaktion (je nach Körperbau und Allgemeinzustand) kann auch höher dosiert werden.

Grundsätzlich gilt, dass die Einnahme der Mittel umso öfter erfolgt, je **akuter** die Krankheit ist. In besonders akuten Fällen können die Mittel alle 5–10 Minuten verabreicht werden. So sollte man z. B. bei akut fiebrigen Erkrankungen 10–30 Globuli Stoffwechselmittel 10 Centaurium cp in einer Tasse Wasser lösen und davon alle 10–15 Minuten einen Kunststofflöffel voll einnehmen.

Hinweise auf die individuelle Dosierung kann man auch aus der Augendiagnose gewinnen. Hier ist insbesondere die Stufen- oder Wertungsregel hilfreich. Entsprechende Hinweise finden sich auf S. 182ff.

7.5 Therapiedauer

Während bei akuten Krankheiten meist eine sehr schnelle Reaktion auf die JSO-Komplex-Mittel zu beobachten ist, braucht man bei chronischen Krankheiten schon mehr Geduld. Schließlich hat ja auch die Entstehung der Krankheit ihre Zeit beansprucht! Bei chronisch Kranken kann es daher ca. 4 Wochen dauern, bis eine sichtbare Besserung eintritt und weniger allopathische Mittel benötigt werden.

Grundsätzlich sollte die Therapie auf keinen Fall mit dem Verschwinden der Symptome abgebrochen werden. Vielmehr muss die Behandlung, um Rückfälle zu vermeiden, so lange fortgesetzt werden, bis auch die Krankheitsursachen beseitigt sind. Als Faustregel mag dabei gelten, dass die Therapie über die Krankheitsdauer hinaus $^1/_2$-mal so lang wie der Krankheitsverlauf durchgeführt wird.

Aufgrund der guten Verträglichkeit kann die Therapie mit der JKH auch über viele Monate durchgeführt werden, ohne unerwünschte Wirkungen befürchten zu müssen. Ein typisches Beispiel ist das spagirische Komplexmittel Jsoskleran®[1], das bei arterio-

[1] Jsoskleran® enthält Adermittel 1 Avena cp D12, Fieber- und Nervenmittel 1 Aconitum cp D12, Gewebemittel 6 Vincetoxicum cp D12, Lymphmittel 1 Echinacea cp D12, Stoffwechselmittel 6 Solidago cp D12, Populus cp-Fluid D12 und Arnica montana spag. Krauß D30.

sklerotischen Veränderungen oft über Jahre eingenommen wird. Um einer möglichen Gewöhnung vorzubeugen, kann man bei Langzeittherapien nach jeder Packung eine Pause von 1–2 Wochen einlegen oder auf ein anderes geeignetes Mittel wechseln.

7.6 Reaktionen und Therapieverlauf

Der Wirkungseintritt erfolgt bei akuten Erkrankungen in wenigen Stunden (z. B. bei Fieber) bis Tagen, bei chronischen Krankheiten ist er entsprechend der bisherigen Dauer der Erkrankung nach 2–3 Wochen oder später zu erwarten.

Insbesondere aus der Homöopathie ist die Möglichkeit einer Erstverschlimmerung (oder besser: Erstreaktion) zu Beginn einer Therapie bekannt. In der JKH tritt diese dagegen ausgesprochen selten auf. Dies mag einerseits mit der komplexen Zusammensetzung, andererseits mit der allgemein milden Wirkung der Mittel zusammenhängen. Dennoch kann es in einigen Fällen (z. B. bei der Anwendung von Konstitutionsmittel 1 Thuja cp oder Gewebemittel 11 Rhus toxicodendron cp) zu Beginn einer Behandlung zu Reaktionen kommen, die als Erstreaktionen zu verstehen sind.

Hier sollte je nach Ausprägung die Dosis reduziert oder das Mittel variiert werden. Grundsätzlich ist die Dosierung bei Verschlimmerungen während der Therapie folgendermaßen anzupassen:

- bei „positiven" Krankheiten (siehe auch S. 138 und S. 182ff.)
  → Dosis erniedrigen
- bei „negativen" Krankheiten
  → Dosis erhöhen

Im Laufe einer Therapie ist die Beurteilung des Therapieerfolgs von großer Bedeutung. Der Erfolg der Therapie äußert sich nicht nur durch die Verbesserung von Laborwerten und Symptomen. Wesentlich ist auch das subjektive Wohlbefinden des Patienten. Neben dem Gesamteindruck (Ausstrahlung, Händedruck etc.) können hier auch Nebenbemerkungen hinweisend sein (Alltag wird besser bewältigt, Patient ist aktiver etc.).

Wenn sich nach Gabe eines Mittels keine Änderung im Krankheitsverlauf zeigt, sollte die Dosis oder gegebenenfalls auch das Mittel gewechselt werden. Möglicherweise ist der Organismus aber auch zu reaktionsträge. Hier können die Reaktionsmittel der JKH (vor allem Populus cp-Fluid, aber auch Rhododendron cp-Fluid) helfen, einen zum Stillstand gekommenen Heilungsprozess wieder in Gang zu bringen.

Bei lang dauernden Therapien sollte man von Zeit zu Zeit die Mittel wechseln. Da bei chronischen Erkrankungen stets mehr als ein Organ bzw. Gewebe betroffen ist, kann man durch Wechsel der Mittel verschiedene Organe ansprechen und Gewöhnungseffekten vorbeugen. Das neue Mittel muss dabei dem aktuellen Stand der Krankheitsentwicklung angepasst sein.

Hinweisend auf einen Mittelwechsel kann auch eine Krisis sein, die insbesondere bei akuten Erkrankungen einen möglichen Wendepunkt im Krankheitsverlauf markiert.

7.7 Kombination mit anderen Therapien

Grundsätzlich lässt sich die JKH mit jeder anderen Therapieform verbinden. Allerdings gibt es einige Therapieformen, die sich in der Kombination mit der JKH besonders bewährt haben.

Schon Krauß nennt die **Diät** als wichtige unterstützende Maßnahme zur JKH. Dies ist durchaus verständlich, da sich beide im Hinblick auf die Regulation des Stoffwechsels sehr gut ergänzen. Umgekehrt kann auch mit der besten Therapie auf Dauer kein echter Erfolg erzielt werden, wenn falsche Ernährungs- und Lebensgewohnheiten beibehalten werden.

Ganz besonders bewährt hat sich die Kombination der JKH mit der **Biochemie nach Dr. Schüßler**, die sich ebenfalls an physiologischen Gesichtspunkten orientiert. Zwar enthält jedes JSO-Komplex-Mittel bereits ein durch die enthaltenen Pflanzen bedingtes Mineraliengemisch, doch lassen sich mit der Biochemie pathophysiologische Störungen beeinflussen. Die biochemischen Mittel regen dabei den Körper an (Arzneireiz), die aufgenommen Mineralien besser zu verwerten.

Häufig wird die JKH auch in Verbindung mit der klassischen **Homöopathie** eingesetzt. Die JKH lässt sich dabei ganz hervorragend mit homöopathischen Hochpotenzen kombinieren. Während man bei der JKH relativ leicht und schnell das passende Mittel findet und eine rasche Wirkung beobachten kann, muss man eine passende homöopathische Hochpotenz erst mühsam erarbeiten. Die unterstützende Wirkung ist häufig – vor allem bei homöopathischen Polychresten – ausgezeichnet.

Für die Kombination mit der **Akupunktur** und **Reflexzonenmassage** sind besonders die Fluide interessant, da durch sie ebenfalls eine energetische Beeinflussung erfolgt. Die Fluide können dabei an den entsprechenden Punkten und Zonen eingerieben werden.

JKH, Homöopathie und Akupunktur ergänzen sich sehr gut, da alle drei Therapien darauf zielen, die Selbstheilungskräfte zu stärken.

Lebenswichtige schulmedizinische Medikamente kann und sollte man neben der JKH weiter anwenden. Entsprechend dem therapeutischen Fortschritt können diese dann langsam reduziert werden. Sie beeinträchtigen die Wirkung der JKH nicht, da diese auf einer anderen Ebene wirken.

7.8 Tipps für Einsteiger

Auf den ersten Blick mag dem Anfänger die JSO-Komplex-Heilweise recht undurchdringlich erscheinen. Da sich der Aufbau der JKH eng an physiologischen, anatomischen und funktionellen Gesichtspunkten orientiert, wird man aber bald feststellen, dass der Umgang mit ihr einfach ist.

Für den Einsteiger in die JKH empfiehlt es sich, zunächst einzelne Mittel kennen zu lernen und sich von deren Wirksamkeit zu überzeugen. Die folgende Liste soll hierbei eine gewisse Vorauswahl treffen. Zu den Mitteln werden jeweils wichtige Stichworte genannt, die natürlich nur einen kleinen Teil der Mittelwirkung umfassen. **Fett** gedruckte Mittel sind für den Einsteiger besonders hilfreich.

Stoffwechselmittel:

Stoffwechselmittel 1 Cochlearia cp	Stoffwechsel, Magen, Bauchlymphe, „Arcanum vitae“
Stoffwechselmittel 3 Scrophularia cp	Haut, Darm
Stoffwechselmittel 5 Berberis cp	Leber, Harnsäure, hepato-renales System
Stoffwechselmittel 6 Solidago cp	Nieren- und Harnwegserkrankungen
Stoffwechselmittel 10 Centaurium cp	vegetativ-nervöse Störungen, Infekte
Stoffwechselmittel 11 Lobelia cp S	See- / Reisekrankheit
Stoffwechselmittel 12 Euphrasia cp	Augenkrankheiten

Lymphmittel

Lymphmittel 1 Echinacea cp	Lymphe, Abwehr, Dermatosen

Adermittel

Adermittel 1 Avena cp (D4)	arterielles System, anregend
Adermittel 1 Avena cp D10	arterielles System, dämpfend
Adermittel 2 Hamamelis cp	venöses System
Adermittel 3 Hydrastis cp	Blutbildung

Brustmittel

Brustmittel 3 Drosera cp	trockene und spastische Bronchialerkrankungen, (Kinder)
Brustmittel 4 Ipecacuanha cp	Bronchialerkrankungen mit zähem Schleim und Brechreiz

Fieber- und Nervenmittel

Fieber- und Nervenmittel 1 Aconitum cp (D4)	nervenstützend und anregend
Fieber- und Nervenmittel 1 Aconitum cp D10	Fieber, nervendämpfend und beruhigend, Entzündungen

Darmmittel

Darmmittel 1 Allium cp	Darmmilieu, Infekte, Würmer

Gewebemittel

Gewebemittel 1 Caulophyllum cp	Drüsen, hormonelle Regulation
Gewebemittel 2 Equisetum cp	Schleimhaut, seröse Häute, Lymph- und Flüssigkeitsschwellungen
Gewebemittel 3 Mezereum cp	Haut, Drüsen, Darm
Gewebemittel 4 Symphytum cp	Festigungselemente (Knochen, Haare, Nägel, Bindegewebe und Schleimhäute)

Gewebemittel 6 Vincetoxicum cp	Nierenerkrankungen, pathologische Ablagerungen
Gewebemittel 8 Chelidonium cp S	Verdauungsdrüsen
Gewebemittel 10 Podophyllum cp	nervöse Störungen im Magen-Darm-Bereich; Leber, Milz
Gewebemittel 11 Rhus toxicodendron cp	Rheuma, Diathesen
Gewebemittel 15 Condurango cp	chronische Magenleiden, Senkungsbeschwerden, auch Hernien
Gewebemittel 17 Rhus aromatica cp D10	Blasenschließmuskel
Fluide	
Capsella cp-Fluid	Arterien-Tonus, akute Entzündungen
Populus cp-Fluid	Venen-Tonus, chronische Entzündungen
Rhododendron cp-Fluid	Tonus, Neuralgien, Roborans
Sambucus cp-Fluid	Spasmen
Viscum album cp-Fluid S	Ausgleich, Nerven- und Schmerzmittel

Als besonders wichtig können unter den Einsteigermitteln Stoffwechselmittel 1 Cochlearia cp, Stoffwechselmittel 10 Centaurium cp und Darmmittel 1 Allium cp betrachtet werden, mit denen man schnell gute Erfahrungen machen kann. Einen besonders wichtigen Platz haben alle drei in der Reiseapotheke, da sie bei Infektionen, Magen-Darm-Beschwerden und vielem mehr zum Einsatz kommen.

Viele weitere JSO-Komplex-Mittel sind nichts weiter als bewährte Rezepturen aus den oben aufgelisteten Mitteln. Auf sie kann also bei der Arbeit mit der JKH zunächst verzichtet werden. Die Verabreichung der Einzelkomplexe hat insbesondere für den Einsteiger ohnehin verschiedene Vorteile. So lässt sich mit der getrennten Gabe die Wirkung der einzelnen Komplexe besser beurteilen. Diese lassen sich individuell dosieren und auch zeitlich versetzt einsetzen.

Noch übersichtlicher wird das System der JKH, wenn man sich die Parallelen zwischen der Stoffwechselmittel- und der Gewebemittel-Reihe vor Augen hält (s. S. 249).

Besonders gut lässt sich die Wirkung der JSO-Komplex-Mittel bei Kindern, Schwangeren und alten Patienten beobachten.

Wenn die Wahl des richtigen Mittels einer Reihe schwer fällt, kann man bei den Stoffwechselmitteln, Gewebemitteln und Brustmitteln im Zweifelsfall auf die Nummer 1 zurückgreifen, da dies das Mittel mit der allgemeinsten Wirkung ist und die Mittel einen gemeinsamen Grundkomplex besitzen.

Da die JSO-Komplex-Mittel sehr viel weiter eingesetzt werden, als dies die Indikationen im Beipackzettel vorsehen, sollte dem Patienten unbedingt die Deklarierung der Mittel und ihre Wirkung erklärt werden. Sonst kann es durchaus sein, dass ein kritischer Patient die Mittel erst gar nicht nimmt, weil sie scheinbar nicht zu seinen Symptomen passen.

Im Anschluss sollen noch einige sehr bewährte Rezepturen genannt werden, die dem Einsteiger empfohlen werden können.

Falls nicht anders angegeben, werden dabei

akut:	alle 30–60 Minuten 5 Globuli bzw.
chronisch:	3-mal täglich 10 Globuli vor den Mahlzeiten eingenommen.

Ischias- und Nervenentzündungen:	Gewebemittel 11 Rhus toxicodendron cp Fieber- und Nervenmittel 1 Aconitum cp D10 Im akuten Stadium verabreicht man alle halbe Stunde 5 Globuli.
Otitis media:	Gewebemittel 4 Symphytum cp Adermittel 3 Hydrastis cp Lymphmittel 1 Echinacea cp Stoffwechselmittel 10 Centaurium cp (Gewebemittel 2 Equisetum cp statt Gewebemittel 4 Symphytum cp wenn zusätzlich Blasenzeichen vorhanden sind)
Nierenentzündung:	Adermittel 3 Hydrastis cp Lymphmittel 1 Echinacea cp Stoffwechselmittel 6 Solidago cp Gewebemittel 6 Vincetoxicum cp
oder	Adermittel 3 Hydrastis cp Fieber- und Nervenmittel 1 Aconitum cp D10 Stoffwechselmittel 6 Solidago cp Gewebemittel 6 Vincetoxicum cp

oder (bei Patienten mit kalten Füßen)	Adermittel 2 Hamamelis cp Lymphmittel 1 Echinacea cp Stoffwechselmittel 6 Solidago cp Gewebemittel 6 Vincetoxicum cp
Blasenentzündung:	Adermittel 3 Hydrastis cp Lymphmittel 1 Echinacea cp Stoffwechselmittel 6 Solidago cp Gewebemittel 2 Equisetum cp
Neurodermitis:	Adermittel 3 Hydrastis cp Lymphmittel 1 Echinacea cp Stoffwechselmittel 3 Scrophularia cp Gewebemittel 3 Mezereum cp Später kann Stoffwechselmittel 3 Scrophularia cp durch Stoffwechselmittel 5 Berberis cp ersetzt werden.

7.9 Augendiagnostische Hinweise

Seit jeher wird die Augendiagnose für die Auswahl der JSO-Komplex-Mittel herangezogen. Schon ihr Vorläufer, die Elektro-Homöopathie, wurde von dem bekannten Augendiagnostiker Liljequist [1921] mit der Augendiagnose kombiniert.

Dass JKH und Augendiagnose sich gut ergänzen, wird durchaus verständlich, wenn man bedenkt, dass beide den gleichen naturheilkundlichen Hintergrund haben und in erster Linie auf die Funktionen im Organismus gerichtet sind. Auch in der Konstitutionslehre finden sich deutliche Parallelen:

So unterscheidet Aschner [1928] drei große Konstitutionstypen, die denen von Krauß sehr ähneln (lymphatisch, hämatogen, gemischt) und denen er bestimmte Iriden zuordnet. Danach entsprechen braune Augen einer hämatogenen Konstitution, blaue Augen einer lymphatischen Konstitution und grau-grünliche Augen einer gemischten Konstitution. Entsprechend dieser Einteilung spricht man auch von der lymphatischen (blauen) und der hämatogenen (braunen) Iris. Innerhalb dieser Konstitutionen unterscheidet man noch verschiedene Unterformen, auf die hier jedoch nicht näher eingegangen werden soll.

Im Folgenden sollen nur einige ausgewählte Aspekte im Zusammenhang mit der Augendiagnose und JKH dargestellt werden. Dabei sollen vor allem die Stufen- oder Wertungsregel der Iris und die Zonen- und Regionenlehre im Mittelpunkt stehen. Die augendiagnostischen Hinweise in diesem Buch lehnen sich im Wesentlichen an Broy [1992] an.

1. Konstitution

Die Augendiagnose liefert vielfache Hinweise auf die Konstitution (s. Kapitel 5, S. 33ff.), die bei jeder naturheilkundlichen Behandlung mit zu berücksichtigen ist. Da die Konstitution ein sehr umfangreiches Feld ist, sollen die Zusammenhänge von Augendiagnose, Konstitution und JSO-Komplex-Heilweise hier nur exemplarisch besprochen werden. Wie bereits in Kapitel 5 beschrieben, passen bestimmte JSO-Komplex-Mittel besonders gut zu den drei Konstitutionen von Krauß. Auch bei einer weiteren Unterteilung der Konstitutionen, können vornehmlich angezeigte JSO-Komplex-Mittel zugeordnet werden. Hier sollen nur ein paar Beispiele aufgezeigt werden:

Konstitution	JSO-Komplex-Mittel
carbo-nitrogenoide	Gewebemittel 10 Podophyllum cp Populus cp-Fluid Stoffwechselmittel 2 Lycopodium cp Brustmittel 5 Teuricum cp
endokrin-vegetative	Gewebemittel 1 Caulophyllum cp Viscum album cp-Fluid S
gastrische	Stoffwechselmittel 1 Cochlearia cp Stoffwechselmittel 10 Centaurium cp
hydrogenoide	Gewebemittel 2 Equisetum cp
lymphatisch-hypoplastische	Stoffwechselmittel 3 Scrophularia cp Lymphmittel 2 Abrotanum cp Populus cp-Fluid
mesenchymal-hypoplastische	Gewebemittel 5 Conium cp Gewebemittel 1 Caulophyllum cp Populus cp-Fluid
nephrogen-lymphatische	Lymphmittel 2 Abrotanum cp Stoffwechselmittel 6 Solidago cp Gewebemittel 6 Vincetoxicum cp Stoffwechselmittel 5 Berberis cp Capsella cp-Fluid[1]

[1] Zur Verbesserung der Nierendurchblutung wird Capsella cp-Fluid hier äußerlich in die Nierengegend eingerieben.

phlegmatisch-venöse	Gewebemittel 9 Pulsatilla cp Populus cp-Fluid
plethorische	Adermittel 2 Hamamelis cp Populus cp-Fluid

Jeder der genannten Konstitutionen können bestimmte Iriszeichen zugewiesen werden. Typisch für die gastrische Konstitution sind beispielsweise:

- eine unregelmäßig strukturierte Krause
- ein vergröbertes Relief in der Krausenzone
- aberrate Fasern in der Krausenzone
- eine peripher aufgehellte Krausenzone
- eine hell verschmierte humorale Region, zuweilen mit krausenständigen Lakunen und/oder Krypten

2. Stufenregel

Die Stufen- oder Wertungsregel der Iris gibt Hinweise auf die Vitalität und Reaktionsfähigkeit des Menschen und hat somit auch prognostische Bedeutung. Anhand von Dichte, Struktur, Farbe und Grad der Pigmentierung werden sechs Wertungsstufen unterschieden. Wertungsunterschiede zwischen den beiden Iriden sind möglich, da sich in der rechten Iris vor allem ererbte, in der linken Iris vor allem erworbene Zeichen manifestieren. Die wesentlichen Merkmale der sechs Stufen sind:

1. „Idealiris“	gleichmäßige Farbe, Dichte und Struktur
2. mittlerer Dichtigkeitsgrad	z. B. mit aberraten Fasern (weist auf eine gestörte Kybernetik und nervöse Störungen hin)
3. aufgelockerte Iris	mit Lakunen, Krypten, Lymphstraßen, einzelne Fremdeinfärbungen, etc.
4. verwischtes Stroma	Transversalen (Stauungszeichen), Fremdfärbung und Säurezeichen
5. sehr aufgelockerte Struktur	viele Lakunen, Krypten, Pigmente
6. „Geister-Iris“	Verlust des oberen Irisblattes, „Maßliebcheniris“

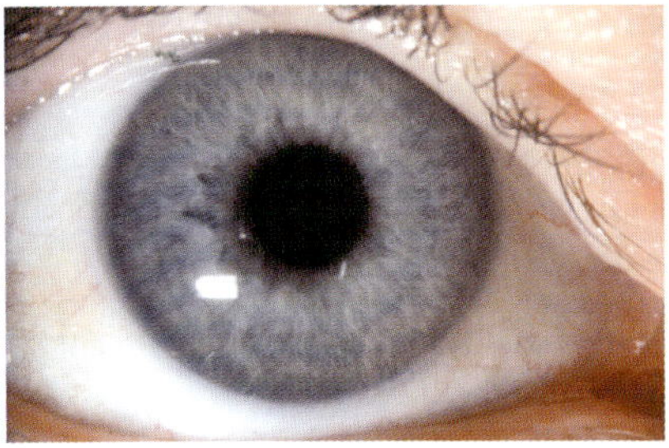

Abb. 19: Iris der Stufe 2

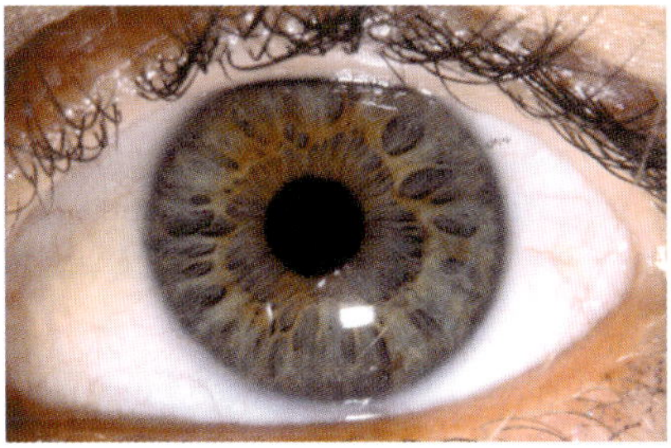

Abb. 20: Iris der Stufe 6

Weitere Beispiele für Irisabbildungen mit therapeutischen Hinweisen finden Sie in der Loseblattsammlung von Hemm [1998].

Bedeutung der Iris-Wertung für die JKH

Bei einer **Wertung von 1–3** liegt eine gute Vitalität vor. Bei Krankheitszuständen kommt es eher zu Überreaktionen, die durch herabstimmende Mittel herabgesetzt werden. Bei einer Wertung von 1–3 kommen vor allem folgende Mittel in Betracht:

Fieber- und Nervenmittel 1 Aconitum cp D10	bei Neigung zur Überreizung, gleichgültig, ob bei erhöhter Temperatur oder nervöser Überreizung von Organen.
Stoffwechselmittel 10 Centaurium cp	reguliert die überschießenden Sympathikusreaktionen im Organismus und wird bei nervösen Verdauungsstörungen und überschießenden Nervenreaktionen in Verdünnung gegeben (2–3 Globuli auf $^1/_4$ l Wasser, über den Tag verteilt getrunken).
Viscum album cp-Fluid S	kann verdünnt zur Behandlung von Organneurosen gegeben werden.
Rhododendron cp-Fluid	wird zur Ausscheidung von Harnsäure in Verdünnung verabreicht (z. B. 1–5 Tropfen auf $^1/_4$ l Wasser, über den Tag verteilt getrunken).
Capsella cp-Fluid	verdünnt gegeben (z. B. 1–5 Tropfen auf $^1/_4$ l Wasser, über den Tag verteilt getrunken) reguliert es Kongestionen.

Bei einer **Wertung von 4–6** weisen Lockerungen in der Irisstruktur auf Verminderung oder Verlust von Organisation und Struktur hin. Dementsprechend sind hier vor allem strukturerhaltende Mittel (vor allem Gewebemittel) und Tonika angezeigt. Der Krankheitsverlauf ist eher langwierig und chronisch. Dementsprechend ist an folgende Mittel zu denken:

Fieber- und Nervenmittel 1 Aconitum cp	steigert die dissimilatorische Grundfunktion, setzt Wärme frei.
Stoffwechselmittel 1 Cochlearia cp	reguliert die Assimilation und die Elimination und dadurch auch die Dissimilation. Es verbessert die Stoffwechselvorgänge in jeder einzelnen Zelle.
Stoffwechselmittel 5 Berberis cp	ist das Mittel für die hepato-renale Elimination. Durch Förderung der Säureausscheidung reguliert es den Säure-Basen-Haushalt. So reinigt es Bindegewebe, Blut und Lymphe und wirkt damit auch als Kräftigungsmittel.
Lymphmittel 2 Abrotanum cp	steigert die Abwehrleistung (Resistenz) und fördert die aufsteigende Lymphe nach Krauß, d. h. es stärkt das nährende Prinzip (Phlegma).
Adermittel 1 Avena cp	wirkt belebend auf das Gewebe (bringt „Pneuma") und ist daher bei allen Formen der Unterreizung von Bedeutung.
Adermittel 3 Hydrastis cp	wirkt als Roborans, fördert die Abwehr und hebt die Lebenskraft.
Gewebemittel 4 Symphytum cp (und andere Gewebemittel)	unterstützt als strukturgebendes Mittel die Knochenneubildung und Narbenregeneration. Zudem wirkt es Ablagerungen in Bindegewebe, Blut und Lymphe entgegen.
Capsella cp-Fluid	verbessert die Blutverteilung, löst Stockungen auf und bringt Pneuma zu den unterreizten Orten.
Rhododendron cp-Fluid	wirkt stärkend (Roborans), lebenskraftfördernd und harnsäureausscheidend.

Die Stufenregel liefert uns nicht nur Hinweise auf bestimmte Mittel, sondern darüber hinaus auch auf die Dosierung bzw. Potenz. Dies soll am Beispiel eines Infektes erklärt werden.

Bei niedriger Wertung verfügt der Mensch über eine gute Vitalität und Kraft. Er neigt eher zu kurzen aber heftigen Reaktionen, wie z. B. relativ hohem Fieber. Hier muss die überschießende Reaktion reguliert werden. Falls Fieber- und Nervenmittel 1 Aconitum cp nötig ist, verabreicht man es hier in der D10 in niedriger Dosierung.

Bei hoher Wertung dagegen ist der Körper kraftlos. Er muss gestärkt und angeregt werden, um eine Krankheit überwinden zu können. Hier wird man also Fieber- und Nervenmittel 1 Aconitum cp in der D4 einsetzen, um z. B. das Schwitzen anzuregen. Grundsätzlich sind diese Überlegungen auch auf andere JSO-Komplex-Mittel übertragbar.

3. Zonen- und Regionenlehre

Die Iris wird üblicherweise in zwei große Zonen geteilt: die an die Pupille grenzende Krausenzone und die außen liegende Ziliarzone.

Zur differenzierteren Betrachtung wird die Iris von innen nach außen in drei verschiedene Zonen der Energietransformation und weiter in sechs Regionen aufgeteilt (s. Abbildung S. 186):

Die Assimilation zeigt sich in der Krausenzone (1. und 2. Region). Sie umfasst den Ablauf von der Stoffaufnahme bis zum Aufbau körpereigener Substanzen.

Die Dissimilation zeigt sich vor allem in der 4. Region. Sie beschreibt die Gewinnung und Freisetzung von Energie aus dem Assimilat. Wie bei jedem Verbrennungsprozess entstehen hier auch überschüssige Stoffwechselendprodukte (Schlacken), die ausgeschieden werden müssen.

Die Elimination zeigt sich vor allem in der 6. Region. Die eliminatorische Grundfunktion bezeichnet dabei den gesamten Transport aus jeder einzelnen Zelle bis zur Ausscheidung über Darm, Niere usw.

Im Rahmen der regionären Irisbetrachtung sollte der Ablauf der Energietransformation stets von innen nach außen, d. h. von der Assimilation über die Dissimilation bis hin zur Elimination bewertet werden.

Assimilation und Elimination sind Energie verbrauchende Prozesse. Somit kann nur durch die Dissimilation Energie gewonnen werden. Da die Bilanz der Energietransformation stets mit einem Energieüberschuss (z. B. für Bewegung) abschließen muss, kommt der Dissimilation eine besondere Bedeutung zu.

Bei jeder Therapie müssen grundsätzlich folgende Aspekte berücksichtigt werden:

1. Es muss Energie vorhanden sein.
   Zur Therapie eines Energiemangels empfiehlt sich die Gabe von Fieber- und Nervenmittel 1 Aconitum cp. Es wirkt vor allem auf die Informationsbearbeitung, die sich in der 1. Region wiederspiegelt.
2. Eine Ausscheidung muss gewährleistet sein.
   („Die Löcher müssen offen sein.“) Der Zustand der Ausscheidung zeigt sich vor allem in der 6. Region („Eliminationsregion“).
3. Der Stoffwechsel muss reguliert sein.
   Je nach Stoffwechsellage gibt man hier Fieber- und Nervenmittel 1 Aconitum cp in der D4 oder D10 sowie Stoffwechselmittel 1 Cochlearia cp.

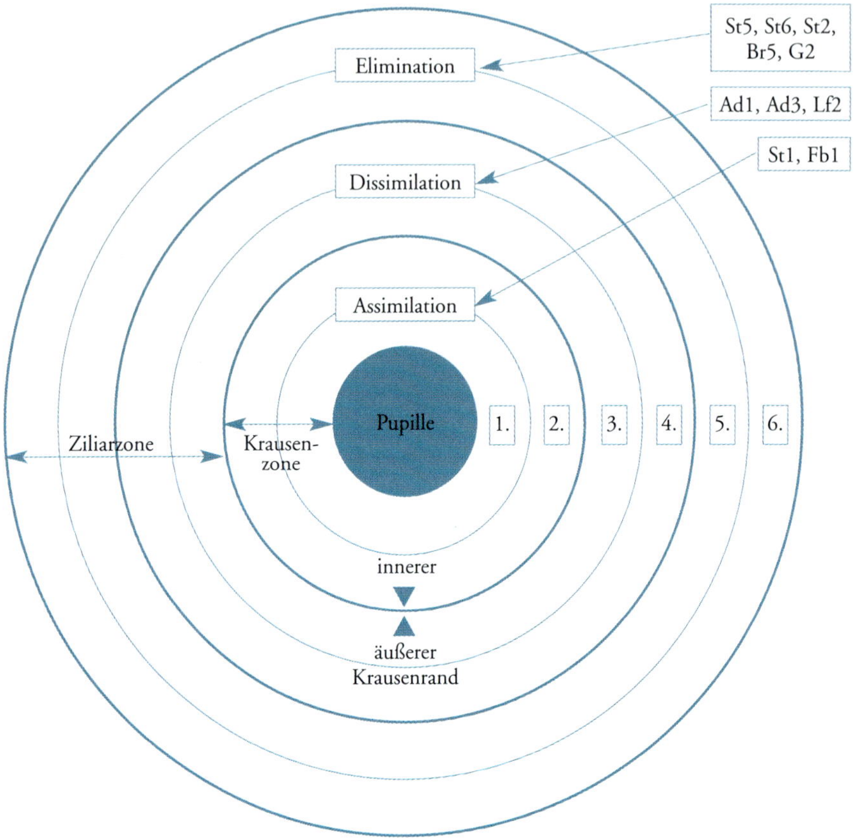

Aufteilung der Iris in Zonen und Regionen

Mit den JSO-Komplex-Mitteln kann man je nach Stoffwechsellage gezielt auf die verschiedenen Prozesse der Energietransformation einwirken:

Anregung der Assimilation:

Stoffwechselmittel 1
Cochlearia cp

wirkt auf den gesamten Stoffwechsel. Dabei
- optimiert es die Verdauungsfunktion (insbesondere des Magens)
- verbessert es die Stoffwechselvorgänge in Zellen, Geweben und Organen
- verbessert es die Aufnahme der „Luftnahrung" über die Lunge (durch *Tussilago farfara*).

Eine enge Krausenzone (kleiner als ein Drittel des Durchmessers der Iris) deutet z. B. auf eine verminderte Assimilation hin. Hier sollte Stoffwechselmittel 1 Cochlearia cp in Kombination mit Fieber- und Nervenmittel 1 Aconitum cp D10 gegeben werden. Alternativ kann man Stoffwechselmittel 10 Centaurium cp verdünnt einsetzen. Zur Ergänzung eignet sich Viscum album cp-Fluid S (Ausgleich) und Calcium phosphoricum D6 biochemisch.

Lymphmittel 2 Abrotanum cp	wirkt aufbauend und stärkend (Roborans) indem es Blut und Lymphe verbessert.
Brustmittel 5 Teuricum cp	verbessert die Aufnahme von Pneuma (Lebensprinzip).

Anregung der Dissimilation:

Adermittel 1 Avena cp	verbessert über das arterielle System die Versorgung aller Gewebe und Organe. Adermittel 1 Avena cp bringt Sauerstoff ins Gewebe und regt damit die Dissimilation an.
Adermittel 3 Hydrastis cp	wirkt als Roborans auf die Blutbildung und –verteilung (Rekonvaleszenzmittel).
Lymphmittel 2 Abrotanum cp	wirkt durch seine Bestandteile kräftigend und regt so indirekt die Dissimilation an.

Anregung der Elimination:

Stoffwechselmittel 5 Berberis cp	unterstützt vor allem die hepato-renale Elimination von Säuren (insbesondere Harnsäure).
Stoffwechselmittel 6 Solidago cp	verbessert den Nierenstoffwechsel. So kann die renale Elimination gefördert werden, ohne die Energie der Niere zu beeinträchtigen.
Stoffwechselmittel 2 Lycopodium cp	fördert die Elimination durch seine Wirkung auf das Leber-Galle-System, die Blase und den Darm.
Brustmittel 5 Teuricum cp	wirkt auf die pulmonale Elimination.
Gewebemittel 2 Equisetum cp	reguliert die Ausscheidung durch Flüssigkeiten (Blase, Harnwege).

Als Ausscheidungsmittel der JKH sind darüber hinaus zu nennen:
- Gewebemittel 6 Vincetoxicum cp (Niere)
- Gewebemittel 11 Rhus toxicodendron cp (Säureregulation, venöser und lymphatischer Abfluss)

- Populus cp-Fluid (venöser Abfluss)

Darüber hinaus kann die Ausscheidung durch Saunagänge, Trockenbürsten, Baunscheidtieren und Ähnliches angeregt werden.

4. Weitere Hinweise

Wichtige Hinweise auf die Organfunktion liefert auch die Farbe der Iris. Dunkle Strukturen weisen auf eine Unterfunktion, helle (weiße) auf Reizungen und reizbare Schwäche (Bündel) hin. Je weiter Abdunkelungen nach innen reichen, desto stärker ist der Befund und desto schlechter die Prognose. Tophi können hinweisend auf aktuelle Störungen sein.

7.10 Therapie einzelner Krankheiten

In diesem Kapitel soll die Therapie einiger ausgewählter Krankheiten mit Hilfe der JKH exemplarisch dargestellt werden. Besonders wichtige Mittel sind dabei in der Regel **fett** gedruckt. Soweit nicht anders angegeben, gelten die üblichen Dosierungen (s. S. 171f.). Allgemeine Hinweise können Sie auch in den Büchern von Schmiedel und Augustin [1997] sowie Seng et al. [1989] nachlesen.

Abwehrschwäche

Mit Abwehrschwäche ist an dieser Stelle eine erhöhte Infektanfälligkeit gemeint. Bei einer echten Immunschwäche muss unbedingt nach der Grunderkrankung (Krebs, HIV-Infektionen etc.) geforscht und entsprechend behandelt werden.

Die folgende Rezeptur kann allgemein zur Stärkung der Abwehr eingesetzt werden:

Adermittel 3 Hydrastis cp	20–30 Globuli
Darmmittel 1 Allium cp	10 Globuli
Lymphmittel 1 Echinacea cp	10 Globuli

Zusammen in einem Glas Wasser lösen und über den Tag verteilt schluckweise trinken. Ergänzt werden kann auch

Rhododendron cp-Fluid	5–10 Tropfen

Soweit kein akuter Infekt vorliegt, kann hier auch Stoffwechselmittel 1 Cochlearia cp statt Stoffwechselmittel 10 Centaurium cp gegeben werden.

Die folgende Übersicht zeigt die wichtigsten Systeme, die bei einer Abwehrschwäche gestört sein können und nennt dazu die jeweiligen Behandlungsmöglichkeiten mit der JKH:

Abwehrsystem	Therapiemöglichkeiten
Lymphsystem	Konstitutionsmittel 1 Thuja cp Lymphmittel 1 Echinacea cp Lymphmittel 2 Abrotanum cp Stoffwechselmittel 1 Cochlearia cp Stoffwechselmittel 3 Scrophularia cp
Blut	Adermittel 3 Hydrastis cp Stoffwechselmittel 1 Cochlearia cp Lymphmittel 2 Abrotanum cp (Ad3 + St1 + Lf1)
Milz	Gewebemittel 9 Pulsatilla cp Gewebemittel 10 Podophyllum cp Stoffwechselmittel 3 Scrophularia cp
Schleimhäute	Stoffwechselmittel 1 Cochlearia cp Populus cp-Fluid
Haut	Stoffwechselmittel 10 Centaurium cp Stoffwechselmittel 3 Scrophularia cp
Bindegewebe	Stoffwechselmittel 5 Berberis cp Gewebemittel 2 Equisetum cp Gewebemittel 6 Vincetoxicum cp
Eisenhaushalt	Adermittel 3 Hydrastis cp Lymphmittel 2 Abrotanum cp Rhododendron cp-Fluid Ferrum phosphoricum D3 biochemisch

Allgemeine Hinweise:

- Eigenbluttherapie
- Hydrotherapie zur Abhärtung: Wassertreten, Kneippen, Sauna
- Entspannungstraining
- mäßige sportliche Betätigung

Akne (Acne vulgaris)

Neben hormonellen Störungen im Pubertätsalter sind bei der Akne innere Krankheitsmechanismen zu berücksichtigen. Grundsätzlich handelt es sich dabei um Störungen der Talgdrüsentätigkeit der Haut.

Grundrezept zur *akuten* Aknetherapie (Schub)

Lymphmittel 1 Echinacea cp	akute entzündliche Reaktionen; eitrige und nicht eitrige Hauterkrankungen und Entzündungen
Adermittel 1 Avena cp D10	Verringerung der übermäßigen arteriellen Gefäßaktivität, Mittel des ersten Entzündungsstadiums, exsudative Diathese
Populus cp-Fluid	eitrige Entzündungen der Haut und der Schleimhäute, Abszesse, Fisteln, Geschwüre

Grundrezept zur *chronischen* Aknetherapie

Lymphmittel 2 Abrotanum cp	Reinigung von Blut und Lymphe im subkutanen Gewebe, eitrige Degeneration der Blutzellen
Stoffwechselmittel 3 Scrophularia cp	entzündliche Reaktionen der Haut und des Unterhautzellgewebes, Förderung der absteigenden Lymphe
Gewebemittel 3 Mezereum cp	chronische Hauterkrankungen, mit Eiterungstendenz, Normalisierung des Hautstoffwechsels
Populus cp-Fluid	eitrige Entzündungen der Haut und der Schleimhäute, Abszesse, Fisteln, Geschwüre

Allgemeine Hinweise:

- Ernährungsumstellung (Vollwertkost; fettreiche Speisen, Zucker, Alkohol und scharfe Gewürze meiden; Vorsicht bei Vitamin-B-, Jod- und Brom-haltigen Nahrungsmitteln)
- UV-Therapie
- Hydrotherapie, z. B. Gesichtsdampfbad, Waschungen
- Stress abbauen („nervöse Akne“)
- Entgiftung (s. S. 205ff.)

Allergien

Eine Allergie ist eine erworbene, immunologisch bedingte Überempfindlichkeitsreaktion des Organismus nach Konfrontation seines Immunsystems mit einem Antigen. Kennzeichnend ist hier also eine übersteigerte Reaktion gegenüber äußeren Einflüssen.

Grundrezept bei Allergien

Fiebermittel 1 Aconitum cp D10	Verringerung der Überreizung durch nervöse Beeinflussung; hyperergische Vasomotorenreaktion
Adermittel 1 Avena cp D10	Verringerung der übermäßigen arteriellen Gefäßaktivität; vermindert die entzündlich-allergische Gefäßerregung; reduziert die erhöhte Gefäßdurchlässigkeit und damit das allergische Ödem (Erhöhung der Dysorie)
Stoffwechselmittel 10 Centaurium cp	spastisch-allergische Diathese; hyperergische Vasomotorenreaktion; stabilisiert die RES-Funktion der Verdauungsschleimhäute
Gewebemittel 11 Rhus toxicodendron cp	Hauptmittel bei der allergischen Diathese
Bei Bedarf werden ergänzt:	
Capsella cp-Fluid (verdünnt!)	Verringerung der übermäßigen arteriellen Gefäßaktivität; vermindert die entzündlich-allergische Gefäßerregung; reduziert die erhöhte Gefäßdurchlässigkeit und damit das allergische Ödem (Erhöhung der Dysorie)
Rhododendron cp-Fluid (verdünnt!)	in Verdünnung bei Überreizungszuständen (Allergien)

Grundrezept bei *akuten* allergischen Reaktionen der Haut

Adermittel 1 Avena cp D10	Verringerung der übermäßigen arteriellen Gefäßaktivität, Mittel des ersten Entzündungsstadiums, exsudativ-allergische Diathese, Allergien
Stoffwechselmittel 3 Scrophularia cp	Entgiftung und Entstauung im Lymphapparat; antikatarrhalische Wirkung; Förderung der absteigenden Lymphe, exsudative Diathese, Skrofulose, Lymphatismus, Tuberkulinismus, Schwermetallintoxikationen
Stoffwechselmittel 5 Berberis cp	akute Ausschläge, Ekzeme; Eliminationsförderung von metabolen Substanzen und hautreizenden Schärfen, harnsaure Diathese
Konstitutionsmittel 5 Vinca minor cp	konstitutionelle Wirkung bei Hautausschlägen, Ekzemen, Verbesserung der Hautentgiftung und -ernährung

Grundrezept bei *chronischen* allergischen Reaktionen der Haut

Gewebemittel 11 Rhus toxicodendron cp	ähnlich einem Antipsorikum und Antidyskratikum Hauptmittel bei allen Diatheseformen, insbesondere der harnsauren und exsudativ-allergischen
Konstitutionsmittel 5 Vinca minor cp	konstitutionelle Wirkung bei Hautausschlägen, Ekzemen; Verbesserung der Hautentgiftung und -ernährung
Stoffwechselmittel 3 Scrophularia cp	Entgiftung und Entstauung im Lymphapparat; antikatarrhalische Wirkung, Förderung der absteigenden Lymphe, exsudative Diathese, Skrofulose, Lymphatismus, Tuberkulinismus, Schwermetallintoxikationen
Populus cp-Fluid	Verminderung der zur Erschlaffung führenden Gefäßreize; Reaktionsmittel der JKH; Skrofulose, Lymphatismus

Hierbei gelten die üblichen Dosierungen.

Bei der Therapie allergischer Erkrankungen muss stets die Konstitution mit berücksichtigt werden. Schließlich bedingt eine stabile Konstitution normalerweise auch ein stabiles Vegetativum, während einige Konstitutionen mit einer verstärkten Neigung zu allergischen Reaktionen verbunden sind. Hierzu gehören z. B. die oxygenoide Konstitution (erhöhte Irritabilität), Nierenkonstitutionen (z. B. nephrogen-lymphatische Konstitution) und natürlich die exsudativ-allergische Diathese. Das Hauptmittel bei Neigung zu Allergien ist stets **Gewebemittel 11 Rhus toxicodendron cp**, welches individuell dosiert wird, um mögliche Überreaktionen zu vermeiden.

Je nach **Diathese** sind folgende Kombinationen zu empfehlen:

allergische Diathese	**Gewebemittel 11 Rhus toxicodendron cp** **Adermittel 1 Avena cp D10** Stoffwechselmittel 10 Centaurium cp
exsudative Diathese	**Gewebemittel 11 Rhus toxicodendron cp** **Stoffwechselmittel 3 Scrophularia cp** **Lymphmittel 2 Abrotanum cp**
harnsaure Diathese	**Gewebemittel 11 Rhus toxicodendron cp** **Stoffwechselmittel 5 Berberis cp** Rhododendron cp-Fluid (verdünnt: 3–5 Tropfen in $^1/_4$– $^1/_8$ l Wasser)

Aus naturheilkundlicher Sicht kann man die Allergie prinzipiell auf ein Missverhältnis von Sensibilität (Reizaufnahme) und Irritabilität (Reizbeantwortung) reduzieren. Bei der allgemeinen Therapie von Allergien mit der JKH wird man daher Sensibilität und Irritabilität so regulieren, dass die für die Allergie typische übersteigerte Reaktion gedämpft werden kann.

Zur **Regulation der vegetativen Organisation** sind von Bedeutung:

bei gestörter Sensibilität	Rhododendron cp-Fluid (verdünnt: 3–5 Tropfen in $^1/_4$– $^1/_2$ l Wasser, auch äußerlich anzuwenden) oder **Sambucus cp-Fluid** (auch als Salbe)
bei erhöhter Irritabilität	Adermittel 1 Avena cp D10 (bei Bedarf: 5–7 Globuli alle 15 Minuten) Capsella cp-Fluid (verdünnt: 3–5 Tropfen auf $^1/_4$– $^1/_2$ l Wasser, vor allem bei gestörter Gefäßirritabilität)
allgemein zum Ausgleich von Sensibilität und Irritabilität	**Viscum album cp-Fluid S** (5–10 Tropfen pur oder in Wasser) Stoffwechselmittel 10 Centaurium cp Gewebemittel 1 Caulophyllum cp

Darüber hinaus kommen je nach Beschwerden folgende Mittel in Frage:

bei akuten Beschwerden	Fieber- und Nervenmittel 1 Aconitum cp D10 Stoffwechselmittel 10 Centaurium cp (als Folgemittel)	
bei gestörter Membranpermeabilität	Gewebemittel 1 Caulophyllum cp (Zellorganisation)	
bei gestörter Immunregulation	Viscum album cp-Fluid S	
zur Elimination	Gewebemittel 11 Rhus toxicodendron cp (Elimination, vor allem Säuren)	
bei psychischer Komponente; *zur Stärkung der Lebenskraft*	Viscum album cp-Fluid S Kalium phosphoricum D6 biochemisch	
zur Beeinflussung der Entzündungsreaktion	Fieber- und Nervenmittel 1 Aconitum cp D10 Adermittel 1 Avena cp D10	1. Entzündungsstadium
	Gewebemittel 12 Sanguinaria cp	2. Entzündungsstadium
bei allergischen Reaktionen der Haut (s. auch Dermatosen S. 200ff.)	Gewebemittel 3 Mezereum cp **oder** Gewebemittel 5 Conium cp jeweils mit Stoffwechselmittel 3 Scrophularia cp	
bei Heuschnupfen	Stoffwechselmittel 10 Centaurium cp Capsella cp-Fluid (äußerlich)	
bei Asthma (s. auch S. 195ff.)	Brustmittel 4 Ipecacuanha cp	

Anorexia nervosa (Magersucht)

Bei der Magersucht handelt es sich um eine psychogene Essstörung mit verzerrter Einstellung gegenüber der Nahrungsaufnahme. Mitunter kann die Erkrankung dramatisch verlaufen (10% Letalität). Die Erkrankung geht mit einer deutlichen Reduzierung des weiblichen Prinzips einher. Dies wird auch in der Rezeptur zur Anorexia nervosa berücksichtigt:

Gewebemittel 1 Caulophyllum cp (Stärkung des weiblichen Prinzips)	3-mal täglich 15 Globuli
Viscum album cp-Fluid S (Verlust der Integrität)	abends 20 Tropfen einnehmen und äußerlich in die Magengrube einreiben
Lymphmittel 2 Abrotanum cp (Steigerung der anabolen Grundfunktion)	3-mal täglich 15 Globuli
Rhododendron cp-Fluid (nervöse Hemmung als Ursache)	4-mal täglich 10 Tropfen, nicht abends einnehmen

Im Wechsel mit Lymphmittel 2 Abrotanum cp kann man auch Stoffwechselmittel 1 Cochlearia cp verabreichen, das den Appetit steigert und die Nutrition verbessert. Unerlässlich ist bei der Behandlung der Anorexia nervosa die psychische Betreuung.

Asthma bronchiale

Anfallsartige Atemnot durch reversible Atemwegsobstruktion infolge einer Hyperreaktivität des Bronchialsystems.

Entsprechend dem hauptsächlich betroffenen Organ sind bei Asthma bronchiale vor allem die Brustmittel von Bedeutung. Als allgemeines Asthmamittel gilt Brustmittel 4 Ipecacuanha cp, da es vor allem auf den Nervus pulmonalis und seine Äste sowie den Nervus vagus wirkt. Zur nervösen Regulation bzw. Dämpfung der Überreizbarkeit stehen außerdem noch Stoffwechselmittel 10 Centaurium cp, Fieber- und Nervenmittel 1 Aconitum cp D10 und Viscum album cp-Fluid S zur Verfügung. Steht die Atemnot in der Bedeutung vor dem Husten, sollte das entkrampfende Sambucus cp-Fluid an Stelle von Viscum album cp-Fluid S eingesetzt werden.

Bei der Asthmatherapie mit der JKH bieten sich im Wesentlichen folgende Möglichkeiten:

allgemein bei Asthma	vor allem Brustmittel 4 Ipecacuanha cp (Brustmittel 3 Drosera cp)
bei zähem Schleim	Brustmittel 2 Phellandrium cp
bei Kindern	Brustmittel 3 Drosera cp
zur Beruhigung und Entkrampfung	Stoffwechselmittel 10 Centaurium cp Viscum album cp-Fluid S Sambucus cp-Fluid

bei spastischer und allergischer Diathese	Stoffwechselmittel 10 Centaurium cp
bei Unruhezuständen, Herzklopfen	Fieber- und Nervenmittel 1 Aconitum cp D10

Darüber hinaus lassen sich einsetzen:

zur Verbesserung des Gasaustausches und Stärkung der Atemwegsfunktion	Brustmittel 5 Teuricum cp
zur funktionellen Kräftigung des Lungengewebes	Gewebemittel 2 Equisetum cp
gegen die Überreizungszustände beim allergischen Asthma	Rhododendron cp-Fluid (in Verdünnung!)
als Reaktionsmittel bei chronischen Erkrankungen	Populus cp-Fluid

Außerdem kann z. B. eine Entgiftung (s. S. 205ff.), eine Entsäuerung (s. S. 236f.) oder eine Behandlung einer Allergie (s. S. 191ff.) angezeigt sein.

Die Zusammenstellung des Rezeptes orientiert sich daran, welche Symptome bei dem einzelnen Patienten im Vordergrund stehen. Versucht man dagegen ein Rezept zu erstellen, das möglichst vielen Asthmapatienten hilft, müssen vor allem die allgemeinen Asthmasymptome berücksichtigt werden. Man gelangt damit zu Grundrezepten, die bei allen Asthmaformen angewendet werden können.

Grundrezept zur *akuten* Asthmatherapie:

Fieber- und Nervenmittel 1 Aconitum cp D10 (akute spastische und fieberhafte Zustände) Brustmittel 2 Phellandrium cp (akute schleimige Bronchialerkrankungen)	Von diesen beiden Globulimitteln gibt man 5- bis 6-mal täglich je 10 Globuli im $^{1}/_{4}$-stündlichen Wechsel.
Sambucus cp-Fluid (Spasmen)	3-mal täglich 10 Tropfen; äußerlich an Stirn, Genick und Brust einreiben; abends im Zimmer zerstäuben

Das Grundrezept zur akuten Asthmatherapie enthält solche JSO-Komplex-Mittel, die direkt auf Ursachen der Atemwegsverengung gerichtet sind. So werden die Spasmen, die übermäßige Schleimsekretion und die Hyperreaktivität des Bronchialsystems abgeschwächt.

Bei der Therapie des chronischen Asthmas muss man berücksichtigen, dass nicht nur die Lunge, sondern auch der Kreislauf und die Nerven belastet werden. Hier muss z. B. die Sauerstoffversorgung für den gesamten Organismus gewährleistet werden.

Grundrezept für die *chronische* Asthmatherapie:

Brustmittel 5 Teuricum cp (Br2, G5, K1) (Verbesserung des Gasaustausches, Stärkung der Atemwegsfunktion)	3-mal täglich 10–15 Globuli
Stoffwechselmittel 10 Centaurium cp (spastische und allergische Diathese)	3-mal täglich 10 Globuli
Populus cp-Fluid (Reaktionsmittel bei chronischen Erkrankungen, spastische Diathese, bronchitisches Syndrom, Schleimhaut)	3-mal täglich 10 Globuli

Statt Brustmittel 5 Teuricum cp kann gegebenenfalls auch Brustmittel 4 Ipecacuanha cp eingesetzt werden.

Allgemeine Hinweise:

- absolutes Rauchverbot
- Atemschulung, Atemtherapie
- Eigenbluttherapie
- Phytotherapie: z. B. Kräutertees mit Brennnessel, Lungenkraut, Thymian, Gelbe Taubnessel, Isländisch Moos, Lindenblüten (Allergien beachten!)
- Diät: Vermeidung unverträglicher (allergenisierender) Nahrungsmittel
- physikalische Maßnahmen: z. B. Baunscheidtieren, Trockenbürsten
- autogenes Training

Bronchitis

Bei der Therapie der Bronchitis spielen die Brustmittel die wichtigste Rolle. Da zu einem Zeitpunkt nur ein Brustmittel eingesetzt werden sollte, muss anhand der charakteristischen Symptome ein Brustmittel ausgewählt werden.

Rezeptur bei *akuten* Bronchialkatarrhen

Brustmittel 2 Phellandrium cp
(bei schleimigen Bronchialerkrankungen, zähem Schleim mit Neigung zu Spasmen)

oder

Brustmittel 3 Drosera cp
(bei primär spastischen Bronchialerkrankungen mit trockenen Reizerscheinungen, Reizhusten, Keuchhusten-ähnliche Zustände)

Das gewählte Brustmittel wird ergänzt durch:

Adermittel 1 Avena cp D10
(zur Verringerung der übermäßigen arteriellen Gefäßaktivität, als Mittel des ersten Entzündungsstadiums)

Bei Bedarf können zudem ergänzt werden:

Capsella cp-Fluid
(zur Verringerung der übermäßigen arteriellen Gefäßaktivität, als Mittel des ersten Entzündungsstadiums)

3–5 Tropfen auf 1/4 l Wasser über den Tag verteilt trinken

Fieber- und Nervenmittel 1 Aconitum cp D10
(zur Verringerung der Überreizung durch nervöse Beeinflussung, spastische Diathese, akute fieberhafte und spastische Zustände)

Von den Globulimitteln werden 5-mal täglich bis zu einmal stündlich 10 Globuli gegeben.

Rezeptur bei *chronischen* Bronchialkatarrhen

Brustmittel 2 Phellandrium cp (zur Reizmilderung und Schleimlösung, bei akuten und chronischen Zuständen)	3-mal täglich 10–15 Globuli
oder	
Brustmittel 4 Ipecacuanha cp (zur Reizmilderung und Schleimlösung, bei chronischen Zuständen mit Neigung zu Emphysembildung)	3-mal täglich 10–15 Globuli
oder	
Brustmittel 5 Teuricum cp (Verbesserung des Gasaustausches in den Lungen, Stärkung der Atemwegsfunktionen – Pneumaaufnahme und -verwertung – bronchitisches Syndrom)	3-mal täglich 10–15 Globuli
Das gewählte Brustmittel wird ergänzt durch:	
Populus cp-Fluid (zur Behebung von venösen Stauungen, Entstauung der Lunge, Reinigung über Venen und Lymphe)	3-mal täglich 10–15 Globuli
Gewebemittel 5 Conium cp (Förderung des venösen und lymphatischen Abflusses)	3-mal täglich 10–15 Globuli

Je nach den individuellen Beschwerden können die oben genannten Mittel durch folgende JSO-Komplex-Mittel ergänzt oder ersetzt werden:

bei Kindern	Brustmittel 3 Drosera cp Stoffwechselmittel 10 Centaurium cp
bei spastischer Bronchitis	Brustmittel 3 Drosera cp Brustmittel 4 Ipecacuanha cp Stoffwechselmittel 10 Centaurium cp Sambucus cp-Fluid (innerlich oder zur Inhalation)
bei Fieber	Fieber- und Nervenmittel 1 Aconitum cp D10
bei zähem Schleim	Brustmittel 2 Phellandrium cp Gewebemittel 2 Equisetum cp (Bestandteil von Br2)
bei eitrigem Auswurf	Populus cp-Fluid

zur Abwehrstärkung	Darmmittel 1 Allium cp Lymphmittel 1 Echinacea cp
zur Beruhigung (bei nervösem Reizhusten)	Viscum album cp-Fluid S

Allgemeine Hinweise:
- Phytotherapie: z. B. Thymian, Efeu, Süßholz, Eibisch, Senega
- Brustwickel
- Inhalationsbehandlung
- Salzhemd[1] in der akuten Phase mit Fieber
- „Ölfleck“: Auflagen mit heißem Oliven- oder Johanniskrautöl

Dermatosen (Hautkrankheiten, Ausschläge)

Die Haut ist ein wichtiges Ausscheidungsorgan, über das der Organismus Festes (Epithelien), Flüssiges (Schweiß) und Gasförmiges (Geruch) ausscheidet. Als „unedles“ und „starkes“ Organ ist die Haut in der Lage, Ausscheidungsstörungen innerer Organe zu kompensieren. Eine Darstellung des wichtigen Bezugs der Haut zur Niere finden Sie z. B. bei Mair [2000]. Die Alterationen der Hautatmung können ihrerseits vikariierende Reaktionen innerer Organe zur Folge haben (z. B. Ausscheidungsgastritis, -diarrhö, rheumatoide Reaktionen). Es ist daher ein naturheilkundliches Prinzip, für die Aufrechterhaltung dieser Hautfunktion Sorge zu tragen (Trockenbürsten, Nassbürsten, Licht-, Luft- und Sonnenbäder usw.).

Aus naturheilkundlicher Sicht sind Hauterkrankungen als Versuch des Organismus zu sehen, belastende Stoffwechselprodukte über die Haut auszuscheiden. Die Therapie muss demzufolge darauf zielen, die Stoffwechselvorgänge zu regulieren und die Ausscheidungsfunktion der Entgiftungsorgane zu stärken.

Zur Aufrechterhaltung der „Hautatmung“ ist **Stoffwechselmittel 10 Centaurium cp** das wichtigste Mittel der JKH. Bei akuten Erkrankungen regt man z. B. mit häufigen Gaben von 20–30 Globuli das Schwitzen an. Auch bei trockener Haut ist Stoffwechselmittel 10 Centaurium cp hilfreich.

[1] Dazu schwenkt man ein Trägerhemd in einer gesättigten Salzlösung, drückt es aus und lässt es trocknen bis es klamm (nicht trocken!) ist. Damit der Patient nicht friert, wird es vor dem Anziehen auf seine Körpertemperatur gebracht. Normalerweise sollte der Patient 1–3 Stunden mit dem Salzhemd im Bett verbringen.

Die Hauptmittel zur Therapie von Dermatosen sind:

bei chronischen Hauterkrankungen	Stoffwechselmittel 3 Scrophularia cp (Haut; Ausscheidung über Leber, Galle, Darm, Niere)
bei akuten Hauterkrankungen	Stoffwechselmittel 5 Berberis cp (Unterstützung der Leber als Hauptentgiftungsorgan)

Je nach Einzelfall kann wie folgt ergänzt werden:

zur Förderung der Ausscheidung über das venöse System	Adermittel 2 Hamamelis cp
zur Reinigung und Entgiftung über das lymphatische System	Lymphmittel 1 Echinacea cp
zur Förderung der Ausscheidung über die Niere	Stoffwechselmittel 6 Solidago cp
zur Verbesserung des Blutbildes	Adermittel 3 Hydrastis cp
bei nässenden, eiternden Ekzemen	Populus cp-Fluid
bei akuten Entzündungen	Capsella cp-Fluid Adermittel 1 Avena cp D10 Fieber- und Nervenmittel 1 Aconitum cp D10
gegen chronische Entzündungen und ödematöse Schwellungen	Adermittel 2 Hamamelis cp Populus cp-Fluid
bei Eiterungen und Fistelbildungen	Populus cp-Fluid Gewebemittel 5 Conium cp
bei ulzeröser Entzündung der Haut	Gewebemittel 5 Conium cp
bei Veränderung des Haut- und Unterhautzellgewebes (auch Verbrennungen)	Gewebemittel 3 Mezereum cp

bei Juckreiz	Sambucus cp-Fluid oder -Salbe S
zur Umstimmung des Organismus (besonders nach Impfungen)	Konstitutionsmittel 1 Thuja cp

Bei der Therapie der Dermatosen ist darüber hinaus die jeweilige Diathese zu berücksichtigen (s. S. 193). So gehört z. B. die Neurodermitis aus naturheilkundlicher Sicht zum Formenkreis der exsudativ-allergischen Diathese. Innere funktionelle und nervöse Störungen prädestinieren zu dieser Erkrankung im Bereich der Haut. Spezielle Hinweise zur Neurodermitis-Therapie finden Sie auf S. 135 und S. 180.

Zudem empfiehlt sich ein Vollbad mit folgenden Mitteln gegen den Juckreiz:

10 Tropfen Sambucus cp-Fluid
1 Esslöffel Honig
1 Tasse Milch
1 Tasse Olivenöl
30 Globuli Gewebemittel 3 Mezereum cp

Ekzeme

Ekzeme können allergisch, endogen oder exogen (Kontaktekzem) bedingt sein.

Rezeptur bei *akuten* Ekzemen

Adermittel 1 Avena cp D10	Verringerung der übermäßigen arteriellen Gefäßaktivität, Mittel des ersten Entzündungsstadiums, exsudativ-allergische Diathese, Allergien
Stoffwechselmittel 3 Scrophularia cp	Entgiftung und Entstauung im Lymphapparat; antikatarrhalische Wirkung; exsudative Diathese, Skrofulose
Stoffwechselmittel 5 Berberis cp	akute Ausschläge, Ekzeme, Eliminationsförderung von metabolen Substanzen und hautreizenden Schärfen, harnsaure Diathese
Konstitutionsmittel 5 Vinca minor cp (K1 + Ad3 + G3 + St5)	konstitutionelle Wirkung bei Hautausschlägen, Ekzemen, Verbesserung der Hautentgiftung und -ernährung

Rezeptur bei *chronischen* Ekzemen

Gewebemittel 11 Rhus toxicodendron cp	Hauptmittel bei allen Diatheseformen, insbesondere der harnsauren und exsudativ-allergischen Diathese
Konstitutionsmittel 5 Vinca minor cp (K1 + Ad3 + G3 + St5)	konstitutionelle Wirkung bei Hautausschlägen, Ekzemen, Verbesserung der Hautentgiftung und -ernährung
Stoffwechselmittel 3 Scrophularia cp	Entgiftung und Entstauung im Lymphapparat, exsudative Diathese, Skrofulose, Lymphatismus
Populus cp-Fluid	Verminderung der zur Erschlaffung führenden Gefäßreize, Reaktionsmittel der JKH, Skrofulose, Lymphatismus

Psoriasis vulgaris

Die Psoriasis vulgaris gehört aus naturheilkundlicher Sicht im weiteren Sinne zu den Erkrankungen des rheumatischen Formenkreises und der exsudativ-allergischen Diathese. Neben nervösen Auslösefaktoren und genetischer Determination spielen in der Pathogenese Stoffwechselstörungen eine nicht zu unterschätzende Rolle.

Für die Psoriasis-Therapie kommt daher folgende Rezeptur in Frage:

Stoffwechselmittel 5 Berberis cp *im akuten Stadium*	Eliminationsförderung von metabolen Substanzen und gefäß- und hautschädigenden Schärfen, bringt die Säure von der Haut weg
Stoffwechselmittel 4 Sarsaparilla cp *bei Bedarf zum Abheilen im Anschluss an St5*	epidermale Erkrankungen (Akanthose) unterschiedlicher Art infolge Psora und Skrofulose
Gewebemittel 11 Rhus toxicodendron cp	Eliminationsförderung von harnsauren und serösen Schärfen, Hauptmittel bei allen Diatheseformen
Fiebermittel 2 Cinchona cp	20 Globuli zusammen mit
Sambucus cp-Fluid	20 Tropfen auf ein Glas lauwarmes, abgekochtes Wasser zur Auflage

Hinsichtlich der Dosierung gelten die üblichen Hinweise (s. S.171f.). Bei den Dermatosen spielt natürlich neben der innerlichen die äußerliche Behandlung eine große Rolle. Je nach Beschaffenheit der Haut (trocken, fettig, Wunden usw.) können die Fluide pur oder verdünnt, als Salbe, Einreibung oder Umschlag verwendet werden. Als Salben kann man auch Nettiderma®-Salbe und Pesendorfer-Salbe® im Wechsel einreiben. Globuli können in Wasser gelöst für Umschläge genutzt werden.

Augendiagnostischer Hinweis:

Die Funktion der Haut als größtes Ausscheidungsorgan zeigt sich im Auge in der 6. Region (Ziliarrand-Region). Abdunkelungen („abgedunkelter Hautring“) deuten dabei auf eine verminderte Funktion hin.

Allgemeine Hinweise:

- Zur Ausscheidungsförderung über die Haut eignen sich z. B. das Trockenbürsten, Baunscheidtieren und Saunagänge.
- Im Zusammenhang mit Dermatosen sollte auch überprüft werden, inwieweit eine Ernährungsumstellung oder eine Darmsanierung erforderlich ist.

Diarrhö

Insbesondere bei akuten Diarrhöen ist immer zu prüfen, ob Erkrankungen zugrunde liegen, die ein Behandlungsverbot für Heilpraktiker bedingen.

Grundrezept für die Diarrhö:

Stoffwechselmittel 3 Scrophularia cp (wirkt gegen übermäßige Sekretion)	10 Globuli zusammen mit
Sambucus cp-Fluid (gestörte Motilität)	10 Tropfen auf $^1/_8$ l Wasser mehrmals täglich schluckweise trinken
Ferrum phosphoricum D12 biochemisch (Regulation der Zottenpumpe)	akut: bis zu alle $^1/_2$ Stunde 2 Tabletten chronisch: 3- bis 5-mal täglich 3–5 Tabletten

Je nach Einzelfall sind zu ergänzen:

bei Infektionen (auch Parasiten etc.)	Stoffwechselmittel 10 Centaurium cp (bis zu $^1/_4$-stündlich 10 Globuli)

	Darmmittel 1 Allium cp (3-mal täglich bis $^{1}/_{4}$-stündlich 10 Globuli) Konstitutionsmittel 5 Vinca minor cp bei chronischen und hartnäckigen Darmerkrankungen
bedingt durch vermehrten Gallenfluss	Stoffwechselmittel 5 Berberis cp (3-mal täglich 10 Globuli) Fieber- und Nervenmittel 1 Aconitum cp D10 (3-mal täglich 10 Globuli)
nervös bedingt	Stoffwechselmittel 10 Centaurium cp (3-mal täglich bis $^{1}/_{4}$-stündlich 10 Globuli) im täglichen Wechsel mit Gewebemittel 10 Podophyllum cp

Allgemeine Hinweise:

- Ausgleich von Flüssigkeit und Elektrolyten beachten (cave bei Säuglingen und Kleinkindern!)
- akut: Nahrungskarenz
- Heilerde

Entgiftung

Mit der stetig steigenden Zahl von chemischen Substanzen in unserer Umwelt gewinnt auch die Entgiftung zunehmend an Bedeutung. Insbesondere bei chronischen Erkrankungen ist eine Entgiftung zur Vorbehandlung zu empfehlen.

Die Hauptmittel zur **allgemeinen Entgiftung** sind:

zur Anregung des Stoffwechsels, Universalentgiftung	Stoffwechselmittel 1 Cochlearia cp
zur Entgiftung über das Lymphsystem	Lymphmittel 1 Echinacea cp
zur Ausleitung von Toxinen über den Darm	Darmmittel 1 Allium cp

Je nach Patient bieten sich Variationsmöglichkeiten zur **spezifischen Entgiftung** an:

zur Aktivierung der Entgiftungsfunktion der Leber	Stoffwechselmittel 5 Berberis cp
zur Aktivierung der Entgiftungsfunktion der Niere	Stoffwechselmittel 6 Solidago cp
zur Anregung der Gallensekretion	Stoffwechselmittel 2 Lycopodium cp

Der **Therapieplan** für die Entgiftungskur könnte wie folgt aussehen:

1. Tag:	Stoffwechselmittel 1 Cochlearia cp
2. Tag:	Lymphmittel 1 Echinacea cp
3. Tag:	Darmmittel 1 Allium cp

Vom vierten Tag an wird die Kur von vorne wiederholt (4. Tag: Stoffwechselmittel 1 Cochlearia cp, 5. Tag: Lymphmittel 1 Echinacea cp usw.), bis sie nach etwa sechs Wochen abgeschlossen ist. Stoffwechselmittel 1 Cochlearia cp kann bei Bedarf durch ein Mittel zur spezifischen Entgiftung ersetzt werden.

Zu Beginn der Kur werden üblicherweise 3-mal täglich jeweils 10–20 Globuli der verschiedenen Mittel eingenommen. Im Laufe der Therapie kann die Dosierung reduziert werden.

Im Hinblick auf die Entgiftung soll auch noch das Populus cp-Fluid genannt werden, da es den Abfluss über die Venen und die Lymphe anregt. Hiervon werden gewöhnlich 3-mal täglich 10 Tropfen zur Entgiftung verabreicht.

Zur Ausscheidung von Säuren finden sich spezielle Hinweise auf S. 236f.

Häufig wird auch nach der Amalgam-Entgiftung gefragt. Hier empfiehlt es sich 1/2 Stunde vor der zahnärztlichen Behandlung (insbesondere vor dem Entfernen von Amalgamfüllungen) 1/2–1 l Milch zu trinken. Zur anschließenden Entgiftung werden über 3 Monate

Gewebemittel 1 Caulophyllum cp	3-mal täglich 10 Globuli
Stoffwechselmittel 5 Berberis cp	3-mal täglich 10 Globuli
Populus cp-Fluid	3-mal täglich 5–10 Tropfen

verabreicht.

Diese Rezeptur kann grundsätzlich zur Entgiftung von Schwermetallen eingesetzt werden. Zur biochemischen Ergänzung eignen sich Natrium sulfuricum D6 und Silicea D12.

Therapeutischer Hinweis:
Während jeder Entgiftung sollte unbedingt auf eine ausreichende Flüssigkeitszufuhr (in der Regel drei Liter pro Tag) geachtet werden!

Frühjahrskur

Die Frühjahrskur dient vor allem zur Entschlackung und Bluterneuerung. Dadurch kann das Wohlbefinden verbessert und die so genannte Frühjahrsmüdigkeit bekämpft werden.

Die Frühjahrskur gliedert sich im Wesentlichen in drei Phasen:

1. Ausscheiden
2. Lymphreinigung
3. Aufbauen

Aus der JKH kommen dafür folgende Mittel in Frage:

zur Anregung der hepatorenalen Ausscheidungsvorgänge	**Stoffwechselmittel 5 Berberis cp** Als wichtigstes Basismittel für die Frühjahrskur!
zur Verbesserung der Bindegewebsreinigung	**Stoffwechselmittel 5 Berberis cp** **Stoffwechselmittel 3 Scrophularia**
zur Ausscheidung über Flüssigkeiten	**Gewebemittel 2 Equisetum cp** Neben Stoffwechselmittel 5 Berberis cp das elementarste Ausscheidungsmittel.
zur Lymphreinigung	Lymphmittel 2 Abrotanum cp Stoffwechselmittel 3 Scrophularia
zur Entlastung der Schleimhäute und der Haut	Stoffwechselmittel 3 Scrophularia cp
zur Anregung der Blutbildung	Adermittel 3 Hydrastis cp Lymphmittel 2 Abrotanum cp
zur Normalisierung der Funktion der Magen- und Darmschleimhäute und Lymphe im Bauchraum	Stoffwechselmittel 1 Cochlearia cp

Vorschlag zur Rezeptur:

3–4 Wochen zum Ausscheiden und zur Lymphreinigung	
Stoffwechselmittel 5 Berberis cp	3-mal täglich 10–15 Globuli
mit Gewebemittel 2 Equisetum cp	3-mal täglich 10–15 Globuli
obige Kombination täglich wechseln mit	
Stoffwechselmittel 3 Scrophularia cp	3-mal täglich 10–15 Globuli
danach 3–4 Wochen zum Aufbau	
Lymphmittel 2 Abrotanum cp	3-mal täglich 10–15 Globuli
oder	
Adermittel 3 Hydrastis cp mit Stoffwechselmittel 1 Cochlearia cp	je 3-mal täglich 10–15 Globuli

Zusätzliche Tipps:

Zum ausreichenden Trinken:
Erst 3 Wochen lang Brennnesseltee ½–1 l /Tag; 3 Wochen lang im März, dann weitere 3 Wochen Löwenzahntee (Blätter/Wurzel) 1 l /Tag.

Als zusätzliche Delikatesse: Löwenzahnsalat mit Pellkartoffeln und wachsweichen Eiern. Zum Würzen nimmt man dabei: Salz, Pfeffer, Zwiebeln und/oder Knoblauch, Balsamiko, Olivenöl.

Die Frühjahrskur lässt sich zudem auch sehr gut durch biochemische Mittel ergänzen, z. B.:

Ausscheiden	Natrium phosphoricum D6 morgens 3–5 Tabletten Silicea D6 abends 3 Tabletten
Lymphreinigung	Natrium sulfuricum D6 morgens und abends 3–5 Tabletten
Aufbauen	Natrium sulfuricum D6 morgens 3 Tabletten Lithium chloratum D6 abends 3 Tabletten

Wichtig ist bei der Frühjahrskur auch die reduzierte Nahrungszufuhr, die z. B. in Form einer Saft- oder Gemüsekur durchgeführt werden kann.

Gallenerkrankungen

Jenseits des 40. Lebensjahres hat in Deutschland jeder 10. Mann und jede 5. Frau Gallensteine. Rund ein Viertel dieser Personen hat entsprechende Beschwerden. Im Folgenden sollen die wichtigsten JSO-Komplex-Mittel für wesentliche Gallenerkrankungen aufgeführt werden.

bei Gallenwegsdyskinesien

Stoffwechselmittel 9 Nasturtium cp	3-mal täglich 15 Globuli
Sambucus cp-Fluid	5-mal täglich 5 Tropfen, zusätzlich äußerlich in die Magengrube einreiben

In Frage kommen auch:

Stoffwechselmittel 10 Centaurium cp	
Viscum album cp-Fluid S	
Nettigall®[1]	zur besseren Regulierung des Galleflusses in der Rekonvaleszenz nach einer Gallen-Operation

bei Gallenblasenkatarrh

Gewebemittel 2 Equisetum cp	5-mal täglich 20 Globuli
Populus cp-Fluid	5-mal täglich 10 Tropfen, zusätzlich äußerlich in die Magengrube einreiben

bei Cholezystitis

Cave: Verschluss-Stein ist OP-Indikation!

Adermittel 1 Avena cp D10 (akut)	$^1/_2$-stündlich 5 Globuli
Capsella cp-Fluid (akut)	5 Tropfen in $^1/_8$ l Wasser schluckweise trinken

[1] Nettigall® enthält Darmmittel 1 Allium cp, Fieber- und Nervenmittel 1 Aconitum cp, Gewebemittel 10 Podophyllum cp, Stoffwechselmittel 2 Lycopodium cp und Sambucus cp-Fluid D6, sowie folgende Einzelmittel: Aesculus hippocastanum spag. Krauß D4, Carduus marianus spag. Krauß D4, Chelidonium majus spag. Krauß D4, Podophyllum peltatum spag. Krauß D4, Strychnos nux-vomica spag. Krauß D4 und Natrium sulfuricum D3.

In Frage kommen auch:

Stoffwechselmittel 10 Centaurium cp	5-mal täglich 10 Globuli
Gewebemittel 8 Chelidonium cp S	5-mal täglich 10 Globuli
Populus cp-Fluid	5-mal täglich 5 Tropfen
Fieber- und Nervenmittel 2 Cinchona cp	20 Globuli in $^1/_8$ l Wasser, äußerlich als feuchtwarme Kompresse

bei Cholelithiasis

Gallensteine sind besonders häufig bei übergewichtigen Frauen (5-F-Regel: female, fourty, fat, fair, fecund = weiblich, älter als 40 Jahre, übergewichtig, blond und fruchtbar (viele Kinder)).

Gewebemittel 8 Chelidonium cp S	3-mal täglich 15 Globuli
Viscum album cp-Fluid S	3-mal 10 Tropfen
Gewebemittel 2 Equisetum cp	3-mal 20 Globuli

bei Gallenkolik

Differenzialdiagnose (Harnleiter-Kolik rechts, akute Appendizitis) beachten! Die Gallenkolik ist immer die Folge einer Cholelithiasis oder einer akuten Cholezystitis.

Stoffwechselmittel 10 Centaurium cp	10–20 Globuli zusammen mit
Sambucus cp-Fluid	10–20 Tropfen in $^1/_4$ l Wasser lösen und davon alle 10 Minuten einen Schluck trinken sowie äußerlich in die Magengrube einreiben. Bei Brechreiz kann man Fluid und Globuli auch unverdünnt auf der Zunge zergehen lassen.

Bewährt haben sich auch feuchtheiße Umschläge aus

Sambucus cp-Fluid	20 Tropfen mit
Gewebemittel 8 Chelidonium cp S	20 Globuli in $^1/_2$ l Wasser gelöst.

Gastritis

Die Gastritis ist keine finale Diagnose, sondern eine Zustandsbeschreibung der Schleimhaut und eigentlich ein Katarrh. Im Allgemeinen bezieht die Gastritis das Duodenum mit ein, so dass es eigentlich Gastroduodenitis heißen müsste. Es werden akute und chronische Zustände unterschieden. Immer sollten ursächliche Bedingungen Berücksichtigung finden.

Als Hauptmittel bei Gastritis wird eingesetzt:

Stoffwechselmittel 7 Malva cp	1/2- bis 1-stündlich 10 Globuli

Dieses Mittel kann symptomatisch rasche Erleichterung bringen. Es enthält als wichtigsten Bestandteil das Stoffwechselmittel 1 Cochlearia cp, das als Globuli oder in Tablettenform (als Jsostoma® S) bei zahlreichen Magenerkrankungen, funktionellen Oberbauchbeschwerden, Völlegefühl, Übelkeit, Reizungen als Folge von reichlichem Essen oder Alkoholgenuss und zur Regulation der Magensäure eingesetzt wird. Ergänzt wird Stoffwechselmittel 1 Cochlearia cp im Stoffwechselmittel 7 Malva cp durch Adermittel 1 Avena cp als Mittel gegen die Entzündung.

Grundrezept zur Therapie der *akuten* Gastritis:

Stoffwechselmittel 7 Malva cp	1/2- bis 1-stündlich 10 Globuli
Gewebemittel 12 Sanguinaria cp (Entzündungen der Schleimhaut)	5-mal täglich 5 Globuli
Capsella cp-Fluid (arteriell entstauend, schmerzlindernd)	5-mal täglich 5 Tropfen oder verdünnt

Bei der akuten Gastritis stellen sich die Symptome eher massiv dar und zwar von „unklaren Oberbauchbeschwerden" bis zum „akuten Oberbauch".

Grundrezept zur Therapie der *chronischen* Gastritis:

Gewebemittel 15 Condurango cp (organisiert die Schleimhaut)	3-mal täglich 10 Globuli
Populus cp-Fluid (mindert Druck und Völle)	3-mal täglich 10 Tropfen

Der Befund ist häufig asymptomatisch bzw. histologisch.

Allgemeine Hinweise:

- Kaffee, schwarzer Tee, Nikotin, Alkohol, scharfe Gewürze, Kohlgemüse und Zucker meiden
- Phytotherapie: Pfefferminze, Melisse, Schafgarbe

Gicht

Die Gicht ist mehr als eine Stoffwechselanomalie zu sehen und weniger als eine primär oder ausschließlich über die Nahrung zu beeinflussende Erkrankung. Dreh- und Angelpunkt ist über den Eiweißstoffwechsel die Leber, die meist überreizt bis gestaut ist. Häufig besteht zusätzlich eine harnsaure Diathese. Die früher gebräuchlichen Bezeichnungen Nieren-, Magen- oder Gefäßgicht beziehen sich auf die Übersäuerung des dortigen Funktionsgewebes. Bei der Gichttherapie mit der JKH bieten sich im Wesentlichen folgende Möglichkeiten:

Als Hauptmittel (insbesondere zur Säureregulation) wird eingesetzt:

Gewebemittel 11 Rhus toxicodendron cp

Die Therapie kann wie folgt ergänzt werden:

gegen die überreizte Leber	**Stoffwechselmittel 5 Berberis cp** (Bestandteil von G11)
zur Ausscheidung der Harnsäure über die Niere	Stoffwechselmittel 6 Solidago cp
bei Fibromyalgie	Gewebemittel 5 Conium cp (Bestandteil von G11)
bei Gelenkgicht	Gewebemittel 3 Mezereum cp
bei alter Gicht	Gewebemittel 6 Vincetoxicum cp
bei Gefäßgicht	Jsoskleran®[1]
als Nierentonikum bzw. -energetikum	Stoffwechselmittel 6 Solidago cp Gewebemittel 6 Vincetoxicum cp
zur Dauertherapie	Einreiben der Gichtknoten mit Pesendorfer-Salbe®

[1] Jsoskleran® enthält Adermittel 1 Avena cp D12, Fieber- und Nervenmittel 1 Aconitum cp D12, Gewebemittel 6 Vincetoxicum cp D12, Lymphmittel 1 Echinacea cp D12, Stoffwechselmittel 6 Solidago cp, Populus cp-Fluid D12 und Arnica montana spag. Krauß D30.

Grundrezept zur *akuten* Gichttherapie:

Gewebemittel 11 Rhus toxicodendron cp (Hauptmittel, Säureregulator)	20 Globuli mit
Rhododendron cp-Fluid (Ausscheidung von Harnsäure)	10 Tropfen in 1/4 l Wasser, davon alle Stunde einen Schluck nehmen; auch zu Umschlägen verwenden
Adermittel 1 Avena cp D10 (Entzündung)	5 Globuli können bei Bedarf der obigen Trinklösung zugesetzt werden

Allgemeine Hinweise:

- Natrium phosphoricum und Lithium chloratum biochemisch
- Quark- und Schwedentrunkumschläge; Die Quarkumschläge kann man zusätzlich auf der zur Haut gewandten Seite mit 10–20 Tropfen Capsella cp-Fluid präparieren.
- Ernährungsumstellung: vor allem Übergewicht (langsam) reduzieren, Alkohol, Innereien, Kaffee und koffeinhaltige Limonaden meiden, ausreichende Trinkmenge (im Anfall 3 l) beachten

Hämorrhoidalleiden

In Mitteleuropa leidet jeder zweite Erwachsene früher oder später unter Beschwerden des Enddarmes, deren häufigste Ursache Hämorrhoiden sind.

Die Hauptmittel zur Therapie von Hämorrhoidalleiden sind:

*bei **akuten** Beschwerden*	Adermittel 2 Hamamelis cp (fördert den venösen Abfluss, bei Entzündung durch venöse Stauung, Proktitis)
*bei **chronischen** Beschwerden*	Gewebemittel 7 Millefolium cp (verbessert den venösen Gefäßtonus, erhält die Gefäßstruktur)

Je nach Einzelfall kann wie folgt ergänzt werden:

im ersten Entzündungsstadium, für begleitende Proktitis	Adermittel 1 Avena cp D10 (3–5 Globuli in 1/8 l Wasser lösen und über den Tag verteilt schluckweise trinken)
bei Schwangerschaftsbeschwerden	Gewebemittel 1 Caulophyllum cp
bei Funktionsstörungen des Leber-Galle-Systems	Stoffwechselmittel 5 Berberis cp
zur Stabilisierung der Schleimhäute und Tonusregulierung im Darm	Darmmittel 1 Allium cp
bei ***blutenden*** *Hämorrhoiden*	Capsella cp-Fluid (1–3 Tropfen in 1/8 l Wasser verdünnt über den Tag verteilt schluckweise trinken) Capsella cp-Hämorrhoidal-Zäpfchen Capsella cp-Hämorrhoidal-Salbe
bei ***nicht blutenden*** *Hämorrhoiden*	Populus cp-Fluid (3-mal täglich 5 Tropfen) Populus cp-Hämorrhoidal-Zäpfchen Populus cp-Hämorrhoidal-Salbe

Von den Globulimitteln in der Grundstärke (D4) lässt man 3-mal täglich 10 Globuli langsam im Mund zergehen. Von den Capsella cp- oder Populus cp-Hämorrhoidal-Zäpfchen werden täglich 1–2 Zäpfchen in den After eingeführt. Auch die Capsella cp- oder Populus cp-Hämorrhoidal-Salbe sollte 1- bis 2-mal täglich angewendet werden. Dazu sollte man eine bohnengroße Menge Salbe in den After einführen oder äußerlich auftragen.

Allgemeine Hinweise:

Die allgemeinen Hinweise zu Hämorrhoiden sollten sich gegen Übergewicht, Verstopfung, Blähungen und Krampfadern richten. Hierzu gehören

- Bewegung (z. B. Schwimmen, Radfahren)
- ballaststoffreiche Ernährung bevorzugen
- Pressen vermeiden (bei der Defäkation, Gewichtheben, forciertem Bauchmuskeltraining)
- viel trinken
- blähende Nahrungsmittel meiden
- Sitzbäder mit Eichenrinde, Kiefernnadel- und Teebaumöl
- Phytotherapie: Rosskastanienextrakt, Hamamelis
- Calcium fluoratum als Mittel für das Bindegewebe

Hypertonie

Auch wenn die Hypertonie häufig von den Betroffenen unbemerkt verläuft, ist sie unbedingt therapiebedürftig, weil sie ein wichtiger Risikofaktor für zahlreiche schwere Späterkrankungen (z. B. Arteriosklerose, Herzinfarkt, Apoplex, Nierenschäden usw.) ist. Daher sollte sich der Patient trotz geringer Beschwerden unbedingt an den Therapieplan halten und der Blutdruck regelmäßig kontrolliert werden.

Die Hauptmittel zur Therapie der Hypertonie sind:

Adermittel 1 Avena cp D10	3-mal täglich 5 Globuli einnehmen oder 10 Globuli in 1/4 l Wasser gelöst über den Tag verteilt trinken
Capsella cp-Fluid	5 Tropfen in 1/4 l Wasser verdünnt über den Tag verteilt trinken oder morgens 1–3 Tropfen einnehmen

Will man Adermittel 1 Avena cp **D10** alleine geben, kann man ruhig auch 3-mal täglich 5 Globuli verabreichen. Capsella cp-Fluid muss jedoch in jedem Fall niedrig dosiert werden. Möchte man beide Mittel kombinieren, bietet es sich an, sie gemeinsam in Wasser zu lösen (z. B. 10 Globuli und 3 Tropfen Fluid in 1/4 l Wasser). Je nach Form der Hypertonie werden darüber hinaus folgende Mittel ergänzt:

bei nervöser Hypertonie	**Fieber- und Nervenmittel 1 Aconitum cp D10** (3-mal täglich 5 Globuli einnehmen oder 10 Globuli in 1/4 l Wasser gelöst über den Tag verteilt trinken)
	Viscum album cp-Fluid S (feuchtwarme Kompresse mit einigen Tropfen Viscum album cp-Fluid S auf das Herz legen; Fluid abends in die Fußsohlen einmassieren lassen; innerlich 3-mal täglich 10 Tropfen in einem Esslöffel Wasser einnehmen)
bei gefäßbedingter Hypertonie (z. B. Arteriosklerose)	Gewebemittel 6 Vincetoxicum cp Stoffwechselmittel 5 Berberis cp oder Stoffwechselmittel 6 Solidago cp (Ausscheidung über die Niere)

bei Venenerkrankungen	Adermittel 2 Hamamelis cp (statt Adermittel 1 Avena cp D10 als Hauptmittel) Fieber- und Nervenmittel 1 Aconitum cp D10 (bei akuter Venenentzündung) Populus cp-Fluid (bei akuter Venenentzündung) Gewebemittel 5 Conium cp (bei chronischen Venenentzündungen, Varikosis) Lymphmittel 1 Echinacea cp (zur Entlastung des Lymphsystems) Stoffwechselmittel 3 Scrophularia cp (zur Lymphreinigung)
bei stoffwechselbedingter Hypertonie	Stoffwechselmittel 5 Berberis cp (bei harnsaurer Diathese, Störungen im Fettstoffwechsel) Stoffwechselmittel 6 Solidago cp (bei Nierenschwäche)
bei nierenbedingter Hypertonie	Stoffwechselmittel 6 Solidago cp Gewebemittel 6 Vincetoxicum cp (bei fortgeschrittener Nierenschwäche)
bei leberbedingter Hypertonie	Stoffwechselmittel 5 Berberis cp Adermittel 2 Hamamelis cp (statt Adermittel 1 Avena cp D10, da die Leber ein „venöses" Organ ist)
bei Hyperthyreose	Fieber- und Nervenmittel 1 Aconitum cp D10 Gewebemittel 5 Conium cp (bei Verhärtungen der Schilddrüse) Viscum album cp-Fluid S (innerlich und äußerlich)
bei Hypertonie durch Erkrankung der Lunge	Brustmittel je nach Grunderkrankung (z. B. bei chronischer Bronchitis und chronischem Asthma: Brustmittel 2 Phellandrium cp mit Gewebemittel 2 Equisetum cp)

Weitere Hinweise zur Behandlung der Hypertonie mit der JKH finden Sie bei Mair [1996].

Allgemeine Hinweise zur Hypertonie:

- Ernährung umstellen: Kaffee und Zigaretten meiden, bestehendes Übergewicht reduzieren; Nutzen der salzarmen Kost ist umstritten [Skrabal, 1999]
- regelmäßige Bewegung, bevorzugt mit Ausdauerbelastung
- Aderlass – bei kräftigem oder hartem Puls

Hypotonie

Im Gegensatz zur Hypertonie ist eine Hypotonie selten behandlungswürdig. Entscheidend ist dabei, ob Beschwerden auftauchen und der Patient unter dem niedrigen Blutdruck leidet.

Die Hauptmittel zur Therapie der Hypotonie sind:

Adermittel 1 Avena cp (D4)	3-mal täglich 10 Globuli
Rhododendron cp-Fluid	3-mal täglich 5–10 Tropfen

Von diesen beiden Mitteln kommt vor allem Adermittel 1 Avena cp zum Einsatz. Capsella cp-Fluid kann alternativ oder in schweren Fällen zusätzlich verabreicht werden. Darüber hinaus können folgende Mittel ergänzt werden:

bei Neurasthenie	Fieber- und Nervenmittel 1 Aconitum cp Rhododendron cp-Fluid (3-mal täglich 5–10 Tropfen innerlich; Fußsohlen morgens damit einreiben)
in der Rekonvaleszenz	Adermittel 3 Hydrastis cp Rhododendron cp-Fluid (innerlich und äußerlich)
bei orthostatischer Hypotonie	Fieber- und Nervenmittel 1 Aconitum cp Rhododendron cp-Fluid

Weitere Hinweise zur Behandlung der Hypotonie mit der JKH finden sich bei Mair [1996].

Allgemeine Hinweise zur Hypotonie:

- regelmäßige Bewegung zur besseren Blutverteilung
- kalte Armbäder und Armgüsse nach Kneipp, Wechselduschen

Klimakterische Beschwerden

Rund ein Drittel der Frauen erlebt das Klimakterium beschwerdefrei. Die anderen leiden mehr oder weniger unter vasomotorisch vegetativen (wie Hitzewallungen und Schwindel), psychischen (z. B. depressive Verstimmungen, Schlaflosigkeit) und organischen (Haarausfall, trockene Haut etc.) Symptomen.

Das Hauptmittel bei der JKH bei allen klimakterischen Beschwerden ist:

zur hormonellen Regulation, insbesondere bei Frauenleiden	Gewebemittel 1 Caulophyllum cp

Je nach Einzelfall sind zu ergänzen:

bei Hitzewallungen, Herzklopfen, Unruhezuständen	Fieber- und Nervenmittel 1 Aconitum cp **D10** Gewebemittel 12 Sanguinaria cp
bei nervösen Erschöpfungszuständen	Fieber- und Nervenmittel 1 Aconitum cp (D4) Viscum album cp-Fluid S (3-mal täglich 10–20 Tropfen) Adermittel 3 Hydrastis cp
bei arteriellen Kongestionen	Adermittel 1 Avena cp **D10** Gewebemittel 12 Sanguinaria cp
bei venösen Stauungszuständen, z. B. Varikosis	Adermittel 2 Hamamelis cp
zur Festigung der Knochensubstanz	Gewebemittel 4 Symphytum cp
nervöse Erregungszustände, Schlafstörungen	Viscum album cp-Fluid S (1–5 Tropfen in 1/8 l Wasser verdünnt über den Tag verteilt schluckweise trinken)
bei starken Blutungen oder zu starker arterieller Zirkulation	Capsella cp-Fluid (1–3 Tropfen in 1 l Wasser verdünnt über den Tag verteilt schluckweise trinken)
bei trockener Schleimhaut und Jucken im Genitalbereich	Gewebemittel 1 Caulophyllum cp Fieber- und Nervenmittel 1 Aconitum cp Natrium chloratum D6 biochemisch

Beispiele für Rezepturen bei klimakterischen Beschwerden:

Depressive Verstimmungen

Bei depressiven Verstimmungen und Erschöpfungszuständen während des Klimakteriums empfiehlt sich folgende Rezeptur:

Gewebemittel 1 Caulophyllum cp	3-mal täglich 10 Globuli
Fieber- und Nervenmittel 1 Aconitum cp	3-mal täglich 10 Globuli
Viscum album cp-Fluid S	3-mal täglich 10–20 Tropfen

Hitzewallungen

Bei Hitzewallungen und Schweißausbrüchen im Klimakterium sind zu empfehlen:

Gewebemittel 1 Caulophyllum cp	3-mal täglich 10 Globuli
Fieber- und Nervenmittel 1 Aconitum cp D10	5 Globuli mit 5 Tropfen
Viscum album cp-Fluid S	in 1 Glas Wasser lösen und
	über den Tag verteilt trinken

Zusätzlich sollten Stirn und Schläfen mit Viscum album cp-Fluid S eingerieben werden.

Osteoporose

Zur Therapie der Osteoporose sind zu rezeptieren:

über mindestens 6–8 Wochen	
Gewebemittel 4 Symphytum cp	3-mal täglich 10 Globuli
Lymphmittel 2 Abrotanum cp	3-mal täglich 10 Globuli
anschließend für weitere 6–8 Wochen	
Calcium phosphoricum D6 biochemisch	im täglichen Wechsel mit
Calcium fluoratum D6 oder D3 biochemisch	

Allgemeine Hinweise unter besonderer Berücksichtigung der Osteoporose:

- auf ausreichende Calcium-Zufuhr achten (Milchprodukte, insbesondere Quark; Soja)
- Bewegung, Physiotherapie
- Homöopathie: Calcium fluoratum D6–D8; Calcium phosphoricum D8, Symphytum Ø spag.
- Phytotherapie: *Cimicifuga racemosa, Agnus castus, Hypericum perforatum*

Kolitis

Hierbei handelt es sich um einen Katarrh des Dickdarms. Bei der Kolitis ist die Elimination über den Darm empfindlich gestört. Das kann sich auf Wasserhaushalt, Mineralstoffwechsel, Vitaminhaushalt, Darmflora und reflektorisch assimilatorischen Vorgängen auswirken. Bei jeder Kolonerkrankung ist die nervöse Rückkopplung auf das zentrale Nervensystem zu beachten, die selbst als Ursache in Frage kommen kann.

Besonders wichtige Mittel bei der Kolitis sind:

Stoffwechselmittel 10 Centaurium cp (entzündliche Erkrankungen des Darmes mit neurovegetativer Rückkopplung)	3-mal täglich 10 Globuli
Gewebemittel 3 Mezereum cp (Dickdarmbezug mit Durchfall, stabilisiert die Schleimhaut)	3-mal täglich 15 Globuli

Statt Gewebemittel 3 Mezereum cp kann man auch Gewebemittel 9 Pulsatilla cp im täglichen Wechsel mit Stoffwechselmittel 10 Centaurium cp verabreichen.

Grundrezept für die *akute / fieberhafte* Kolitis:

Stoffwechselmittel 10 Centaurium cp (entzündliche Erkrankungen des Darmes mit neurovegetativer Rückkopplung, auch bei Fieber)	stündlich 10 Globuli
Darmmittel 1 Allium cp (akute Milieustörung)	3-mal 20 täglich Globuli
Capsella cp-Fluid (akuter Katarrh)	5 Tropfen in $^{1}/_{8}$ l Wasser alle 15 Minuten schluckweise trinken

Im Wechsel mit Stoffwechselmittel 10 Centaurium cp kann man auch Gewebemittel 10 Podophyllum cp einnehmen, das insbesondere auf neurovegetative Störungen des Magen-Darm-Traktes wirkt.

Grundrezept für die *chronische* Kolitis:

Stoffwechselmittel 10 Centaurium cp (entzündliche Erkrankungen des Darmes mit neurovegetativer Rückkopplung)	3-mal täglich 10 Globuli
Gewebemittel 3 Mezereum cp (Dickdarmbezug mit Durchfall, stabilisiert die Schleimhaut)	3-mal täglich 15 Globuli
Lymphmittel 2 Abrotanum cp (verbessert die Assimilation, Rekonvaleszenz)	3-mal täglich 15 Globuli
Darmmittel 2 Tanacetum cp (chronische Milieustörung, präventiv bei Dysbiosen)	3-mal täglich 10 Globuli

Als Mittel gegen die (chronische) Schleimhautentzündung und zur Entstauung kommt darüber hinaus noch Populus cp-Fluid in Frage.

Colitis ulcerosa

Bei der Colitis ulcerosa handelt es sich um eine echte psychosomatische Erkrankung, bei welcher der somato-psychogene Rückkopplungseffekt im Sinne eines Teufelskreises zum Tragen kommt. Der Verlauf erfolgt schubweise.

Grundrezept für die *beschwerdearme / -freie* Phase:

Konstitutionsmittel 3 Phytolacca cp (chronisch entzündliche Schleimhauterkrankung mit destruktiver Tendenz)	3-mal täglich 15 Globuli
Stoffwechselmittel 10 Centaurium cp (neurovegetative Rückkopplung bei entzündlichen Darmerkrankungen)	3-mal täglich 15 Globuli
Gewebemittel 3 Mezereum cp	3-mal täglich 15 Globuli

Statt Gewebemittel 3 Mezereum cp kann man auch Gewebemittel 9 Pulsatilla cp im täglichen Wechsel mit Stoffwechselmittel 10 Centaurium cp geben.

Grundrezept für den *akuten* Schub:

Gewebemittel 3 Mezereum cp (stabilisiert die Schleimhaut, Geschwüre)	stündlich 10 Globuli
Adermittel 1 Avena cp D10 (entzündungswidrig)	stündlich 10 Globuli
Capsella cp-Fluid (Blutungstendenz)	5 Tropfen in $^1/_4$ l Wasser, häufig schluckweise trinken

Allgemeine Hinweise zur Colitis ulcerosa:
- ausreichende Zufuhr von Vitaminen und Mineralien
- ballaststofffreie Diät im akuten Stadium, danach langsamer Kostaufbau
- Entspannungstraining
- Psychotherapie (psychosomatische Erkrankung)

Kopfschmerzen

In Deutschland leiden etwa 20 % der Bevölkerung an chronischen und 70 % unter gelegentlichen Kopfschmerzen. Aus naturheilkundlicher Sicht sind Kopfschmerzen immer ein Symptom für eine Störung im Körper und keine eigene Krankheit. Daher muss bei der Kopfschmerztherapie immer die Behandlung der Krankheitsursache im Vordergrund stehen. Im Folgenden sollen Behandlungsmöglichkeiten besonders häufiger Kopfschmerzformen aufgezeigt werden.

Neben der symptomatischen Schmerzbehandlung mit **Viscum album cp-Fluid S**, das an Stirn, Schläfen und Nacken eingerieben wird, kommen folgende Mittel entsprechend der Art des Kopfschmerzes in Betracht:

hypotoner Kopfschmerz	**Adermittel 1 Avena cp** Capsella cp-Fluid
hypertoner Kopfschmerz	**Adermittel 1 Avena cp D10** Fieber- und Nervenmittel 1 Aconitum cp D10 (nervös bedingt) Gewebemittel 6 Vincetoxicum cp (gefäßbedingt) Viscum album cp-Fluid S (nervöse Erschöpfung) Capsella cp-Fluid (verdünnt zur Beruhigung der Herztätigkeit) Gewebemittel 12 Sanguinaria cp (kongestiv)

anämischer Kopfschmerz	**Adermittel 3 Hydrastis cp** Rhododendron cp-Fluid
Leber-Galle-Kopfschmerz	**Stoffwechselmittel 5 Berberis cp** oder Stoffwechselmittel 9 Nasturtium cp (verminderter Gallefluss) Gewebemittel 7 Millefolium cp (bei Stauungsleber) Sambucus cp-Fluid (Spasmen im Verdauungstrakt)
Magen-Kopfschmerz („Kater") und Atonie im Verdauungstrakt	**Stoffwechselmittel 1 Cochlearia cp** Gewebemittel 16 Nux vomica cp (chronische Zustände) Populus cp-Fluid (verbessert den venösen Rückfluss)
Obstipationskopfschmerz	**Darmmittel 1 Allium cp** **Stoffwechselmittel 2 Lycopodium cp** Gewebemittel 8 Chelidonium cp S (Leber-Galle-Störungen)

Allgemeine Hinweise:

- Neuraltherapie, Akupunktur
- Entspannungstherapie
- Phytotherapie: Pfefferminzöl äußerlich
- Homöopathie: Sanguinaria, Cimicifuga, Iris versicolor, Gelsemium
- Darmsanierung

Leberstauung

Aus naturheilkundlicher Sicht sind die Hauptmittel für Leberstauungen:

zur abdominellen Entstauung, Regelung im Zusammenspiel der Oberbauchdrüsen, Strukturverbesserung der Verdauungsdrüsen	Gewebemittel 8 Chelidonium cp S
zur Verbesserung des Gallenflusses	Stoffwechselmittel 5 Berberis cp
Energetikum der Leber, dem Motor des venösen Systems	Stoffwechselmittel 2 Lycopodium cp
zur Förderung des venösen und lymphatischen Abflusses	Populus cp-Fluid

Gewebemittel 8 Chelidonium cp S wird bei einer Unterreizung der Leber mit Stoffwechselmittel 2 Lycopodium cp, bei einer Überreizung zusammen mit Stoffwechselmittel 5 Berberis cp gegeben.

Migräne

Die Migräne, mit ca. 40 % eine der häufigsten Kopfschmerzformen, ist vor allem durch anfallsweise auftretende einseitige Schmerzen gekennzeichnet, die häufig mit einer sensorischen Übererregbarkeit, Übelkeit und Erbrechen verbunden sind. Bei der Migräne lassen sich verschiedene Formen unterscheiden. Je nach Grundtyp wird auch das Hauptmittel zur Therapie ausgewählt:

bei spastischer Migräne (Verkrampfung der arteriellen Blutgefäße)	Fieber- und Nervenmittel 1 Aconitum cp D10
bei kongestiver Migräne (arterielle Blutüberfüllung)	Adermittel 1 Avena cp D10 und/oder Gewebemittel 12 Sanguinaria cp
bei atonischer Migräne	Adermittel 1 Avena cp D4

Je nach Einzelfall sind folgende Mittel zu ergänzen:

bei Übelkeit und Erbrechen	Stoffwechselmittel 11 Lobelia cp S
bei abdominell bedingter Migräne	Stoffwechselmittel 10 Centaurium cp
bei gereiztem Sensorium	Fieber- und Nervenmittel 1 Aconitum cp D10 (soweit nicht bereits als Hauptmittel angezeigt einzusetzen)
bei menstruationsbedingter Migräne	Gewebemittel 1 Caulophyllum cp
bei Nervosität und Neurasthenie	Viscum album cp-Fluid S
bei Spasmen des Magen-Darm-Traktes	Sambucus cp-Fluid oder Sambucus Fluid cp-Salbe S

Von den Globulimitteln in der Grundstärke (D4) 3-mal täglich 10 Globuli langsam im Mund zergehen lassen. Bei Globulimitteln in der D10 werden 3–5 Globuli in $^1/_8$ l Wasser gelöst und über den Tag verteilt getrunken.

Von den Fluiden nimmt man 3-mal täglich 5 Tropfen. Viscum album cp-Fluid S kann zusätzlich an Schläfe, Stirn, Nacken und hinter den Ohren eingerieben werden.

Allgemeine Hinweise:

- Neuraltherapie
- Vasokonstriktionstraining auf Biofeedback-Basis
- Entspannungstraining
- Homöopathie [Moestel, 1998]
- Phytotherapie: *Petasites hybridus* zur Prophylaxe

Morbus Crohn

Bei dieser entzündlichen Darmerkrankung, die den gesamten Magen-Darm-Trakt befallen kann, sollte die naturheilkundliche Behandlung im akuten Schub nur ergänzend eingesetzt werden. Aus der JKH stehen uns einige Mittel zur Verfügung, die sich vor allem gegen die Entzündung richten.

Die Hauptmittel bei Morbus Crohn sind:

gegen Entzündungen im Magen-Darm-Trakt	
Stoffwechselmittel 7 Malva cp	bis zu 10 Globuli stündlich
gegen Lymphstauungen und zur Förderung der Elimination	
Lymphmittel 2 Abrotanum cp	3-mal täglich 20 Globuli
gegen Stauungen	
Populus cp-Salbe S	äußerlich auf Bauch einreiben
Populus cp-Fluid	3-mal täglich 5 Tropfen
zur nervösen Regulation	
Stoffwechselmittel 9 Nasturtium cp	3-mal täglich 10 Globuli

Stoffwechselmittel 7 Malva cp und Stoffwechselmittel 9 Nasturtium cp sollten aufgrund des gemeinsamen Grundkomplexes wahlweise oder im Wechsel genommen werden.

Im akuten Schub werden auch gute Erfolge mit folgender Rezeptur erzielt:

Stoffwechselmittel 3 Scrophularia cp	alle 10 Minuten je 2 Globuli
Gewebemittel 3 Mezereum cp (Lymphmittel 1 Echinacea cp)	im Wechsel einnehmen

Allgemeine Hinweise:

- unbedingter Rauch-Verzicht
- Nahrungsmittelallergien abklären
- Histamin-haltige Nahrungsmittel (Rotwein, Sauerkraut) meiden
- Verzicht auf Zucker (auch versteckten wie z. B. beim Ketchup)
- weitere Hinweise wie bei der Colitis ulcerosa (s. S. 221f.)
- Phytotherapie: Eichenrindenanwendungen

Nephritis

Grundrezept für *akute* Infektionen:

Stoffwechselmittel 6 Solidago cp (Nierenstoffwechsel)	3-mal täglich 10 Globuli
Gewebemittel 6 Vincetoxicum cp (Nierengewebe)	3-mal täglich 10 Globuli
Darmmittel 1 Allium cp (Infektionen)	3-mal täglich 10 Globuli
Populus cp-Fluid (Entzündung)	3-mal täglich 5 Tropfen vor den Mahlzeiten

Ergänzt werden können:

gegen die Entzündung	Adermittel 1 Avena cp D10
bei blutigem Harn	Capsella cp-Fluid (statt Populus cp-Fluid; 1–3 Tropfen in 1 l Wasser, alle zwei Stunden einen kleinen Schluck davon trinken)

Weitere Rezepturen zur Nephritis finden sich auf S. 179.

Allgemeine Hinweise:

- Bettruhe
- Blasen-Nieren-Tees
- Sitzbäder
- viel trinken (mindestens 3 l täglich)
- Cave: Insbesondere bei Nierenentzündungen im fortgeschrittenen Stadium können spezielle Verordnungen bezüglich der Zufuhr von Flüssigkeit, Salz und Eiweiß oder eine Krankenhauseinweisung erforderlich sein.

Obstipation

In Anbetracht der zentralen Stellung der Elimination durch den Darm, muss von einer Obstipation nicht erst bei fehlender Darmentleerung, sondern bereits beim Gefühl der unvollständigen Entleerung ausgegangen werden. Neben der Eliminationsstörung ist eine Obstipation immer auch eine Rhythmusstörung (Lebensrhythmus, -führung). Es müssen vier Formen differenziert werden:

1. spastische Obstipation
2. atonische Obstipation
3. kombinierte Form
4. habituelle Obstipation

Das Hauptmittel bei Obstipation ist:

Stoffwechselmittel 2 Lycopodium cp	*Energetikum der Leber, dem Motor des venösen Systems*

Stoffwechselmittel 2 Lycopodium cp ist auch Bestandteil von Gewebemittel 8 Chelidonium cp S. Je nach Form der Obstipation können auch nachfolgend genannte Mittel in Frage kommen.

1. Spastische Obstipation

Sie ist meist Ausdruck einer intramural-vegetativen Dysregulation als Begleiterscheinung einer Magen-, Duodenal- oder Gallenerkrankung. Häufig treten Schmerzen im Colon transversum und in den Flexuren auf. Bleistiftstuhl bzw. Schafkot wird unter Tenesmen entleert. Dennoch ist die Stuhlentleerung mangelhaft und das Entleerungsgefühl unvollständig. Bei länger anhaltender Autointoxikation kann eine Diarrhoea paradoxa auftreten.

Stoffwechselmittel 10 Centaurium cp (Organneurosen, nervöse Verdauungsstörungen, Tonuserhöhung bis zu Darmkrämpfen)	3-mal täglich 15 Globuli
Sambucus cp-Fluid (Regulativ der Darmmotilität)	5-mal täglich 10 Tropfen innerlich; morgens äußerlich auf die Magengrube

2. Atonische Obstipation

Durch den Tonusmangel des Darmes ist sie eher beschwerdearm. Stuhl wird nur ein- bis zweimal wöchentlich abgesetzt. Da es sich bei der Defäkation vornehmlich um keine Darm-, sondern eine Zwerchfell- und Beckenbodenaktion handelt, kommt es zu einer langen Verweildauer im Darm mit einem eher trockenen Stuhl (häufig als Zylinderstuhl).

Stoffwechselmittel 2 Lycopodium cp (fördert die Sekretion der Darmschleimhaut und der anhängigen Drüsen)	3-mal täglich 15 Globuli
Gewebemittel 8 Chelidonium cp S (erhöht den Tonus der Darmmuskulatur)	3-mal täglich 15 Globuli
Darmmittel 2 Tanacetum cp (chronische Milieustörung, reinigend, ausscheidend, reguliert das intramurale System sekretorisch und motorisch)	3-mal täglich 5 Globuli

3. Kombinierte Form der Obstipation

Bei dieser Form sind gleichzeitig spastische und atonische Anteile im Dickdarm vorhanden. Es handelt sich also um eine vegetative Dystonie, mit wechselhafter Symptomatik. Therapeutisch muss zuerst der Spasmus behoben werden.

Sambucus cp-Fluid (Stabilisierung des vegetativen Systems, Motilitätstörung)	5-mal täglich 5 Tropfen
Stoffwechselmittel 10 Centaurium cp (nervöse Verdauungsstörung, löst die Spastik der Darmmuskulatur)	3-mal täglich 30 Globuli
nach Behebung der Spastik:	
Sambucus cp-Fluid	5-mal täglich 5 Tropfen
Gewebemittel 8 Chelidonium cp S (reguliert den Tonus der Darmwand und die Verdauungsdrüsen)	3-mal täglich 15 Globuli

4. Habituelle Obstipation

Hier kapituliert der Darm vor den Gewohnheiten der Person. Daher handelt es sich hier meist um eine atonische Obstipation, die entsprechend therapiert wird. Wichtiger als bei allen anderen Formen ist hier die Lebensführung, sprich die Patientenführung bezüglich seiner Gewohnheiten und Lebensrhythmen.

Außerdem können eingesetzt werden:

bei chronischer Obstipation infolge gestörter Sekretion des Leber-Galle-Systems	Gewebemittel 8 Chelidonium cp S
zur lymphatischen Entstauung	Stoffwechselmittel 3 Scrophularia cp Stoffwechselmittel 1 Cochlearia cp (Stoffwechselmittel 1 Cochlearia cp kann auch im Wechsel mit Stoffwechselmittel 2 Lycopodium cp eingesetzt werden)
als Folge von Nahrungs- und Genussmittelabusus	Stoffwechselmittel 1 Cochlearia cp (auch im Wechsel mit Stoffwechselmittel 2 Lycopodium cp)

Allgemeine Hinweise:

- ballaststoffreiche Ernährung (vorsichtig beim kranken Darm, der Probleme mit der Verarbeitung vieler Körner bekommen kann)
- regelmäßige Bewegung
- Bauchmuskeltraining
- ausreichend stilles Wasser trinken
- Einschränkung von Kaffee, Alkohol und Nikotin
- Leinsamen, Weizenkleie, Flohsamen
- Darmmassage

Ödeme der Beine

Die Therapie geschwollener Beine mit der JKH richtet sich in erster Linie nach der Krankheitsursache. Zu unterscheiden sind dabei:

1. Lymphstauungen

Sie sind tags und nachts immer vorhanden. Die Schwellung ist schmerzlos, es sind keine Dellen eindrückbar. Einzusetzen sind hierbei:

Lymphmittel 2 Abrotanum cp	3-mal täglich 10 Globuli
im täglichen Wechsel mit	
Stoffwechselmittel 3 Scrophularia cp	3-mal täglich 10 Globuli
Natrium sulfuricum D6	
im täglichen Wechsel mit	
Kalium chloratum D6	

Ergänzt wird bei Bedarf

bei Verschlackung des Bindegewebes und bei chronischen Dermatosen	Gewebemittel 11 Rhus toxicodendron cp

2. Venenstauungen

Sie bauen sich über den Tag auf und verschwinden wieder zum Morgen hin. Abends sind Dellen eindrückbar. Die Ödeme sind schmerzhaft.

Als Hauptmittel ist hierbei einzusetzen:

Adermittel 2 Hamamelis cp	3-mal täglich 10 Globuli

3. Gemeinsames Auftreten von Lymph- und Venenstauungen

Bei dieser Kombination sind die Ödeme immer vorhanden. Dellen sind eindrückbar. Einzusetzen sind hierbei zur Regulation des Wasserhaushaltes:

Gewebemittel 2 Equisetum cp	3-mal täglich 10 Globuli
im täglichen Wechsel mit	
Gewebemittel 9 Pulsatilla cp	3-mal täglich 10 Globuli

bei Rechtsherzinsuffizienz	Adermittel 2 Hamamelis cp
bei Leberstörungen	Gewebemittel 8 Chelidonium cp S
bei Niereninsuffizienz	Gewebemittel 6 Vincetoxicum cp

Zur Verbesserung des Venen- und Lymphabflusses kann grundsätzlich Populus cp-Fluid ergänzt werden. Zur innerlichen Anwendung werden 3-mal täglich 5–10 Tropfen verabreicht. Äußerlich kann Populus cp-Fluid als Lösung oder als Populus cp-Salbe S angewendet werden.

Allgemeine Hinweise:

- Lymphdrainage (nicht bei malignem Lymphödem)
- Kompressionsstrümpfe
- Bewegung (vor allem Gehen, Schwimmen, Radfahren); Stehen und Sitzen meiden
- Beine erhöht lagern
- eventuell vorhandene Herzinsuffizienz behandeln

Rheuma (rheumatischer Formenkreis)

Beim rheumatischen Formenkreis geht es aus naturheilkundlicher Sicht bei der Behandlung vor allem um die Drainage von Toxinen.

Als Hauptmittel der Rheuma-Therapie sind zu nennen:

bei Gelenk- und Weichteilrheumatismus	Gewebemittel 11 Rhus toxicodendron cp (Ad2 + G5 + Lf1 + St5) oder
zur Anregung des Stoffwechsels sowie des Blut- und Lymphsystems	Lymphmittel 2 Abrotanum cp (Lf1 + Ad3 + St1)

Je nach Einzelfall sind folgende Mittel zu ergänzen:

bei akuten Zuständen	Fieber- und Nervenmittel 1 Aconitum cp D10
bei chronischen Zuständen	Fieber- und Nervenmittel 1 Aconitum cp (D4)
bei destruktiven Gelenkprozessen	Gewebemittel 4 Symphytum cp
zur Anregung des Nierenstoffwechsels und zur Beseitigung harnsaurer und kalkiger Ablagerungen	Stoffwechselmittel 6 Solidago cp Gewebemittel 6 Vincetoxicum cp
bei entzündlichen und degenerativen Muskel- und Gelenkerkrankungen	Rhododendron cp-Fluid (3–5 Tropfen in 1/8 l Wasser lösen und über den Tag verteilt trinken)

als Reaktionsmittel bei verzögerter Reaktion	Populus cp-Fluid
zum Abtransport von Flüssigkeit aus den Gelenken	Gewebemittel 2 Equisetum cp

Die Globulimittel werden entsprechend der üblichen Dosierung verabreicht (3-mal täglich 10 Globuli bei der D4; bei der D10 3–5 Globuli in $^1/_8$ l Wasser gelöst über den Tag verteilt trinken).

Vom Populus cp-Fluid nimmt man 3-mal täglich 5 Tropfen. Äußerlich kann es zu Einreibungen oder Umschlägen verwendet werden.

Zur lokalen Anwendung ist darüber hinaus die Pesendorfer-Salbe® besonders zu empfehlen. Sie enthält Gewebemittel 11 Rhus toxicodendron cp und Populus cp-Fluid. Mit ihr kann man auch eine 5-minütige Ohrmassage entlang der Reflexzone der Wirbelsäule am Ohr durchführen.

Als weitere Möglichkeit kann man morgens Rhododendron cp-Salbe S (Förderung der Ausscheidung von Säuren, entzündliche und degenerative Muskel- und Gelenkerkrankungen) und abends Viscum album cp-Salbe S (Ausgleich, Schmerz) einreiben.

Grundrezept für den *akuten* Muskelrheumatismus

Gewebemittel 5 Conium cp Adermittel 1 Avena cp D10 Rhododendron cp-Fluid	20 Globuli mit 10 Globuli und 10 Tropfen in $^1/_4$ l Wasser lösen und tagsüber schluckweise trinken
Stoffwechselmittel 10 Centaurium cp[1]	3-mal täglich 10 Globuli

Grundrezept bei *chronischem* Muskelrheuma

Gewebemittel 11 Rhus toxicodendron cp	3-mal täglich 5 Globuli
Stoffwechselmittel 6 Solidago cp	3-mal täglich 5 Globuli
Fieber- und Nervenmittel 1 Aconitum cp	3-mal täglich 5 Globuli
Pesendorfer-Salbe®	mehrmals täglich an den betroffenen Stellen auftragen

[1] enthält den Grundkomplex der Fieber- und Nervenmittel.

Beispielrezeptur bei Gelenkrheuma

Gewebemittel 9 Pulsatilla cp	3-mal täglich 5 Globuli
Lymphmittel 2 Abrotanum cp	3-mal täglich 5 Globuli
Fieber- und Nervenmittel 1 Aconitum cp D10	3-mal täglich 5 Globuli

Es folgen einige Rezeptbeispiele für spezielle rheumatische Erkrankungen:

Morbus Bechterew (Spondylitis ankylosans)

Gewebemittel 11 Rhus toxicodendron cp im täglichen Wechsel mit Stoffwechselmittel 5 Berberis cp	je 3-mal tägl. 10–15 Globuli
Pesendorfer-Salbe®	2- bis 3-mal tägl. entlang der Wirbelsäule einreiben
Calcium fluoratum D6 biochemisch	morgens 5 Tabletten lutschen
Silicea D12 biochemisch	abends 5 Tabletten lutschen

Sklerodermie

Gewebemittel 7 Millefolium cp	3-mal 10–15 Globuli
Populus cp-Fluid	3-mal 10–15 Tropfen
Calcium fluoratum D3 biochemisch	morgens 4 Tabletten lutschen
Silicea D12 biochemisch	abends 4 Tabletten lutschen

Gegen die Verhärtungen kann man auch die Populus cp-Salbe S oder die Pesendorfer-Salbe® einreiben.

Allgemeine Hinweise:

- ausleitende Verfahren: Baunscheidtieren, Canthardenpflaster
- Heilfasten, Ernährungsumstellung, Entsäuerung
- Physiotherapie
- Akupunktur und Neuraltherapie bei Schmerzzuständen
- Phytotherapie: vor allem Löwenzahn, Brennnessel, Teufelskralle
- Darmsanierung

Rhinitis und Sinusitis

Da die Rhinitis und Sinusitis in engem Zusammenhang stehen, sollen sie hier gemeinsam besprochen werden.

Grundrezept für die *akuten* Formen:

Adermittel 1 Avena cp D10 (Dämpfung der erhöhten Gefäßerregung = exsudative Phase der Entzündung, Verminderung der Schmerzen)	
Fieber- und Nervenmittel 1 Aconitum cp D10 (Dämpfung der erhöhten Gefäßerregung = trockene Phase der Entzündung, Senkung des Fiebers, Verminderung der Schmerzen)	
Capsella cp-Fluid (blutige Katarrhe, Klopfschmerzen)	5 Tropfen auf $^1/_2$ l Wasser innerlich und äußerlich

Grundrezept für die *chronischen* Formen:

Adermittel 1 Avena cp (Anregung der Schleimhautzirkulation, Befeuchtung der Schleimhäute)	
Lymphmittel 2 Abrotanum cp (Aktivierung des Lymphstromes, Befeuchtung und Erhöhung der Nutrition)	
Populus cp-Fluid (Reaktionsmittel, chronische Eiterung, hartnäckige Katarrhe, Entgiftung über Blut und Lymphe)	innerlich und äußerlich äußerliche Anwendung: 10 Tropfen Populus cp-Fluid in $^1/_8$ l lauwarmen Wasser zu Nasenspülungen; Populus cp-Salbe S mehrmals täglich auf Nasenrücken, Stirn und Oberkiefer einreiben)

Zur besseren Anpassung der Therapie sollten drei Grundformen unterschieden werden:

1. die allergische
2. die eitrige und
3. die atrophische Rhinitis bzw. Sinusitis

Das Grundrezept für die *allergische* Rhinitis (Rhinitis vasomotorica) ist:

Fieber- und Nervenmittel 1 Aconitum cp D10 (Verringerung der Überreizung durch nervöse Beeinflussung)	
Adermittel 1 Avena cp D10 (Verringerung der übermäßigen arteriellen Gefäßaktivität)	
Gewebemittel 11 Rhus toxicodendron cp (Hauptmittel bei der allergischen Diathese)	
Rhododendron cp-Fluid (gegen Überreizungszustände)	3–5 Tropfen auf $^1/_8$ l Wasser

Das Grundrezept für die *eitrige* und *atrophische* Rhinitis (als Form des chronischen Katarrhes oder Rhinitis atrophicans) ist:

Populus cp-Fluid (Reaktionsmittel, Anregung des Abflusses über Blut und Lymphe)	innerlich und äußerlich (Salbe an Nasenrücken, Stirn und Nasenschleimhaut einreiben)
Adermittel 1 Avena cp (verbessert die Durchblutung und Befeuchtung der Schleimhäute, bei chronischen Prozessen zur Anregung: „akut machen“)	
Lymphmittel 2 Abrotanum cp (Aktivierung des Lymphstromes, Befeuchtung und Erhöhung der Nutrition)	
Gewebemittel 5 Conium cp (Förderung des venösen und lymphatischen Rückflusses, funktionelle Kräftigung des Bindegewebes, Erweichung von Narbengewebe)	

Allgemeine Hinweise:

- Rauchen einstellen
- Nasenspülungen mit Salzlösung (1 Teelöffel auf $^1/_2$ l Wasser; höchstens drei Tage lang in der akuten Phase wegen Austrocknungsgefahr)

- Rotlichtbestrahlungen des Gesichts (in der akuten Phase)
- ansteigende Arm- und Fußbäder
- Phytotherapie: z. B. Kopfdampfbäder mit Kamille (eine Handvoll Kamillenblüten auf 1 l heißes Wasser) in der akuten Phase, später Salbeidampfbäder

Säureausscheidung

Die Anreicherung von Säuren ist eine von der Schulmedizin häufig unterschätzte Ursache zahlreicher chronischer Erkrankungen, wie z. B. Kopfschmerzen, Gelenkerkrankungen, vegetative Erschöpfungszustände usw. [Schöllmann, 1997]. Wenn eine Übersäuerung des Organismus nachgewiesen ist, kann diese mit verschiedenen JSO-Komplex-Mitteln angegangen werden.

Als Hauptmittel zur Säureausscheidung sind zu nennen:

zur hepato-renalen Elimination und Harnsäureausscheidung	Stoffwechselmittel 5 Berberis cp
zur allgemeinen Säureregulation	Gewebemittel 11 Rhus toxicodendron cp (3-mal täglich 7–10 Globuli)
zur Harnsäureausscheidung	Rhododendron cp-Fluid (verdünnt: 5 Tropfen auf $^1/_4$ l Wasser über den Tag verteilt trinken)

Bei der Säureausscheidung ist unbedingt auf eine ausreichende Trinkmenge zu achten! Bei normaler Nierenfunktion können als Richtwert 3 l pro Tag angesetzt werden. Genauer lässt sich die individuelle tägliche Trinkmenge zur Unterstützung der Säureausscheidung nach folgender Formel berechen:

Empfohlene Trinkmenge in Liter:

$$\frac{\text{Körpergewicht (kg) x 35}}{1.000}$$

Diese sollte vor allem aus Neutralflüssigkeit (Wasser, Kräutertee) und nicht aus sauren Getränken (Kaffee, koffeinhaltige Limonaden oder Ähnliches) bestehen.

Allgemeine Hinweise:

- Zunächst sollte für 6 Wochen gänzlich auf tierisches Eiweiß, Weißmehl, Alkohol, Kaffee und rohes Obst verzichtet werden. Nach 15.00 Uhr sollte überhaupt kein tierisches Eiweiß verzehrt werden.
- Vollwertkost, wenig Fleisch, basenreiche Nahrungsmittel wie z. B. Kartoffeln, Sojabohnenprodukte, Gurke, Spinat usw.
- Säurebildner wie Alkohol, Schokolade, Bohnenkaffee, Schwarztee usw. meiden

Schlafstörungen

Auch wenn bei Schlafstörungen stets nach der Ursache geforscht und dementsprechend behandelt werden muss, gibt es doch allgemeine Tipps, die durchaus hilfreich sein können.

In einigen Fällen hat hier schon die alleinige Gabe von Darmmittel 1 Allium cp (10 Globuli vor dem Einschlafen) oder Stoffwechselmittel 1 Cochlearia cp (mehrmals 10 Globuli im Abstand von ca. 15 Minuten) als Einschlafmittel geholfen. Die wohltuende Wirkung ist vermutlich im Zusammenhang mit der entgiftenden Funktion der Mittel zu sehen.

Ein weiteres wichtiges Mittel ist Viscum album cp-Fluid S, das zum nervösen Ausgleich vor dem Einschlafen an den Fußsohlen oder paravertebral vom Kopf abwärts eingerieben wird. Zusätzlich kann man auch 10 Tropfen in Wasser gelöst vor dem Einschlafen innerlich einnehmen. Als „Schlaftrunk" kann auch folgende Lösung eingesetzt werden:

Sambucus cp-Fluid	10 Tropfen
+ Darmmittel 1 Allium cp	10 Globuli
(+ Fieber- und Nervenmittel 1 D10	3 Globuli)

Zusammen in einem Glas Wasser lösen und schluckweise trinken.

Allgemeine Hinweise:

- Alkohol als „Schlafmittel" meiden (größere Alkoholmengen stören das natürliche Schlafprofil; als „Einschlafhilfe" ist Alkohol wegen des Gewöhnungseffektes ebenfalls problematisch)
- Phytotherapie: Baldrian, Melisse, Hopfen, Hafer
- auf spätes Essen verzichten
- regelmäßige Schlafzeiten einhalten
- autogenes Training, Muskelentspannungstraining

Schmerzen

Bei allen Schmerzen muss in erster Linie entsprechend ihrer Ursache behandelt werden. Einige wichtige Mittel zur Schmerztherapie mit der JKH sind:

bei Kongestionen	Adermittel 1 Avena cp D10 Gewebemittel 12 Sanguinaria cp
bei überreizten Nerven	Fieber- und Nervenmittel 1 Aconitum cp D10
wenn Spasmen und Jucken vorherrschen	Sambucus cp-Fluid
wenn eine Entzündung oder venöse Stauungen vorherrschen	Populus cp-Fluid
wenn eine arterielle Stauung oder Blutverteilungsstörung vorliegt	Capsella cp-Fluid
bei allen Nervenschmerzen	Viscum album cp-Fluid S
bei kolikartigen Schmerzen	Stoffwechselmittel 10 Centaurium cp Sambucus cp-Fluid

Die Fluide Viscum album cp-Fluid S, Populus cp-Fluid und Sambucus cp-Fluid können kombiniert werden, wo eine beruhigende, entkrampfende und damit schmerzstillende Wirkung erwünscht ist.

Zur Nachbehandlung von hartnäckigen Schmerzen nach **Herpes zoster** sollte man folgende Rezeptur versuchen:

Gewebemittel 3 Mezereum cp	3-mal täglich 5–10 Globuli
Stoffwechselmittel 3 Scrophularia cp	3-mal täglich 5–10 Globuli
Fieber- und Nervenmittel 1 Aconitum cp D10	5 Globuli zusammen mit 10 Tropfen
Sambucus cp-Fluid	in 1/8 l Wasser gelöst über den Tag verteilt schluckweise trinken
Viscum album cp-Salbe S oder Nettinerv® S[1]	auf die abgeheilte Haut auftragen

[1] enthält Adermittel 2 Hamamelis cp, Fieber- und Nervenmittel 2 Cinchona cp, Gewebemittel 5 Conium cp, Stoffwechselmittel 3 Scrophularia cp und Viscum album cp-Fluid S.

Spezielle Hinweise zum Thema Kopfschmerz sind auf S. 222ff., zu Migräne auf S. 224f. und zu Neuralgien auf S. 240 zu finden.

Schwangerschaftsbeschwerden

Hier sollen einige Tipps rund um die Schwangerschaft genannt werden. Das Hauptmittel bei Schwangerschaftsbeschwerden und zur Unterstützung der normalen Schwangerschaft ist:

Gewebemittel 1 Caulophyllum cp

Die Dosierung wird dem Stadium der Schwangerschaft angepasst:

erste 3 Monate	3-mal täglich 5 Globuli
zweite 3 Monate	3-mal täglich 10 Globuli
letzte 3 Monate	3-mal täglich 15 Globuli

Zur Entbindung kann die Gabe bis auf 30 Globuli pro Stunde gesteigert werden. Zur Prophylaxe von Schwangerschaftsbeschwerden hilft folgende Kur:

Gewebemittel 1 Caulophyllum cp	von Anfang an 1- bis 2-mal täglich 5 Globuli
Calcium fluoratum D6 biochemisch Calcium phosphoricum D6 biochemisch	morgens je 3 Tabletten im täglichen Wechsel mit einnehmen

gegen Schwangerschaftsstreifen	Populus cp-Salbe S auf dem Bauch einreiben Zur Verbesserung der Wirkung kann man auch noch Gewebemittel 11 Rhus toxicodendron cp und Fieber- und Nervenmittel 2 Cinchona cp mit in die Salbe einarbeiten lassen.
bei Schwangerschaftserbrechen	Stoffwechselmittel 11 Lobelia cp S (akut 10 Globuli oder 3-mal täglich 10 Globuli) Viscum album cp-Fluid S (3-mal täglich 10 Tropfen)
zur Unterstützung der Geburt	Gewebemittel 1 Caulophyllum cp
bei Krampfwehen	Gewebemittel 1 Caulophyllum cp (10–15 Globuli in $^1/_8$ l Wasser lösen und schluckweise trinken)

zur raschen Rekonvaleszenz nach der Entbindung	Gewebemittel 1 Caulophyllum cp Lymphmittel 2 Abrotanum cp

Eugenische Kur

Bei der eugenischen Kur handelt es sich um eine klassisch-homöopathische Kur zur Reinigung des Körpers von Vererbungsgiften in der Schwangerschaft. Während in der Homöopathie die Hochpotenzen Sulfur LM 18 und Tuberculinum LM 18 eingesetzt werden, kommt aus der JKH das Konstitutionsmittel 1 Thuja cp in Frage.

Sonstige Hinweise:
- Gossypium D2 zur Rückbildung der Gebärmutter
- Helonias D4 im Wechsel mit Aletris D4 zur Stärkung des Beckenbodens und zur Vorbeugung von Erschlaffungszuständen

Sportverletzungen

bei Bluterguss	Capsella cp-Fluid oder -Salbe S (unverdünnt als Umschlag)
zur Blutstillung	Capsella cp-Fluid (verdünnt, 1–3 Tropfen in 1 l Wasser, über den Tag verteilt trinken; unverdünnt als Druckverband)
bei Verstauchungen	Capsella cp-Fluid (1:1 mit Wasser verdünnt als Kompresse)
bei Neuralgien	Fieber- und Nervenmittel 2 Cinchona cp (auch äußerlich)
	Fieber- und Nervenmittel 1 Aconitum cp D10 mit Gewebemittel 1 Caulophyllum cp (je 5 Globuli in $^1/_8$ l Wasser gelöst schluckweise trinken)
	Stoffwechselmittel 10 Centaurium cp
	Viscum album cp-Fluid S (z. B. einreiben) Rhododendron cp-Fluid (z. B. als Salbe einreiben) oder Nettinerv® S[1] (mehrmals täglich einreiben)

[1] enthält Adermittel 2 Hamamelis cp, Fieber- und Nervenmittel 2 Cinchona cp, Gewebemittel 5 Conium cp, Stoffwechselmittel 3 Scrophularia cp und Viscum album cp-Fluid S.

bei Knochen- und Gelenkerkrankungen	Gewebemittel 4 Symphytum cp (3-mal täglich 10–20 Globuli)
bei Wunden	Capsella cp-Fluid (1:1 verdünnt als Kompresse oder 30 Tropfen in 1 l Wasser)
	Populus cp-Fluid (falls eiternd) 1 Esslöffel mit Gewebemittel 7 Millefolium cp 20 Globuli in $^{1}/_{8}$ l Wasser

Wurmbefall

Darmparasiten sind eine häufige Ursache von Abdominalbeschwerden im Kindesalter. Am häufigsten (90 %) kann man hierzulande Nematoden finden.

Bei Wurmbefall des Darms ist in erster Linie an die Darmmittel zu denken, wobei Darmmittel 2 Tanacetum cp vor allem bei chronischem Befall zum Einsatz kommt. Bei chronischen Wurmerkrankungen ist insbesondere die Kombination mit der MAYR-Kur nach dem folgenden Rezept erfolgreich [Rauch, 1967]:

Darmmittel 2 Tanacetum cp	stündlich je 2 Globuli im Wechsel mit
Darmmittel 1 Allium cp	und
Sambucus cp-Fluid	3-mal täglich 15 Tropfen peroral
Sambucus cp-Fluid	1 Esslöffel zusammen mit
Darmmittel 2 Tanacetum cp	25 Globuli in 1 l Wasser per Klysma

Ganz besonders bewährt hat sich bei der Wurmtherapie das Verbleibeklistier. Dazu verdünnt man einen Esslöffel Sambucus cp-Fluid mit Darmmittel 2 Tanacetum cp in $^{1}/_{4}$ l Wasser und lässt dieses über Nacht im Darm. Das Verbleibeklistier kommt in dieser Form auch bei Infekten und Neoplasien zum Einsatz.

Mögliche Mittel zur Ergänzung sind:

Stoffwechselmittel 10 Centaurium cp	3-mal täglich 15 Globuli
Lymphmittel 2 Abrotanum cp	3-mal täglich 15 Globuli

Fritzner-Wesche [1975] empfiehlt bei Spul- und Madenwürmern

Darmmittel 1 Allium cp	morgens nüchtern 15–20 Globuli
Darmmittel 2 Tanacetum cp	abends vorm Schlafen 15–20 Globuli

Die Autorin weist zu Recht darauf hin, dass die Kur ausreichend lange (mindestens $^1/_4$ Jahr) durchgeführt werden muss.

Wenn Krämpfe und Anämie als Folge von Wurmbefall auftreten wird die Kombination von Darmmittel 2 Tanacetum cp mit Stoffwechselmittel 10 Centaurium cp bzw. Adermittel 3 Hydrastis cp empfohlen.

Bei Kindern ist der Befall mit Enterobius vermicularis (Oxyuris vermicularis) häufig. Durch den Juckreiz am After kommt es hier zu häufiger Reinfektion (After-Finger-Mund-Weg). Als Gegenmaßnahme hat sich abendliches Einreiben der Afterregion mit Sambucus cp-Salbe S gegen den Juckreiz bewährt.

Allgemeine Hinweise:
Neben sorgfältiger Hygiene ist vor allem die Ernährung zu beachten. Zu empfehlen ist morgens nüchtern frische Ananas, geriebene rohe Möhren mit Zwiebel und/oder Knoblauch und der Verzicht auf Süßigkeiten und Weißmehlprodukte. Unterstützend kann man Calcium carbonicum C30 bis C200 zur Regulierung des Säure-Basen-Haushaltes ergänzen.

Zystitis (Blasenkatarrh)

Exemplarisch soll hier folgendes Rezept dargestellt werden:

Stoffwechselmittel 6 Solidago cp	3-mal täglich 5 Globuli
Gewebemittel 2 Equisetum cp	3-mal täglich 5 Globuli
Populus cp-Fluid	3-mal täglich 5 Tropfen

Gegen *Krämpfe* empfiehlt sich zusätzlich:

Sambucus cp-Fluid	3-mal täglich 5 Tropfen peroral oder Einreiben der Blasengegend (auch mit Sambucus cp-Salbe S möglich)

Allgemeine Hinweise:
- Wärmeanwendungen zur Entkrampfung und Schmerzlinderung
- viel trinken (im akuten Stadium mindestens 3 l pro Tag)
- Urin nicht zu lange anhalten
- Bärentraubenblättertee (wegen des hohen Gerbstoffgehalts am besten gemischt mit Pfefferminze oder Ähnlichem; nur bei basischem Harn, deswegen auf tierisches Eiweiß verzichten)

7.11 Fallbeispiele

Akute Magenverstimmung mit Brechreiz

Patient	weiblich, 63 Jahre
Beschwerden	heftiger Brechreiz nach 4-tägiger Einnahme eines Mittels gegen Zystitis (vom Facharzt verordnet, Wirkstoff: Trospiumchlorid)
Therapie	
JKH	Jsostoma® S, akut: alle 10 Minuten 1 Tablette
begleitend	Absetzen des Präparates gegen die Zystitis
Verlauf	Der Brechreiz verschwand nach einer Stunde; sicherheitshalber wurde drei Stunden lang noch stündlich eine Tablette verordnet. Danach konnte die Behandlung beendet werden; der Patient blieb beschwerdefrei.

Arthrose

Patient	weiblich, 34 Jahre
Beschwerden	starke Schmerzen im rechten Knie, hatte schon eine Bandscheibenoperation; Knochen und Gelenke für ihr Alter in einem ausgesprochen schlechten Zustand
Therapie	
JKH	Gewebemittel 4 Symphytum cp, 3-mal tgl. 2 Globuli Stoffwechselmittel 4 Sarsaparilla cp, 3-mal tgl. 6 Globuli
begleitend	Calcium fluoratum D12 biochemisch, 3-mal tgl. 1 Tablette über 4 Wochen Neuraltherapie
Verlauf	Die Patientin ist nunmehr seit 3 Jahren ohne Schmerzen.

Colitis ulcerosa

Patient	weiblich, 51 Jahre
Beschwerden	Colitis ulcerosa und multiple Gelenkentzündungen unbekannter Genese

Therapie	
JKH	Gewebemittel 10 Podophyllum cp, 3-mal tgl. 2 Globuli Stoffwechselmittel 10 Centaurium cp, 3-mal tgl. 6 Globuli
begleitend	Calcium fluoratum D12 biochemisch, 3-mal tgl. 1 Tablette Silicea D12 biochemisch, 1-mal tgl. 1 Tablette alle 4 Wochen Neuraltherapie
Verlauf	Die Beschwerden waren bereits nach 4 Wochen verschwunden. Ein Rückfall trat seitdem nicht mehr auf.

Gequetschter Finger

Patient	männlich, 2 Jahre
Beschwerden	Quetschung nach Einklemmen des Ringfingers in einer Waschmaschinentür vor 3 Tagen, Nagel von Eiter unterlaufen und entsprechend schmerzhaft unter Spannung
Therapie	
JKH	Populus cp-Fluid Fingerkuppe vorsichtig mit Populus cp-Fluid eingerieben und durch ein Pflaster geschützt
Verlauf	Nach 2 Stunden öffnete sich das Eiterkissen, der Eiter konnte abfließen. Der Nagel, der sich dabei löste, wurde soweit er locker war abgeschnitten. Der Finger verheilte problemlos und auch der Nagel wuchs gut nach.

Gicht

Patient	männlich, 37 Jahre, harnsaure Diathese	
Beschwerden	akuter Gichtanfall mit akuten Schmerzen im rechten Großzehengrundgelenk, Schwellung und Rötung über dem Gelenk	
Therapie		
JKH		**1. Woche:**
	Stoffwechselmittel 5 Berberis cp	5-mal tgl. 15 Globuli
	Gewebemittel 3 Mezereum cp	5-mal tgl. 15 Globuli
		2.-4. Woche: je 3-mal tgl. 15 Globuli

begleitend	lokale Akupunktur in der Praxis, die nach einer Woche wiederholt wurde reichliches Trinken, Nahrungskarenz (Eiweiß)
Verlauf	Nach wenigen Tagen Besserung der Schmerzen und Rückgang von Rötung und Schwellung. Nach insgesamt 4 Wochen völlige Remission.

Hornhauttrübung

Patient	männlich, 4 Monate
Beschwerden	totale Hornhauttrübung. Das Auge war vollständig grau, der Patient daher blind. Die Fachärzte sahen nur die Möglichkeit einer Hornhautverpflanzung. Hornhautverpflanzungen halten maximal 6 bis 7 Jahre, bringen maximal 30 % Sehkraft und lassen sich maximal 3-mal anwenden. Damit hätte der Junge höchstens die Chance gehabt 21 Jahre lang zu sehen.
Therapie	
JKH	Konstitutionsmittel 5 Vinca minor cp, 1-mal tgl. 2 Globuli Stoffwechselmittel 12 Euphrasia cp, 3-mal tgl. 6 Globuli
begleitend	im Abstand von 4 bis 6 Wochen zusätzlich Neuraltherapie
Verlauf	Der Junge konnte bereits nach einem halben Jahr sehen und hat heute eine normale Sehkraft. Im Laufe der Behandlung sah man regelrecht, wie sich die Trübung wie ein Vorhang immer mehr zur Seite zog bis sie ganz verschwand.

Nasenpolypen

Patient	weiblich, 23 Jahre
Beschwerden	Nasenpolypen, die in 6 Wochen operiert werden sollten
Therapie	
JKH	Gewebemittel 14 Belladonna cp, 3-mal tgl. 3 Globuli Stoffwechselmittel 10 Centaurium cp, 3-mal tgl. 6 Globuli
Verlauf	Daraufhin hatte die Patientin täglich Nasenbluten. Zum Operationstermin waren die Polypen verschwunden und traten auch später nicht mehr auf.

Psoriasis vulgaris

Patient	weiblich, 31 Jahre, nephrogen-lymphatische Konstitution, Wertung der Iris: Stufe 4
Beschwerden	Psoriasis vulgaris seit 10 Jahren, ca. 20 % der Körperoberfläche betroffen
Therapie	**In den ersten 6 Wochen:**
JKH	Stoffwechselmittel 6 Solidago cp, 3-mal tgl. 10 Globuli im tgl. Wechsel mit Stoffwechselmittel 5 Berberis cp, 3-mal tgl. 10 Globuli
	Adermittel 1 Avena cp D10, 5-mal tgl. 7 Globuli
	Sambucus cp Fluid + Fiebermittel 2 Cinchona cp gegen Juckreiz: 20 Tropfen + 20 Globuli in 1 Glas lauwarmen Wasser auflösen und äußerlich zur Auflage verwenden
	Anschließend für weitere 6 Wochen:
JKH	Stoffwechselmittel 6 Solidago cp, 3-mal tgl. 10 Globuli im tgl. Wechsel mit Stoffwechselmittel 5 Berberis cp, 3-mal tgl. 10 Globuli
begleitend	Kalium sulfuricum D6 biochemisch, 3-mal tgl. 4 Tabletten vor dem Essen lutschen
Verlauf	Nach 6 Wochen war der Juckreiz verschwunden und die Hauterscheinungen deutlich zurückgegangen. Nach weiteren 6 Wochen waren die Hauterscheinungen bis auf zwei 1-Mark-Stück große Flecken zurückgegangen.

Rheuma (1)

Patient	weiblich, 30 Jahre
Beschwerden	Polyarthritis mit starken Schmerzen hauptsächlich in den Knien und Händen, aber auch sonst fast überall; Knie auf das Doppelte angeschwollen, Finger schon deformiert; Vorbehandlung aufgrund der Polyarthritis mit Schmerzmitteln und Kortison. Ein Rollstuhl war bereits vorbereitet.

Therapie	
JKH	Gewebemittel 6 Vincetoxicum cp, 3-mal tgl. 2 Globuli Stoffwechselmittel 6 Solidago cp, 3-mal tgl. 6 Globuli Alle paar Monate wurde die Rezeptur gewechselt mit Gewebemittel 2 Equisetum cp, 3-mal tgl. 2 Globuli Stoffwechselmittel 2 Lycopodium cp, 3-mal tgl. 6 Globuli
begleitend	5-mal täglich eine Tasse Erdrauchtee in der ersten Zeit Neuraltherapie gegen die Schmerzen
Verlauf	Nach 4 Wochen ließen die Schmerzen deutlich nach, die Knie schwollen ab. Die Schmerzmittel konnten abgesetzt werden. Nach einem Jahr war die Patientin wieder ganz hergestellt. Lediglich die Verformungen der Finger waren nicht vollständig reversibel. 2 Jahre nach Therapiebeginn bekam die Patientin ein Kind ohne Komplikationen, obwohl ihr alle Ärzte dringend von einer Schwangerschaft abgeraten hatten. Auch 17 Jahre später geht es ihr noch immer gut.

Rheuma (2)

Patient	männlich, 55 Jahre Von der Iris her war er ein ausgesprochener Harnsäuretyp. Zudem signalisierte die Iris eine gewisse Nierenschwäche.
Beschwerden	starke Schmerzen im LWS-Bereich
Therapie	
JKH	Gewebemittel 6 Vincetoxicum cp, 3-mal tgl. 2 Globuli Stoffwechselmittel 6 Solidago cp, 3-mal tgl. 6 Globuli
begleitend	über 6 Wochen Basica
Verlauf	Nach 2 Monaten war der Patient schmerzfrei. Nach 9 Jahren kam der Patient mit den gleichen Beschwerden wieder. Die gleiche Rezeptur half ihm wieder genauso schnell.

8 Tabellen und Verzeichnisse

8.1 Abkürzungsverzeichnis

Ad	Adermittel
Br	Brustmittel
cp	complex
EL	Esslöffel
Fb	Fieber- und Nervenmittel
G	Gewebemittel
HAB	Amtliches homöopathisches Arzneibuch
JKH	JSO-Komplex-Heilweise
JSO	Johannes Sonntag
K	Konstitutionsmittel
Lf	Lymphmittel (früher als Linfatico bezeichnet)
spag. Krauß	hergestellt nach dem spagirischen Herstellungsverfahren von Krauß
St	Stoffwechselmittel
tgl.	täglich
W	Darmmittel (früher als Wurmmittel bezeichnet)

8.2 Korrespondierende Stoffwechsel- und Gewebemittel

Mittel (St / G)	**Bezugsorgane**
St1 / G1	Drüsen, Schleimhäute
St2 / G2	Gallenblase, Darm
St3 / G3	Haut, Darmschleimhäute
St5 / G5	Haut, Leber, Ausscheidungsorgane
St6 / G6	Niere, Gefäße, Bindegewebe
St10 / G10	Nerven, insbesondere der Verdauungsorgane

8.3 Zuordnung von Mitteln zu Verdauungsorganen

Organ / Gewebe	Mittel	Differenzierung
Magen	**St1**	Hauptmittel (assimilatorische Grundfunktion, Nutrition)
	St8 [St1 + Ad3]	bei Anämie und Schwächezuständen
	St9 [St5 + Fb1]	nervöse Störungen mit Konsensus zu Leber und Galle
	St10	nervöse Störungen, Peristaltik, abdominelle Organisation
	St11	Übelkeit, Erbrechen
	G15	Gewebe-, Drüsenschwäche
	G16 [G15 + St1 + Ad3]	Chronizität, verbunden mit allgemeiner Schwäche, Ptosen, kalter Magen, Energetikum
Leber-Galle	**St2**, G10	Gallenblase (Cholagogum)
	G2	trübe Schwellung
	St5, G5	Leberfunktion (Choleretikum)
	St9 [St5 + Fb1]	Funktionsschwäche der Leberzellen
	St10, G10	nervale Versorgung der Gallenblase, -gänge
	G8 [St2 + G10]	abdominelle Organisation
Pankreas	**G8**	abdominelle Organisation
	G10	Konsensus Leber, Galle, Pankreas
	St1	assimilatorische Grundfunktion
	Lf2	Nutrition, „aufsteigende" Lymphe
Darm	St2	Dünndarm, Sekretionsmangel
	St3	Dünn-, Dickdarm (nervale Versorgung)
	St5, G10	Dickdarm
	G3	Chronizität, Diarrhö
	St9, **St10, G10**	nervöse Überreizung, Peristaltik
	W	Darmschleimhäute, -nerven; Regulation des Darmmilieus; Erreger und Parasiten, infektiöse Erkrankung der Darmschleimhaut
	K5	tiefsitzend-chronisch, hereditäre Schleimhautprozesse

Besonders wichtige Mittel sind **fett** gedruckt.

8.4 JSO-Komplex-Mittel als Bestandteil größerer Komplexe

Einige bewährte Rezepturen sind heute als eigene Komplexe erhältlich. Die folgende Tabelle zeigt dabei auf, in welchen größeren Komplexen ein bestimmtes JSO-Komplex-Mittel enthalten ist.

Komplex[1]	**ist seinerseits Bestandteil von**
Adermittel 1 Avena cp	Brustmittel 7 Galeopsis cp Gewebemittel 12 Sanguinaria cp Stoffwechselmittel 7 Malva cp
Adermittel 2 Hamamelis cp	Gewebemittel 7 Millefolium cp Gewebemittel 11 Rhus toxicodendron cp Konstitutionsmittel 3 Phytolacca cp Konstitutionsmittel 4 Clematis cp
Adermittel 3 Hydrastis cp	Brustmittel 3 Drosera cp Gewebemittel 9 Pulsatilla cp Gewebemittel 14 Belladonna cp Gewebemittel 16 Nux vomica cp Konstitutionsmittel 5 Vinca minor cp Lymphmittel 2 Abrotanum cp Stoffwechselmittel 8 Veronica cp
Brustmittel 1 Adiantum cp	Brustmittel 2 Phellandrium cp Brustmittel 3 Drosera cp Brustmittel 4 Ipecacuanha cp Brustmittel 5 Teuricum cp Brustmittel 6 Eucalyptus cp Brustmittel 7 Galeopsis cp Brustmittel 8 Glechoma cp Brustmittel 9 Polygala cp
Brustmittel 2 Phellandrium cp	Brustmittel 5 Teuricum cp Brustmittel 7 Galeopsis cp Brustmittel 8 Glechoma cp
Darmmittel 1 Allium cp	Konstitutionsmittel 4 Clematis cp
Fieber- und Nervenmittel – Grundkomplex	Stoffwechselmittel 10 Centaurium cp
Fieber- und Nervenmittel 1 Aconitum cp	Brustmittel 4 Ipecacuanha cp Brustmittel 8 Glechoma cp Brustmittel 9 Polygala cp Gewebemittel 14 Belladonna cp Stoffwechselmittel 9 Nasturtium cp
Gewebemittel 1 Caulophyllum cp	Gewebemittel 12 Sanguinaria cp
Gewebemittel 2 Equisetum cp	Brustmittel 2 Phellandrium cp

[1] Von den hier genannten Komplexen ist lediglich Brustmittel 2 Phellandrium cp ein zusammengesetzter Komplex.

Komplex[1]	**ist seinerseits Bestandteil von**
	Brustmittel 5 Teuricum cp Brustmittel 7 Galeopsis cp Brustmittel 8 Glechoma cp
Gewebemittel 3 Mezereum cp	Konstitutionsmittel 5 Vinca minor cp
Gewebemittel 5 Conium cp	Brustmittel 5 Teuricum cp Brustmittel 6 Eucalyptus cp Brustmittel 7 Galeopsis cp Brustmittel 8 Glechoma cp Brustmittel 9 Polygala cp Gewebemittel 7 Millefolium cp Gewebemittel 9 Pulsatilla cp Gewebemittel 11 Rhus toxicodendron cp Konstitutionsmittel 3 Phytolacca cp
Gewebemittel 10 Podophyllum cp	Gewebemittel 8 Chelidonium cp S
Gewebemittel 13 Ailanthus cp	Gewebemittel 14 Belladonna cp
Gewebemittel 15 Condurango cp	Gewebemittel 16 Nux vomica cp
Gewebemittel 17 Rhus aromatica cp	Konstitutionsmittel 2 Steffensia cp
Konstitutionsmittel 1 Thuja cp	Brustmittel 5 Teuricum cp Konstitutionsmittel 2 Steffensia cp Konstitutionsmittel 3 Phytolacca cp Konstitutionsmittel 4 Clematis cp Konstitutionsmittel 5 Vinca minor cp Stoffwechselmittel 4 Sarsaparilla cp
Lymphmittel 1 Echinacea cp	Gewebemittel 11 Rhus toxicodendron cp Lymphmittel 2 Abrotanum cp
Stoffwechselmittel 1 Cochlearia cp	Gewebemittel 9 Pulsatilla cp Gewebemittel 16 Nux vomica cp Lymphmittel 2 Abrotanum cp Stoffwechselmittel 7 Malva cp Stoffwechselmittel 8 Veronica cp
Stoffwechselmittel 2 Lycopodium cp	Gewebemittel 8 Chelidonium cp S Konstitutionsmittel 2 Steffensia cp Stoffwechselmittel 4 Sarsaparilla cp
Stoffwechselmittel 5 Berberis cp	Gewebemittel 11 Rhus toxicodendron cp Konstitutionsmittel 5 Vinca minor cp Stoffwechselmittel 9 Nasturtium cp

[1] Von den hier genannten Komplexen ist lediglich Brustmittel 2 Phellandrium cp ein zusammengesetzter Komplex.

8.5 Alphabetisches Pflanzenverzeichnis

8.5.1 Lateinisch – Deutsch

In der folgenden Auflistung werden zu allen Pflanzen die einfachen Komplexe aufgeführt, in denen sie enthalten sind.
Eine Liste von Komplexen die ihrerseits Bestandteil größerer Komplexe sind finden Sie auf S. 251f.

Achillea millefolium Schafgarbe	Adermittel 2 Hamamelis cp Viscum album cp-Fluid S
Aconitum napellus Blauer Eisenhut, Sturmhut	Fieber- und Nervenmittel 1 Aconitum cp Rhododendron cp-Fluid
Adiantum capillus veneris Venushaar, Frauenhaarmoos	Brustmittel
Aesculus hippocastanum Rosskastanie	Adermittel 2 Hamamelis cp Fieber- und Nervenmittel
Agaricus muscarius *syn. Amanita muscaria* Fliegenpilz, Fliegenblätterpilz	Viscum album cp-Fluid S
Ailanthus glandulosa *syn. Ailanthus altissima* Götterbaum	Gewebemittel 13 Ailanthus cp
Allium cepa Speise- oder Küchenzwiebel	Brustmittel Sambucus cp-Fluid
Allium sativum Knoblauch	Darmmittel
Althaea officinalis Echter Eibisch	Konstitutionsmittel Populus cp-Fluid
Arnica montana Arnika, Bergwohlverleih	Adermittel 1 Avena cp Adermittel 3 Hydrastis cp Brustmittel 4 Ipecacuanha cp Gewebemittel 6 Vincetoxicum cp Viscum album cp-Fluid S
Artemisia abrotanum Eberraute	Adermittel 3 Hydrastis cp
Artemisia cina Meerstrand-Beifuß, Zitwer	Darmmittel 2 Tanacetum cp
Atropa belladonna Tollkirsche	Gewebemittel 12 Sanguinaria cp Gewebemittel 13 Ailanthus cp Stoffwechselmittel 12 Euphrasia cp
Avena sativa Hafer	Adermittel Viscum album cp-Fluid S
Berberis vulgaris Berberitze	Fieber- und Nervenmittel Stoffwechselmittel 5 Berberis cp
Betula alba *syn. Betula pendula* Birke	Konstitutionsmittel

Capsella bursa-pastoris Hirtentäschelkraut	Adermittel 1 Avena cp Capsella cp-Fluid
Caulophyllum thalictroides Frauenwurzel	Gewebemittel 1 Caulophyllum cp
Cetraria islandica Isländisches Moos	Fieber- und Nervenmittel
Chelidonium majus Schöllkraut	Gewebemittel 10 Podophyllum cp Sambucus cp-Fluid
Chenopodium ambrosioides Gänsefuß	Darmmittel
Cimicifuga racemosa *syn. Actaea racemosa* Traubensilberkerze, Amerikanisches Wanzenkraut	Viscum album cp-Fluid S
Cinchona calisaya Königschinarinde	Fieber- und Nervenmittel Capsella cp-Fluid
Cinchona succirubra Rote Chinarinde	Fieber- und Nervenmittel
Clematis recta Waldrebe	Konstitutionsmittel
Cochlearia officinalis Löffelkraut	Stoffwechselmittel
Conium maculatum Gefleckter Schierling	Gewebemittel Populus cp-Fluid
Daphne mezereum Seidelbast	Gewebemittel 3 Mezereum cp
Dictamnus albus Weißer Diptam	Darmmittel
Drosera rotundifolia Sonnentau	Brustmittel 3 Drosera cp
Echinacea angustifolia Kegelblume	Lymphmittel
Equisetum arvense Ackerschachtelhalm	Gewebemittel 2 Equisetum cp
Ervum lens *syn. Lens culinaris* Linse	Capsella cp-Fluid Populus cp-Fluid
Erythraea centaurium *syn. Centaurium minus* *syn. Centaurium erythraea* Tausendgüldenkraut	Fieber- und Nervenmittel Lymphmittel
Eucalyptus globulus Eukalyptusbaum, Fieberbaum	Brustmittel Konstitutionsmittel
Euphorbium resinifera erhärteter Milchsaft	Darmmittel 1 Allium cp
Euphrasia officinalis Augentrost	Stoffwechselmittel 12 Euphrasia cp

Fucus vesiculosus Blasentang	Lymphmittel
Galeopsis ochroleuca *syn. Cyticus scoparia* Hohlzahn	Brustmittel 2 Phellandrium cp
Genista scoparia *syn. Cytisus scoparius* *syn. Sarothamnus scoparius* *syn. Spartium scoparium* Besenginster	Viscum album cp-Fluid S
Glechoma hederacea Gundelrebe, Gundermann	Brustmittel 2 Phellandrium cp
Hamamelis virginiana Virginischer Zauberstrauch, Zaubernuss	Adermittel 2 Hamamelis cp Populus cp-Fluid
Humulus lupulus Hopfen	Lymphmittel
Hydrastis canadensis Kanadische Gelbwurz	Adermittel Stoffwechselmittel
Hyoscyamus niger Schwarzes Bilsenkraut	Brustmittel 3 Drosera cp
Imperatoria ostruthium *syn. Peucedanum ostruthium* Meisterwurz	Darmmittel 1 Allium cp
Ledum palustre Sumpfporst	Gewebemittel 6 Vincetoxicum cp
Lobelia inflata Lobelie	Stoffwechselmittel 11 Lobelia cp S
Lycopodium clavatum Kolben-Bärlapp	Stoffwechselmittel 2 Lycopodium cp
Malva silvestris Malve	Adermittel
Marsdenia condurango Condurangorinde	Gewebemittel 15 Condurango cp
Matricaria chamomilla *syn. Chamomilla recutita* Kamille	Stoffwechselmittel, **außer** Stoffwechselmittel 10 Centaurium cp
Melissa officinalis Melisse	Stoffwechselmittel 11 Lobelia cp S
Menyanthes trifoliata Fieberklee	Lymphmittel Viscum album cp-Fluid S
Myrtus communis Myrte	Konstitutionsmittel
Nasturtium officinale Brunnenkresse	Stoffwechselmittel

Oxalis acetosella Sauerklee	Lymphmittel
Petroselinum sativum *syn. Petroselinum crispum* Petersilie	Gewebemittel 2 Equisetum cp
Phellandrium aquaticum *syn. Oenanthe aquatica* Wasserfenchel	Brustmittel
Phytolacca decandra *syn. Phytolacca americana* Kermesbeere	Gewebemittel 5 Conium cp Populus cp-Fluid
Pimpinella saxifraga Bibernelle	Gewebemittel
Pinus maritima *syn. Pinus pinaster sol.* Strandkiefer	Capsella cp-Fluid
Pinus nigra Schwarzkiefer	Capsella cp-Fluid
Podophyllum peltatum Entenfuß	Gewebemittel 10 Podophyllum cp Sambucus cp-Fluid
Polygala amara Bittere Kreuzblume	Brustmittel
Populus alba Silberpappel	Populus cp-Fluid
Populus tremula Zitterpappel	Gewebemittel 17 Rhus aromatica cp Konstitutionsmittel Populus cp-Fluid
Pulmonaria officinalis Lungenkraut	Lymphmittel
Pulsatilla vulgaris Küchenschelle	Adermittel 3 Hydrastis cp
Rheum palmatum *syn. Rheum officinale* Rhabarber	Stoffwechselmittel 3 Scrophularia cp
Rhododendron ferrugineum Rostfarbene Alpenrose	Rhododendron cp-Fluid
Rhus aromatica Gewürzsumach	Gewebemittel 17 Rhus aromatica cp
Rhus toxicodendron *syn. Toxicodendron quercifolium* Giftsumach	Gewebemittel
Rosa canina Hundsrose, Hagerose, Hagebutte	Konstitutionsmittel Rhododendron cp-Fluid
Rosmarinus officinalis Rosmarin	Rhododendron cp-Fluid
Ruta graveolens Gartenraute	Darmmittel Viscum album cp-Fluid S Sambucus cp-Fluid

Salix alba Silberweide	Fieber- und Nervenmittel
Salvia officinalis Garten- oder Edelsalbei, Echter Salbei	Capsella cp-Fluid
Salvia sclarea Muskatellersalbei	Capsella cp-Fluid
Sambucus nigra Schwarzer Holunder	Fieber- und Nervenmittel Populus cp-Fluid Sambucus cp-Fluid
Sanguinaria canadensis Kanadische Blutwurzel	Adermittel Viscum album cp-Fluid S
Sarsaparilla *syn. Smilax regelli (=Smilax utilis)* *und andere Smilax-Arten* stil. Stechwinde	Konstitutionsmittel Stoffwechselmittel
Scolopendrium vulgare *syn. Phylitis scolopendrium* Hirschzunge	Fieber- und Nervenmittel 2 Cinchona cp
Scrophularia nodosa Braunwurz	Stoffwechselmittel
Sempervivum tectorum Echte Hauswurz	Gewebemittel 3 Mezereum cp
Simaruba amara *und/oder Simaruba glauca* Simarubarinde	Lymphmittel
Solanum dulcamara Bittersüßer Nachtschatten	Konstitutionsmittel
Solidago virgaurea Goldrute	Stoffwechselmittel 6 Solidago cp
Spigelia anthelmia Wurmkraut	Darmmittel 2 Tanacetum cp
Steffensia elongata *syn. Piper angustifolium* Maticobaum, Unechte Jaborandi	Konstitutionsmittel
Strychnos nux-vomica Brechnuss	Stoffwechselmittel 1 Cochlearia cp Gewebemittel 15 Condurango cp
Symphytum officinale Beinwell	Gewebemittel 4 Symphytum cp
Tanacetum vulgare *syn. Chrysanthemum vulgare* Rainfarn	Darmmittel 2 Tanacetum cp
Teucrium scordium Salbei-Gamander, Knoblauch-Gamander	Brustmittel 2 Phellandrium cp
Thuja occidentalis Lebensbaum	Konstitutionsmittel
Thymus serpyllum Feldquendel	Darmmittel 1 Allium cp

Tilia europaea *T. cordata + T. platyphyllos* Linde	Konstitutionsmittel
Tussilago farfara Huflattich	Stoffwechselmittel, **außer** Stoffwechselmittel 11 Lobelia cp S und Stoffwechselmittel 12 Euphrasia cp
Uragoga ipecacuanha *syn. Cephalis ipecacuanha* Brechwurz	Brustmittel
Veronica officinalis Echter Ehrenpreis	Konstitutionsmittel Stoffwechselmittel, **außer** Stoffwechselmittel 12 Euphrasia cp
Viburnum opulus Gemeiner Schneeball	Konstitutionsmittel
Vinca minor Immergrün	Konstitutionsmittel
Vincetoxicum officinale *syn. Vincetoxicum hirundinaria* Schwalbenwurz	Gewebemittel
Viscum album Mistel	Viscum album cp-Fluid S
Vitis vinifera Weinrebe	Rhododendron cp-Fluid

8.5.2 Deutsch – Lateinisch

Hinweise zu JSO-Komplex-Mitteln, in denen die einzelnen Pflanzen enthalten sind, finden sie bei der Auflistung der lateinischen Pflanzenbezeichnungen auf S. 253ff.

Ackerschachtelhalm	*Equisetum arvense*
Alpenrose, Rostfarbene	*Rhododendron ferrugineum*
Amerikanisches Wanzenkraut	*Cimicifuga racemosa*
Arnika	*Arnica montana*
Aufrechte Waldrebe	*Clematis recta*
Augentrost	*Euphrasia officinalis*
Bärlapp	*Lycopodium clavatum*
Beifuß, Meerstrand-	*Artemisia cina*
Beinwell	*Symphytum officinale*
Benediktenkraut	*Cnicus benedictus*
Berberitze	*Berberis vulgaris*
Bergwohlverleih	*Arnica montana*
Besenginster	*Genista scoparia*
Bibernelle	*Pimpinella saxifraga*
Bilsenkraut, Schwarzes	*Hyoscyamus niger*
Birke	*Betula alba*

Bittere Kreuzblume	*Polygala amara*
Bittersüß	*Solanum dulcamara*
Bittersüßer Nachtschatten	*Solanum dulcamara*
Blasentang	*Fucus vesiculosus*
Blauer Eisenhut	*Aconitum napellus*
Blauer Sturmhut	*Aconitum napellus*
Blutwurz	*Sanguinaria canadensis*
Blutwurzel, Kanadische	*Sanguinaria canadensis*
Braunwurz	*Scrophularia nodosa*
Brechnuss	*Strychnos nux-vomica*
Brechwurz	*Uragoga ipecacuanha*
Brunnenkresse	*Nasturtium officinale*
Chinarinde, Rote	*Cinchona succirubra*
Condurangorinde	*Marsdenia condurango*
Diptam, Weißer	*Dictamnus albus*
Eberraute	*Artemisia abrotanum*
Echte Hauswurz	*Sempervivum tectorum*
Echter Ehrenpreis	*Veronica officinalis*
Echter Eibisch	*Althaea officinalis*
Echter Salbei	*Salvia officinalis*
Edelsalbei	*Salvia officinalis*
Edle Weinrebe	*Vitis vinifera*
Ehrenpreis, Echter	*Veronica officinalis*
Eibisch, Echter	*Althaea officinalis*
Entenfuß	*Podophyllum peltatum*
Erhärteter Milchsaft	*Euphorbium resinifera*
Eukalyptus	*Eucalyptus globulus*
Feldquendel	*Thymus serpyllum*
Fieberbaum	*Eucalyptus globulus*
Fieberklee	*Menyanthes trifoliata*
Fliegenblätterpilz	*Agaricus muscarius*
Fliegenpilz	*Agaricus muscarius*
Frauenhaarmoos	*Adiantum capillus veneris*
Frauenwurzel	*Caulophyllum thalictroides*
Gamander, Knoblauch-, Salbei-	*Teucrium scordium*
Gänsefuß	*Chenopodium ambrosioides*
Gartenraute	*Ruta graveolens*
Gartensalbei	*Salvia officinalis*
Gefleckter Schierling	*Conium maculatum*
Gelbwurz, Kanadische	*Hydrastis canadensis*
Gemeiner Schneeball	*Viburnum opulus*
Gewürzsumach	*Rhus aromatica*
Giftsumach	*Rhus toxicodendron*
Goldrute	*Solidago virgaurea*
Götterbaum	*Ailanthus glandulosa*

Gundelrebe	*Glechoma hederacea*
Gundermann	*Glechoma hederacea*
Hafer	*Avena sativa*
Hagebutte	*Rosa canina*
Hauswurz, Echte	*Sempervivum tectorum*
Hirschzunge	*Scolopendrium vulgare*
Hirtentäschelkraut	*Capsella bursa-pastoris*
Hohlzahn	*Galeopsis ochroleuca*
Holunder, Schwarzer	*Sambucus nigra*
Hopfen	*Humulus lupulus*
Huflattich	*Tussilago farfara*
Hundsrose	*Rosa canina*
Immergrün	*Vinca minor*
Indianisches Wurmkraut	*Spigelia anthelmia*
Isländisches Moos	*Cetraria islandica*
Jaborandi, Unechte	*Steffensia elongata*
Kamille	*Matricaria chamomilla*
Kanadische Blutwurzel	*Sanguinaria canadensis*
Kanadische Gelbwurz	*Hydrastis canadensis*
Kardobenediktenkraut	*Cnicus benedictus*
Kegelblume	*Echinacea angustifolia*
Kermesbeere	*Phytolacca decandra*
Knoblauch	*Allium sativum*
Knoblauch-Gamander	*Teucrium scordium*
Kolben-Bärlapp	*Lycopodium clavatum*
Königschinarinde	*Cinchona calisaya*
Küchenschelle	*Pulsatilla vulgaris*
Küchenzwiebel	*Allium cepa*
Lebensbaum	*Thuja occidentalis*
Linde	*Tilia europaea*
Linse	*Ervum lens*
Lobelie	*Lobelia inflata*
Löffelkraut	*Cochlearia officinalis*
Lungenkraut	*Pulmonaria officinalis*
Malve	*Malva silvestris*
Maticobaum	*Steffensia elongata*
Meerstrand-Beifuß	*Artemisia cina*
Meisterwurz	*Imperatoria ostruthium*
Melisse	*Melissa officinalis*
Milchsaft, Erhärteter	*Euphorbium resinifera*
Mistel	*Viscum album*
Moos, Isländisches	*Cetraria islandica*
Muskatellersalbei	*Salvia sclarea*
Myrte	*Myrtus communis*

Nachtschatten, Bittersüßer	*Solanum dulcamara*
Petersilie	*Petroselinum sativum*
Rainfarn	*Tanacetum vulgare*
Rhabarber	*Rheum palmatum*
Rosmarin	*Rosmarinus officinalis*
Rosskastanie	*Aesculus hippocastanum*
Rostfarbene Alpenrose	*Rhododendron ferrugineum*
Rote Chinarinde	*Cinchona succirubra*
Salbei, Echter	*Salvia officinalis*
Salbei-Gamander	*Teucrium scordium*
Sauerdorn	*Berberis vulgaris*
Sauerklee	*Oxalis acetosella*
Schafgarbe	*Achillea millefolium*
Schierling, Gefleckter	*Conium maculatum*
Schneeball, Gemeiner	*Viburnum opulus*
Schöllkraut	*Chelidonium majus*
Schwalbenwurz	*Vincetoxicum officinale*
Schwarzer Holunder	*Sambucus nigra*
Schwarzes Bilsenkraut	*Hyoscyamus niger*
Schwarzkiefer	*Pinus nigra*
Seidelbast	*Daphne mezereum*
Silberpappel	*Populus alba*
Silberweide	*Salix alba*
Simarubarinde	*Simaruba amara*
Sonnentau	*Drosera rotundifolia*
Speisezwiebel	*Allium cepa*
Stechwinde	*Sarsaparilla*
Strandkiefer	*Pinus maritima*
Sturmhut	*Aconitum napellus*
Sumpfporst	*Ledum palustre*
Tausendgüldenkraut	*Erythraea centaurium*
Tollkirsche	*Atropa belladonna*
Traubensilberkerze	*Cimicifuga racemosa*
Unechte Jaborandi	*Steffensia elongata*
Venushaar	*Adiantum capillus veneris*
Virginischer Zauberstrauch	*Hamamelis virginiana*
Waldrebe	*Clematis recta*
Wanzenkraut, Amerikanisches	*Cimicifuga racemosa*
Wasserfenchel	*Phellandrium aquaticum*
Weinrebe	*Vitis vinifera*
Weißer Diptam	*Dictamnus albus*
Wilde Malve	*Malva silvestris*
Wolfsmilch	*Euphorbium resinifera*
Wurmkraut	*Spigelia anthelmia*

Zaubernuss	*Hamamelis virginiana*
Zauberstrauch, Virginischer	*Hamamelis virginiana*
Zitterpappel	*Populus tremula*
Zitwer	*Artemisia cina*
Zwiebel	*Allium cepa*

8.6 Literaturverzeichnis

Arndt, U.: Das große Werk des spagyrischen Heilens. Esotera, 10 (1997), S. 50-56

Aschner, B.: Die Krise der Medizin, Konstitutionstherapie als Ausweg. Hippokrates-Verlag Stuttgart, Leipzig, Zürich (1928)

Babbit, E.D.: The principles of light and color. [1. Auflage1878] Citadel Press Secaucus, N.J. (1967).

Bär, W., Schuster, R., Heger, M.: Phytotherapeutische Komplextherapie bei funktionellen Oberbauchbeschwerden. Erfahrungsheilkunde 6 (1997), S. 349–354

Bol, I.: Neue Meta-Analyse zu randomisierten, kontrollierten Studien in der Homöopathie: Die Wirksamkeit der Homöopathie ist mehr als ein Placeboeffekt. HomInt R&D News Letter 1 (1998), S. 10–13

Broy, J.: Die Konstitution. Humorale Diagnostik und Therapie. Klaus Foitzick-Verlag München (1992)

Bruch, O.M., Sonntag, J., Sonntag, F., Wüst, J.: Die JSO-Komplex-Heilweise: ein biologisches Heilverfahren. 2. Auflage. Johannes Sonntag Verlag Regensburg (1939)

Bürgi, E.: Abhandlungen über homöopathische Fragen: Die wissenschaftlichen Grundlagen der Kombinationstheorie. Medizinisch-Biologische Schriftenreihe Heft 4, Radebeul Dresden (1932)

Charazain und Dècle, M.: als Sekundärliteratur s. Blätter für Elektrohomöopathie Heft 2 (1894), S. 14–16

Czech, B.: Konstitution und Typologie in der Homöopathie. Zeitschrift für Klassische Homöopathie, 4 (1998), S. 146–151

Dorcsi, M.: Homöopathie heute. Rowohlt Verlag Reinbek (1991)

Ersfeld, A., Hahn, G.: Komplexmittelhomöopathie. In: ZDN, Zentrum zur Dokumentation für Naturheilverfahren e.V.; FFB, Forschungsinstitut für Freie Berufe (Hrsg.): Dokumentation der besonderen Therapierichtungen und natürlichen Heilweisen in Europa. Bd. 1, Halbbd.1, VGM-Verlag Essen (1991)

Fritschi, H.J.: Spagyrik: Lehr- und Arbeitsbuch. Gustav Fischer Verlag Jena (1997)

Fritzner-Wesche, G.: Was Homöopathie zu heilen vermag. Verlag Dr. Willy Schmidt Baden-Baden (1975)

Gebhardt, K.-H.: Beweisbare Homöopathie. Haug Verlag Heidelberg (1980)

Hahnemann, S.: Organon der Heilkunst. 6. Auflage, Hippokrates Verlag Stuttgart (1982)

Harisch, G., Dittmann, J.: In vivo and in vitro studies of potentized and non-potentized substance. Biomedical Therapy 2 (1997), S. 40-46

Helmstädter, A.: Spagyrische Arzneimittel, Pharmazie und Alchemie der Neuzeit. Heidelberger Schriften, Wissenschaftliche Verlagsgesellschaft Stuttgart (1990)

Hemm, W.: Augendiagnose für die Praxis. Loseblattsammlung, Gesundheits-Dialog-Verlag München (1998)

JSO-Werk Regensburg: Rezeptierbuch zur JSO-Komplex-Heilweise. Johannes Sonntag Verlagsbuchhandlung GmbH Regensburg (1986)

Köhler, G.: Lehrbuch der Homöopathie. Bd. I, 6. Auflage, Hippokrates Verlag Stuttgart (1994)

Krauß, Th.: Das electro-homöopathische ABC oder Führer in die neue Heilkunst des Grafen Cesare Mattei. 5. Auflage, Selbstverlag Prag (1896 a)

Krauß, Th.: Handbuch der Electro-Homöopathie. Johannes Sonntag Verlag Regensburg (um 1921; erstmals 1896 (b) in Leipzig erschienen)

Krauß, Th.: Die Grundgesetze der Elektro-Homöopathie oder zusammengesetzten homöopathischen Complex-Heilmethode. Arwed Strauch Verlag Leipzig 1. Auflage (um 1920)

Krauß, Th.: Die Grundgesetze der JSO-Komplex-Heilweise. 14. Auflage, Sonntag Verlag Stuttgart (1997)

Liljequist, N.: Wegweiser zur Behandlung der chronischen Krankheiten auf Grundlage der Augendiagnose vermittelst der elektrohomöopathischen Heilmethode. 2. Auflage, Arwed Strauch Verlag, Leipzig (1921)

Linde, K., Clausius, N., Ramirez, G., Melchart, D., Eitel, F., Hedges, L., Jonas, W.B.: Are the clinical effects of homoeopathy placebo effects? A meta analysis of placebo controlled trials, Lancet 350 (1997), S. 834-843

Lux, C.E.G.: Rezeptierbuch der JSO-Komplex-Heilweise. Johannes Sonntag Verlag Regensburg, 3. Auflage (1933)

Mair, S.: Hypertonie / Hypotonie, die Behandlung mit der JSO-Komplex-Heilweise. Naturheilpraxis 3 (1996), S. 399-405

Mair, S.: Nieren und Haut – Beziehungen und Therapie. Der Heilpraktiker und Volksheilkunde 1 (2000), S. 8–13

Mattei, C.: Elektro-Homöopathie: Grundsätze einer neuen Wissenschaft. 3. Auflage Regensburg (1883)

Mattei, M.V. (Hrsg.): Electro-homöopathische Arzneiwissenschaft oder neue auf Erfahrung begründete Heilkunde des Grafen Cesare Mattei. 3. Auflage, Wilhelm Friedrich Verlag Leipzig (1899)

Moestel, J.: Homöopathische Migränebehandlung. HP-Naturheilkunde 4 (1998), S. 16–19

Rauch, E.: Erfahrungsheilkunde 3 (1967), S. 91

Reichenbach, K. von: Odisch-magnetische Briefe. Karl F. Haug Verlag Ulm (1955)

Rentsch, M.: ISO-Fluide und ihre Wirkung auf den Organismus. Heilpraktiker und Volksheilkunde 7 (1998), S. 18-20,

Schmiedel, V., Augustin, M.: Handbuch der Naturheilkunde. Haug-Verlag Heidelberg (1997)

Schöllmann, C.: Der Säure-Basen-Haushalt des Menschen. Gesundes Leben 4 (1997), S. 8–14

Seng, G., Abele, J., Anemueller, H., Baltin, H., Gäbler, H.: Naturheilverfahren und Homöopathie. 2. Auflage (1989), TRIAS: Thieme Hippokrates Enke Stuttgart

Skrabal, F.: Einschränkung der Kochsalzzufuhr zur Prävention und Behandlung der Hochdruckkrankheit. Deutsche Medizinische Wochenschrift 124 (1999), S. 1342–1350

Wagner, R.: Skrofulose. Naturheilpraxis 6 (2000), S. 979-980

Wiesenauer, M., Elies, M., Krüger, E.: Homöopathische Komplexmittel. Der Stellenwert aus Sicht des Apothekers. Deutsche Apotheker Zeitung 48 (1993), S. 17-20

Wiesenauer, M., Gaus, W.: Wirksamkeitsvergleich verschiedener Potenzierungen des homöopathischen Arzneimittels Galphimia glauca beim Heuschnupfen-Syndrom. Deutsche Apotheker Zeitung 40 (1986), S. 2179-2185

Wiesenauer, M.: Homöopathie für Ärzte und Apotheker. 9. Ergänzungslieferung, Deutscher Apotheker Verlag Stuttgart (1998)

Wüst, J.: Über das Potenzieren in der Homöopathie und seine Bedeutung für die Herstellung von Pflanzenkomplexmitteln. Sonderdruck, Vortrag vom 19.9.1949

8.6.1 Abbildungsverzeichnis

Abb. 1 Samuel Hahnemann: DHU, Karlsruhe
Abb. 2 Cesare Mattei: ISO-Arzneimittel, Ettlingen
Abb. 3 Theodor Krauß: ISO-Arzneimittel, Ettlingen
Abb. 4 Gäransatz: ISO-Arzneimittel, Ettlingen
Abb. 5 *Lycopodium clavatum*: DHU, Karlsruhe
Abb. 6 *Berberis vulgaris*: DHU, Karlsruhe
Abb. 7 *Solidago virgaurea*: DHU, Karlsruhe
Abb. 8 *Erythraea centaurium*: DHU, Karlsruhe
Abb. 9 *Euphrasia officinalis*: DHU, Karlsruhe
Abb. 10 *Echinacea angustifolia*: DHU, Karlsruhe
Abb. 11 *Hamamelis virginiana*: DHU, Karlsruhe
Abb. 12 *Drosera rotundifolia*: DHU, Karlsruhe
Abb. 13 *Aconitum napellus*: DHU, Karlsruhe
Abb. 14 *Symphytum officinale*: DHU, Karlsruhe
Abb. 15 *Podophyllum peltatum*: DHU, Karlsruhe
Abb. 16 *Ailanthus glandulosa*: DHU, Karlsruhe
Abb. 17 *Thuja occidentalis*: paper-back, München
Abb. 18 *Capsella bursa-pastoris*: DHU, Karlsruhe
Abb. 19 Iris der Stufe 2: Werner Hemm, München
Abb. 20 Iris der Stufe 6: Werner Hemm, München

8.7 Glossar

„Absteigende“ Lymphe	Der Begriff stammt von Krauß. Schlacken werden aus dem Zellstoffwechsel ins Interstitium abgegeben; solche Schlackenstoffe werden normalerweise über Venen und Lymphgefäße absorbiert und zur Ausscheidung gebracht. Gemeint sind die lymphatischen Anteile, die gleichzeitig der Entgiftung dienen.
Atonie	Spannungsarmut, Schlaffheit, Erschlaffung in Folge fehlender Gewebespannung.
„Aufsteigende“ Lymphe	Der Begriff stammt von Krauß. Sie entspricht der nährenden Feuchtigkeit (Schleim – Phlegma) im humoralpathologischen Sinne und dient dem Ersatz verbrauchten Substrates. Gemeint sind die lymphatischen Anteile, die primär der Ernährung und Kräftigung dienen.
Diathese	Neigung bzw. Bereitschaft des Körpers zu bestimmten Reaktionsmechanismen.
allergische Diathese	Spezifische Krankheitsbereitschaft, auf unterschiedliche Reize immer in der gleichen Art und Weise, namentlich allergisch oder allergoid, zu reagieren.
dyskratische Diathese	Krankheitsbereitschaft mit der Neigung zur Säfteentmischung.
exsudative Diathese	Spezifische Krankheitsbereitschaft, auf unterschiedliche Reize immer in der gleichen Art und Weise, namentlich mit übermäßigen Exsudationen an Haut und Schleimhäuten, zu reagieren.
harnsaure Diathese	Krankheitsbereitschaft für Reaktionen, die mit vermehrter Produktion und/oder verminderter Ausscheidung von Harnsäure einhergeht; und zwar erfolgt immer die gleiche Reaktion auf ganz unterschiedliche Reize.
spastische Diathese	Spezifische Krankheitsbereitschaft, auf unterschiedliche Reize immer in der gleichen Art und Weise, namentlich mit spastischen Erscheinungen, zu reagieren.
Disposition	Krankheitsbereitschaft; die angeborene oder erworbene Anfälligkeit eines Organismus für Erkrankungen, im Sinne des Locus minoris resistentiae auch im Sinne des Locus majoris reactionis.
Dyskrasie	„Säftentmischung“, Begriff aus der → *Humoralpathologie*, bei der die Krankheiten auf eine fehlerhafte Mischung der Körpersäfte sowie die Anhäufung von Schadstoffen zurückgeführt werden. Die Dyskrasie beschreibt die fehlerhafte Zusammensetzung der Körpersäfte, insbesondere der in der traditionellen Naturheilkunde bekannten Kardinalsäfte. Nach alter Auffassung entscheiden die elementaren Qualitäten der Körpersäfte über Gesundheit und Krankheit. Abweichungen der → *Säftezusammensetzung* bedingen Veränderungen im Energiehaushalt und in der Zusammensetzung des organischen Substrates mit seinen physiologischen Strukturen und damit der Erregbarkeit des Gesamtorganismus und seiner Teile. Fehler in der Lebensweise (z. B. Ernährung), gestörte Funktionen der Stoffwechselorgane, hereditäre Anlagen und Organleiden können die Zusammensetzung der Säfte verändern (Dyskrasie). Die traditionelle Heilkunde differenziert die Dyskrasieformen nach ihrem Ursprungsgebiet (z. B. urinöse Dyskrasie, harnsaure

	Dyskrasie, gallige Dyskrasie, lymphatische Dyskrasie). Die Therapie der Dyskrasien ist so vielfältig wie ihre Entstehungsmechanismen; grundsätzlich aber gilt es, die Elimination anzuregen und die Blutqualität zu verbessern.
Dysorie	Dysorose; Permeabilitätsstörung des Gefäßendothels mit Durchtritt von Blutbestandteilen ins Gewebe
Fieber	Im alten naturheilkundlichen Sinne bezeichnet Fieber nicht nur eine Erhöhung der Körpertemperatur, sondern auch eine erhöhte Schwingung der Lebenskraft. Kennzeichnend sind hierbei ein frequenter, in der Regel nicht leicht unterdrückbarer Puls und eine übersteigerte Reaktionsbereitschaft des Organismus.
Grundstärke	Die Grundstärke entspricht der niedrigsten in der JKH herstellbaren Potenz, der D4.
Hepato-renales Syndrom	Konsensuelle Nierenreaktionen infolge von Leberfunktionsstörungen. „Die Leber macht harnfähig, was harnpflichtig ist." Von Deck in die augendiagnostische Phänomenologie übertragen.
Humoralpathologie	Seit der Antike bis in das 19. Jahrhundert vorherrschendes medizinisches Denkmodell mit der Beschreibung warmer und kalter bzw. trockener und feuchter Veränderungen. In der Vier-Säfte-Lehre sind den postulierten Körpersäften die Elemente zugeordnet: Schwarzgalle (Erde), Phlegma (Wasser), Blut (Luft) und Gelbgalle (Feuer). In der Humoralpathologie werden alle Krankheiten aus der fehlerhaften Mischung des Blutes und der Körpersäfte (→ *Dyskrasie*) sowie der Anhäufung von Schadstoffen abgeleitet.
Irritabilität	Fähigkeit zur Reizbeantwortung, allgemeine Reizbarkeit. Sie ist im gesamten Organismus gleich und korrespondiert mit der → *Sensibilität.*
Katarrh	Den Schleimhäuten eigentümliche Reaktion bezüglich der Qualität und Quantität der Schleimhautfunktion. Häufig mit subepithelialem Venenstau, keine echte Entzündung.
Kongestion	Lokale Blutfülle im Sinne der arteriellen Hyperämie. Physiologisch wie pathologisch (Entzündung) möglich.
Konstitution	Gesamtheit körperlicher, seelischer und geistiger Anlagen eines Individuums, welche die Neigung zu bestimmten Erkrankungen oder Krankheitsarten als bevorzugte Reaktionsweise auf Belastungen einschließt und durch die Umwelt beeinflusst werden kann.
biliöse Konstitution	Konstitutionelle Neigung zu galliger Blutdyskrasie mit pathologischen Reaktionen wie psychischer Reizbarkeit, hyperkinetischem Leber-Galle-Syndrom, harnsaurer Diathese und Plethora abdominalis.
carbo-nitrogenoide Konstitution (nach Grauvogl)	Endstadium der konstitutionellen Pathogenese mit erheblicher Neigung zu Verschlackung, Verhärtung, Lithiasis, Blutschwäche, Venosität und „Milzsucht" (Stauungsmilz und deren Folgen).
endokrin-vegetative Konstitution	Konstitutionelle Neigung zu Funktionsstörungen im gesamten Vegetativum.
gastrische Konstitution	Konstitutionelle Fixierung zu Magenerkrankungen mit abdominellen und extraabdominellen Zuständen.
hämangiotische Konstitution	Neigung zu Hyperkinesien des arteriellen Systems mit Tendenz zu Hypertonie, Apoplexie, Sklerose; anfangs funktionelle Krankheitserscheinungen durch psychovegetative Übererregung.

hämatogene Konstitution	Durch das bei dieser Konstitution funktionelle Vorherrschen des Blutsystems kommt es vermehrt zu Erkrankungen der zum gesamten Blutsystem gehörenden Organsysteme: Blut, Blutbildungsstätten und Herz-Kreislauf-System, Leber und Milz.
hydrogenoide Konstitution	Konstitutionelle Neigung zu Flüssigkeitsansammlungen bei Schwäche der homöostatischen Kontrollmechanismen (Hypophyse – Nebennierenrinde).
katarrhalisch-rheumatische Konstitution	Konstitutionelle Neigung zu katarrhalischen und entzündlichen Reizungen der Schleimhäute und serösen Häute; insbesondere bei unterdrückter Hautatmung mit Retention seröser Schärfen.
lymphatische Konstitution	Die lymphatische Konstitution ist durch die Neigung zu Erkrankungen der lymphatischen Organe und des „Lymphkreislaufes" im weitesten Sinne gekennzeichnet.
lymphatisch-hyperplastische Konstitution	Hyperplasie des Lymphsystems mit Neigung zu exsudativ-allergischer Diathese; adenoide Vegetation.
lymphatisch-hypoplastische Konstitution	Hypoplasie des Lymphsystems – konstitutionelles Endstadium; lymphatische Stauungen und Stockungen, Kreislaufhypoplasie, Fokusentstehung, chronische Entzündungen, Indurationen, Varikosis.
mesenchymal-hypoplastische Konstitution	Konstitutionell fixierte Schwäche des Mesenchyms und des Stützgewebes.
nephrogen-lymphatische Konstitution	Die bei dieser Konstitution vorhandene ungenügende Ausreifung des Nierensystems führt zu Funktionsstörungen der Nieren mit Reaktionen an – den Schleimhäuten (z. B. Gastritis, Rhinitis) – der Haut – den Atemwegen (Bronchitis, Asthma) – den Stoffwechseldrüsen (z. B. Leber) – den Nerven
neuropathisch-neurolymphatische Konstitution	Erethische Form der → *Skrofulose* mit konstitutioneller Fixierung zu nervösen, neurasthenischen und neuropathischen Leiden.
phlegmatisch-venöse Konstitution	Konstitutionelle Fixierung zu lymphatischen und venösen Stauungszuständen mit ihren unterschiedlichen Folgeerscheinungen.
plethorische Konstitution	Konstitutionelle Fixierung zu plethorischen Leiden (→ *Plethora).*
psorische Konstitution	Konstitutionelle Neigung zu Erkrankungen, denen Reaktionsblockaden zugrunde liegen; solche Reaktionsblockaden können hervorgerufen werden durch: – Erbtoxine – unterdrückte Hautatmung (s. Dermatosen, S. 200ff.) – unvollständige Krankheitsüberwindung – unterdrückende Therapien („zugeschmierte Hautleiden") – Anhäufung unterschwelliger Krankheitsreize (s. z. B. Asthma bronchiale / idiopathisch / Umweltfaktoren) Besondere Geneigtheit zu psorischen Erkrankungen haben konstitutionelle Faktoren wie Lymphatismus und → *Skrofulose.*
sykotische Konstitution	Ähnlich wie bei der psorischen Konstitution Neigung zu erbbedingten Reaktionsblockaden der Gewebe mit Disposition zu nervösen Erkrankungen, Gelenkserkrankungen, sekretorischen und inkretorischen Störungen sowie Gefäßleiden und Harnwegserkrankungen.

Marasmus	allgemeiner Zerfall, Kräfteschwund, verbunden mit hochgradiger Abmagerung durch quantitative Unterernährung.
Nierenlymphatismus	Beim Nierenlymphatismus kommt es aus der lymphatischen Insuffizienz heraus zu einer mangelhaften Reifung und Differenzierung des Nierenparenchyms. Auch wenn hierdurch nicht per se eine pathologische Situation eintritt, werden doch die Belastungsgrenzen der Nierenfunktion schneller erreicht.
Neurolymphatismus	Reaktionsmechanismen wie bei der neuropathisch-neurolymphatischen Konstitution.
Plethora	Wörtlich „Blutfülle"; im engeren Sinne Überfüllung der venösen Schenkel mit Stauungserscheinungen und deren Folgen. Dabei wirken Gefäßwanderschlaffungen fördernd.
Psora	Der Psorabegriff, der insbesondere von Hahnemann geprägt wurde, umfasst im Wesentlichen die Tatsache, dass der Organismus oder Teile davon durch unterschiedliche Vorgänge und Zustände Reaktionsblockaden aufweisen, durch die er z. B. auf entsprechende therapeutische Einwirkung nicht mehr adäquat reagieren kann. Solche Reaktionsblockaden können hervorgerufen werden durch: – Erbtoxine – unterdrückte Hautatmung (s. Dermatosen, S. 200ff.) – unvollständige Krankheitsüberwindung – unterdrückende Therapien („zugeschmierte Hautleiden") – Anhäufung unterschwelliger Krankheitsreize (z. B. Asthma bronchiale / idiopathisch / Umweltfaktoren) Besondere Geneigtheit zu psorischen Erkrankungen haben konstitutionelle Faktoren wie Lymphatismus und → *Skrofulose.*
Reaktionsmittel	Mittel bei Reaktionsschwäche auf andere gut gewählte Mittel; normalisiert die Reizschwelle bei alten Leiden und bringt so eine ins Stocken geratene Heilung wieder in Gang. Chronische Leiden werden dadurch in gewisser Weise wieder akut gemacht und damit behandlungsfähig.
Roboranzien	stärkende Mittel.
Säftezusammensetzung	entspricht im engeren Sinne der → *Dyskrasie*; darunter werden ursprünglich Verschiebungen von Qualitäten der Kardinalsäfte (Phlegma = Schleim, nährendes Prinzip, Gelbgalle = bilis flava, Energieprinzip, Blut = sanguis, Sitz der Lebenskraft, Schwarzgalle = bilis nigra, metabole Substanzen) verstanden; im weiteren Sinne daraus folgende Veränderungen der Homöostase des Blutes und der gesamten Säftemasse.
Sensibilität	Nervenkraft, Fähigkeit zur Reizaufnahme. Die Sensibilität bezeichnet den Grad des Vermögens, Reize zu perzipitieren und weiterzuleiten [Broy, 1992]. Sie ist von Ort zu Ort (Körperteil) verschieden und ist an die → *Irritabilität* geknüpft.
Skrofulose	Folgeerscheinungen einer Insuffizienz im chylopoetischen System der Bauchlymphe mit deutlich gestörter Zusammensetzung der „aufsteigenden Lymphe" nach Krauß: z. B. kindliche Verdauungsstörungen, Rachitis, adenoide Vegetation, Hauterkrankungen im Sinne der exsudativen Diathese. S. auch Wagner [2000].
Stomachikum	sogenanntes Magenmittel, Arzneimittel bei Magenbeschwerden.

8.8 Register

8.8.1 Indikationsverzeichnis

8.8.2 Stichwortverzeichnis

8.9 Übersicht über die JSO-Komplex-Mittel

Stoffwechselmittel 1 Cochlearia cp
Magenerkrankungen, z. B. akute und chronische Reizzustände des Magens, u. a. als Folge von fetten oder schwer verdaulichen Speisen, Alkohol und Nikotin.

Stoffwechselmittel 2 Lycopodium cp
Leber- und Gallenerkrankungen, z. B. als Folge von Gallensekretionsstörungen, und Erkrankungen der ableitenden Harnwege wie z. B. Blasenkatarrh.

Stoffwechselmittel 3 Scrophularia cp
Chronische Dermatosen, wie z. B. Ekzeme.

Stoffwechselmittel 4 Sarsaparilla cp (St2, K1)
Harnröhren- und Blasenkatarrh.

Stoffwechselmittel 5 Berberis cp
Funktionsstörungen des Leber- und Gallensystems, u. a. als Spezifikum zur Leberschutztherapie, und bei Störungen der Harnsäureausscheidung.

Stoffwechselmittel 6 Solidago cp
Anregung des Nierenstoffwechsels, z. B. bei Entzündungen der Nieren, u. a. als Folge von arteriosklerotischen Veränderungen, und zur Prophylaxe von Nieren- und Blasensteinen.

Stoffwechselmittel 7 Malva cp (St1, Ad1)
Akute Entzündungen des Magen-Darm-Traktes, der Drüsen und der Schleimhäute.

Stoffwechselmittel 8 Veronica cp (St1, Ad3)
Magenleiden, u. a. mit Anämie und Schwächezuständen.

Stoffwechselmittel 9 Nasturtium cp (St5, Fb1)
Nervöse Störungen des Magen-Darm-Traktes, Magen-Darm-Koliken, u. a. auch bei ungenügender Gallensäuresekretion.

Stoffwechselmittel 10 Centaurium cp
Nervöse Verdauungsstörungen mit Spasmen und Koliken, u. a. auch bei Infektionskrankheiten.

Stoffwechselmittel 11 Lobelia cp S
Erbrechen und Nausea, insbesondere bei Reisekrankheit, Hyperemesis gravidarum und Migräne.

Stoffwechselmittel 12 Euphrasia cp
Bindehautentzündungen verschiedener Genese.

Lymphmittel 1 Echinacea cp
Steigerung der körpereigenen Abwehr (Immunstimulation), z. B. bei Entzündungen der Haut und Schleimhäute sowie der Lymphdrüsen.

Lymphmittel 2 Abrotanum cp (Lf1, Ad3, St1)
Anregung des Stoffwechsels, Blut- und Lymphsystems, z. B. bei Schwächezuständen verschiedener Genese.

Adermittel 1 Avena cp
Anregung von Herz und Kreislauf, z. B. bei Herzschwäche und Hypotonie.

Adermittel 1 Avena cp D10
Entzündungen sowie Beruhigung von Herz und Kreislauf, z. B. bei Hypertonie, und Blutstillung.

Adermittel 2 Hamamelis cp
Venöse Stauungszustände, z. B. Varikosis oder postthrombotisches Syndrom.

Adermittel 3 Hydrastis cp
Anämie sowie andere Erkrankungen des Blutes und der blutbildenden Organe.

Brustmittel 1 Adiantum cp
Katarrhe der Atemwege.

Brustmittel 2 Phellandrium cp
Chronische Katarrhe der Atemwege mit zähem Sekret.

Brustmittel 3 Drosera cp
Erkrankungen der Atemwege, z. B. Keuchhusten, spastische Bronchitis, Asthma bronchiale, insb. bei Kindern.

Brustmittel 4 Ipecacuanha cp
Chronische Erkrankungen der Atemwege, z. B. Asthma bronchiale, insbes. im höheren Lebensalter.

Brustmittel 5 Teucrium cp (Br2, G5, K1)
Konstitutionelle Schwäche, insb. der Atemorgane.

Brustmittel 6 Eucalyptus cp (Br1, Ad1, G5)
Chronisches Bronchialkatarrh.

Brustmittel 7 Galeopsis cp (Br2, G5)
Akute Entzündungen der Bronchien und der Lunge, wie z. B. Husten mit eitrigem Auswurf.

Brustmittel 8 Glechoma cp (Br2, Fb1, G5)
Chronische Bronchialerkrankungen mit subfebrilen Temperaturen und Nachtschweiß.

Brustmittel 9 Polygala cp (Br1, Fb1, G5)
Akute, fieberhafte Bronchialerkrankungen mit krampfartigem Husten.

Fieber- und Nervenmittel 1 Aconitum cp
Störungen des vegetativen Nervensystems, z. B. vegetative Dystonie, u. a. auch bei Neurasthenie und nervösen Erschöpfungszuständen.

Fieber- und Nervenmittel 1 Aconitum cp D10
Erhöhter Puls, Herzklopfen, Unruhezustände, Krämpfe und Fieber.

Fieber- und Nervenmittel 2 Cinchona cp
Neuralgien.

Darmmittel 1 Allium cp
Akute Darmerkrankungen, z. B. Infektionen, Nahrungsmittelintoxikationen u. a. mit Diarrhö.

Darmmittel 2 Tanacetum cp
Chronische Darmerkrankungen verschiedener Genese.

Gewebemittel 1 Caulophyllum cp
Frauenleiden, z. B. in der Pubertät, Schwangerschaft und im Klimakterium.

Gewebemittel 2 Equisetum cp
Anregung der Diurese, z. B. bei Katarrhen der ableitenden Harnwege, insbesondere der Blase.

Gewebemittel 3 Mezereum cp
Entzündliche und allergische Dermatosen verschiedener Genese.

Gewebemittel 4 Symphytum cp
Knochen-, Gelenk- und Bindegewebserkrankungen, u. a. der Nägel und Haare.

Gewebemittel 5 Conium cp
Trophische Dermatosen wie z. B. Ulcera, und Drüsenerkrankungen.

Gewebemittel 6 Vincetoxicum cp
Nierenerkrankungen wie z. B. Steinleiden sowie Hyperurikämie und Gicht.

Gewebemittel 7 Millefolium cp (G5, Ad2)
Chronische Entzündungen wie z. B. Ulcus cruris, insbesondere als Folge von venösen Stauungszuständen, sowie z. B. Varikosis, postthrombotisches Syndrom.

Gewebemittel 8 Chelidonium cp S (G10, St2)
Erkrankungen des Leber- und Gallensystems, insbesondere mit chronischer Obstipation.

Gewebemittel 9 Pulsatilla cp (G5, St1, Ad3)
Ernährungs- und Stoffwechselstörungen als Folge von funktionellen Störungen des Magen-Darm-Trakts, der Leber und des Lymphsystems.

Gewebemittel 10 Podophyllum cp
Neurovegetative Störungen des Magen-Darm-Kanals.

Gewebemittel 11 Rhus toxicodendron cp
(G5, St5, Ad2, Lf1)
Erkrankungen des rheumatischen Formenkreises, z. B. rheumatoide Arthritis, Arthrose und Gicht, und bei chronischen Dermatosen.

Gewebemittel 12 Sanguinaria cp (G1, Ad1)
Akute Entzündungen der Schleimhäute und Drüsen, insbesondere bei Frauen.

Gewebemittel 13 Ailanthus cp
Entzündungen des Rachenraums wie z. B. Tonsillitis, Laryngitis und Pharyngitis.

Gewebemittel 14 Belladonna cp (G13, Ad3, Fb1)
Fieberhafte und eitrige Entzündungen von Rachen, Mandeln und Kehlkopf.

Gewebemittel 15 Condurango cp
Magenerkrankungen, z. B. Gastritis, chronischer Reizmagen und Refluxbeschwerden.

Gewebemittel 16 Nux vomica cp
(G15, St1, Ad3)
Chronische Magenbeschwerden.

Gewebemittel 17 Rhus aromatica cp
Blasenentleerungsstörungen verschiedener Ursache, z. B. Harnverhaltung.

Gewebemittel 17 Rhus aromatica cp D10
Harninkontinenz und Enuresis.

Konstitutionsmittel 1 Thuja cp
Umstimmung des Organismus, z. B. bei Stoffwechselerkrankungen und deren Folgen, u. a. bei chronischen Dermatosen.

Konstitutionsmittel 2 Steffensia cp (K1, St2, G17)
Chronische Harn- und Blasenleiden.

Konstitutionsmittel 3 Phytolacca cp (K1, Ad2, G5)
Chronisch-entzündliche Erkrankungen der Haut, der Schleimhäute und der Drüsen.

Konstitutionsmittel 4 Clematis cp (K1, Ad2, W1)
Chronische Hauterkrankungen, Eiterungen, Geschwüre.

Konstitutionsmittel 5 Vinca minor cp
(K1, Ad3, G3, St5)
Chronische Hautausschläge, z. B. Ekzeme.

Capsella cp-Fluid
Tonisierung des arteriellen Gefäßsystems sowie Blutstillung.

Populus cp-Fluid
Venöse Stauungszustände, z. B. bei Varikosis und Ulcus cruris, und chronische Entzündungen der Haut und Schleimhäute, u. a. bei Eiterungen, Fistelbildungen und Geschwüren.

Rhododendron cp-Fluid
Entzündliche und degenerative Muskel- und Gelenkerkrankungen sowie Neuralgien und Paresen.

Sambucus cp-Fluid
Spasmen des Magen-Darm-Traktes, der Atem-, Harn- und Gallenwege.

Viscum album cp-Fluid S
Erschöpfungszustände mit Nervosität und erhöhter Reizbarkeit, u. a. im Klimakterium, und nervöse Erregungszustände, u. a. bei Herzneurosen und Schlafstörungen.

Ad = Adermittel
Br = Brustmittel
Fb = Fieber- und Nervenmittel
G = Gewebemittel
K = Konstitutionsmittel
Lf = Lymphmittel
St = Stoffwechselmittel
W = Darmmittel